Basic Nutrition

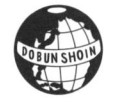

2002
DOBUNSHOIN
Printed in Japan

『ネオ エスカ』シリーズの刊行にあたって

　今日，私たちの日常生活で，身近に関わる食品・栄養・健康の学問分野には，多くの新たな課題・問題が投げ掛けられている。国民の疾病構造の変化をみても，自然環境破壊，少子化，高齢化といった事象が，問題に一層の拍車をかけている。

　こうした背景の中で，国民の健康課題に対応した栄養士・管理栄養士を養成するため，2000年3月に「栄養士法」の改正が行われた。保健医療サービスの担い手としてその役割を十分に発揮するためには，高度な専門知識・技術を持った，より資質の高い栄養士・管理栄養士の育成を行う必要がある。

　そこでこの度の"新カリキュラム"導入では，大幅な学習内容の改編が行われた。

　同文書院では，これらの分野にわたる栄養士・管理栄養士養成のための教科書『新エスカ21』シリーズを1987年来発刊し，すでに好評を博してきた。

　この新カリキュラム導入を機に従来の『新エスカ21』シリーズに加えて，『ネオ エスカ』シリーズを刊行することとなった。

　『ネオ エスカ』シリーズの内容は，新カリキュラムの目標を踏まえて，
　　1）基本的な事項を現在に即した視点でまとめる
　　2）必要事項を豊富な図表と平易な文章でわかりやすく解説する
　　3）管理栄養士受験参考書として対応している
　　4）学生，教師の立場にたって使いやすさを求める
など，従来の方針がさらに充実，発展するよう努めた。

　本書で学んだ学生から，次代を担う専門家が一人でも多く輩出することを願うものである。

　2002年春

『ネオ エスカ』シリーズ
編纂委員会

【附記】

　栄養士法の改正に伴う新カリキュラム導入後，大幅な学習内容の改変が行われ，2002年8月には「管理栄養士国家試験出題基準（ガイドライン）」が発表された。このため2002年発刊の『ネオ エスカ』シリーズは新ガイドラインに対応して改訂し刊行する。

　2003年春　　　　　　　　　　　　　　　『ネオ エスカ』シリーズ　編纂委員会

NEO ESKKA SERIES

基礎栄養学
第三版

江指　隆年・中嶋　洋子　編著

同文書院

■**執筆者紹介**（執筆順）

編著者

江指 隆年（第1章 A）
　神奈川工科大学教授

中嶋 洋子（第6章）
　聖徳大学教授

著　者

山田 和彦（第1章 B）
　女子栄養大学教授

矢作 京子（第1章 C）
　元・鎌倉女子大学講師

志村 二三夫（第2章）
　十文字学園女子大学教授

和田 政裕（第3章）
　城西大学教授

辻 悦子（第4章）
　神奈川工科大学教授

金子 佳代子（第5章）
　横浜国立大学教授

菊永 茂司（第7章）
　ノートルダム清心女子大学教授

増山 律子（第8章）
　元東京農業大学講師

池本 真二（第9章）
　聖徳大学教授

板倉 弘重（第10章）
　茨城キリスト教大学名誉教授

花井 美保（第1章4, 第1章5-(3), 第7章）
　神奈川工科大学准教授

（カッコ内は，担当した章を示す）

まえがき（第二版）

　われわれが健康な生活を行うためには，適切な栄養の摂取が必要である。わが国の食生活は食料不足の時代から飽食の時代へと急速に変化し，国民の栄養摂取状況も大きく変化し多様化した。これに伴い，特別な場合を除いて栄養素欠乏症は克服されたものの，栄養素の過剰やアンバランス，さらに急速な高齢化社会への移行の中で，生活習慣病に代表されるような代謝性疾患の増加をもたらしている。また，急速に発達するさまざまな技術や情報の中で，現代社会に生きる人々の生活環境の変化は著しく，好むと好まざるにかかわらず家庭，職場，学校などで，子どもから高齢者に至るまでその変化への対応を迫られている。このような状況のもとで，人々の健康意識は高まり，栄養に関する知識を身につけることは現代人の備えるべき常識となりつつある。

　また，食物の面からも食料の生産・加工技術の進歩，流通機構の発達，輸入の自由化などから，あらゆる食品の入手が可能になった。しかし，同時に，市場には多種多様な食品が氾濫し，適正な食品の選択や，栄養の指導にも困難をきたしており，今日ほど栄養情報の取捨選択能力が求められる時代はないといえる。

　このような時代に対処するため，栄養士法の一部を改正する法律が平成14年4月に施行され，新たなカリキュラムに基づいた管理栄養士の養成が開始された。これを踏まえて，管理栄養士国家試験出題基準（ガイドライン）の検討が行われ，平成17年度から行われる国家試験から適用されることになった。

　本書は，このような状況下において，『基礎栄養学』として栄養学の領域を全体的に把握し，栄養学の本質や基本となる考え方を学習することを目的とした。この目的のもとに，本書は管理栄養士国家試験出題基準に従い，栄養学の基本となる10章より構成した。各章ごとに，現在，基礎栄養学のそれぞれの分野で教育，研究に活躍している専門家に分担執筆を依頼し，栄養学の最新の成果を取り込みながら，栄養学を理解するために必要な事項を重点的に執筆していただいた。編集にあたっては，管理栄養士国家試験出題基準を網羅していることと，栄養学を学ぶ学生に対して必要不可欠な栄養学の基礎を把握させ，かつ新鮮な興味を抱かせる教材となるよう特に注意した。難しい事柄はできるだけ簡潔に表すよう図表を使用し，理解しやすいように心がけた。また，難解な内容に関しては，理解を助けるためにコラムを設けて説明し，重要かつ基礎的な項目や用語は色文字で示した。さらに，索引はできるだけ多項目あげ，栄養学に関する用語辞典として活用できることを心がけた。実践的な栄養学の入門書として，本書が栄養士，管理栄養士の養成にいささかでも貢献できれば幸いである。

　最後に，本書の出版にあたり多くの方々の著書を参照させていただき，また多大のご協力をいただいた同文書院編集部の方々に深謝いたします。

2003年陽春

編　者

ネオ エスカ　基礎栄養学
目　次

第1章　栄養の概念 …………………………………………………………… 1
A　栄養の定義
1．栄養の基本概念　2
2．栄養素とその作用　3
3．体構成と栄養素　3
4．食品の機能　4
5．健康と栄養　5
6．疾病と栄養　8

B　栄養と健康・疾患
1．健康と食生活　11
　(1) 健康状態と食事　11
　(2) 半健康状態と食事　12
　(3) 栄養素の摂取状況　12
　(4) 食事摂取基準　14
2．疾病と食生活　20
　(1) 疾病の予防と食事　20
　(2) 疾病の治療と食事　21
　(3) 発症誘因（リスク要因）と食事　22
　(4) 食生活指針　22
3．加齢と食生活　24
　(1) 発育・発達と食事　24
　(2) 成人・高齢期と食事　25
4．摂食行動　26
　(1) 摂食の調節　26
　(2) 摂食中枢と満腹中枢　26
　(3) 食欲調節因子　27
5．生活リズムと食生活　27
　(1) 生体リズムと食事　28
　(2) 生活リズムと食事　29
　(3) 食事のリズムとタイミング　29

C　栄養学の歴史
1．世界の歴史　31
　(1) エジプト時代　31
　(2) ギリシア・ローマ時代　31
　(3) 近代・ヨーロッパの歩み　31
　(4) 三大栄養素の発見　32
　(5) 消化と吸収　34
　(6) エネルギー代謝　35
　(7) 無機質の歴史　35
　(8) ビタミンの歴史　37
2．日本の歴史　38
　(1) 漢方医学の伝来　38
　(2) 西洋医学の伝来と脚気の解明　39
　(3) 栄養学研究の推進　40
　(4) 栄養欠乏から過剰へ　40

第2章　消化と吸収と栄養素の体内動態 ……………………………… 43
1．消化の場　45
　(1) 消化管の区分　45
　(2) 消化管の一般構造　45
　(3) 口腔・咽頭・食道　46
　(4) 胃　47
　(5) 小　腸　47
　(6) 大　腸　49
　(7) 膵　臓　49
　(8) 肝　臓　49
2．消化の仕組み　50
　(1) 消化の仕組みの概要　50
　(2) 物理的消化　51
　(3) 化学的消化　52
3．各器官における消化　57
　(1) 口腔における消化　57
　(2) 胃における消化　58
　(3) 小腸における消化　59
　(4) 大腸における発酵　60

4．吸 収 部 位　60
　（1）消化管を縦断的にみた場合の物質の吸収の場　60
　（2）消化管を横断的にみた場合の物質の吸収の場　61
5．吸収の仕組み　61
　（1）経細胞輸送　61
　（2）傍細胞輸送　64
　（3）サイトーシス　64
6．栄養素の吸収経路　65
　（1）糖質の吸収経路　65
　（2）アミノ酸・ペプチドの吸収経路　66
　（3）脂質の吸収経路　67
　（4）ビタミンの吸収経路　68
　（5）無機質（ミネラル）の吸収経路　68
　（6）水の吸収経路　70
7．糞便の形成と排便　71
8．消化・吸収の調節　71
　（1）消化・吸収の調節の概要　71
　（2）自律神経系による調節　72
　（3）消化管ホルモンによる調節　72

第3章　糖質の栄養　77

1．糖質の消化・吸収　78
　（1）でん粉の消化・吸収　78
　（2）二糖類の消化・吸収　78
　（3）単糖類の吸収　81
2．糖質の体内運搬　81
3．糖質の体内代謝　82
　（1）グリコーゲン代謝　84
　（2）糖 新 生　85
　（3）ペントースリン酸経路　87
4．エネルギー源としての利用　87
　（1）解　糖　88
　（2）TCAサイクル　89
　（3）電子伝達系　89
5．他の栄養素との関係　90

第4章　脂質の栄養　93

1．脂質とは　94
2．脂質の分類　94
3．脂 肪 酸　96
　（1）脂肪酸の分類　97
　（2）不飽和脂肪酸の種類と代謝系列　97
4．脂質の消化と吸収　99
　（1）トリグリセリドの消化・吸収　99
　（2）リン脂質の消化・吸収　100
　（3）コレステロールの消化・吸収　100
　（4）胆汁酸の腸肝循環　101
5．脂質の体内代謝　101
　（1）脂肪酸のβ酸化　101
　（2）脂肪酸のω酸化とα酸化　101
　（3）脂肪酸の代謝と必須脂肪酸　101
　（4）トリグリセリドの合成　102
　（5）リン脂質の合成　103
　（6）コレステロールの合成　103
　（7）リポたんぱく質の合成・代謝　103
　（8）ケトン体　107
6．脂質の機能と栄養学的意義　107
　（1）エネルギー源としての利用　107
　（2）細胞構造と膜の機能　107
　（3）貯 蔵 脂 肪　107
　（4）必須脂肪酸およびプロスタグランジン合成源　107
　（5）血中脂質調整機能　108
　（6）脂溶性ビタミンの担体　108
　（7）ビタミンB_1節約作用　108
7．脂質代謝異常と動脈硬化　108
　（1）血中脂質と脂質代謝異常症　108
　（2）酸化LDLとマクロファージ　109
8．多価不飽和脂肪酸と生理活性物質およびその機能　109
9．脂質食事摂取基準　110
10．最近注目される脂質　113
　（1）ジアシルグリセロール　113
　（2）トランス酸　113
　（3）共役リノール酸　113
　（4）構 造 脂 質　113
　（5）不ケン化物　114
　（6）抗酸化性物質　114
　（7）中鎖脂肪酸トリグリセリド　114

第5章　たんぱく質の栄養　117

1. たんぱく質とは　118
2. たんぱく質およびアミノ酸の化学　118
3. たんぱく質の消化・吸収　122
4. たんぱく質，アミノ酸の代謝　123
   - （1）たんぱく質の代謝　123
   - （2）アミノ酸の代謝　125
   - （3）アミノ酸代謝の臓器相関性　127
5. たんぱく質，ペプチド，アミノ酸の働き　128
   - （1）たんぱく質の働き　128
   - （2）生理活性ペプチド　129
   - （3）アミノ酸の働き　129
6. たんぱく質の栄養価　131
   - （1）生物学的評価法　131
   - （2）化学的評価法　132
   - （3）アミノ酸の補足効果とアミノ酸インバランス　134
7. 他の栄養素との関連　135
   - （1）エネルギー　135
   - （2）ビタミンB_6　135
   - （3）鉄　135
   - （4）カルシウム　136

第6章　ビタミンの栄養　137

1. ビタミンの定義と分類　138
   - （1）ビタミンの定義　138
   - （2）ビタミンの分類　138
2. ビタミンの構造と機能　138
   - （1）ビタミンA　138
   - （2）ビタミンD　141
   - （3）ビタミンE　141
   - （4）ビタミンK　141
   - （5）ビタミンB_1　142
   - （6）ビタミンB_2　143
   - （7）ビタミンB_6　143
   - （8）ナイアシン　143
   - （9）パントテン酸　143
   - （10）葉酸　144
   - （11）ビタミンB_{12}　144
   - （12）ビオチン　145
   - （13）ビタミンC　145
3. ビタミンの代謝と栄養学的機能　146
   - （1）レチノイド（ビタミンA）と活性型ビタミンDのホルモン様作用　146
   - （2）抗酸化作用とビタミンC・ビタミンE・カロテノイド　149
   - （3）ビタミンの補酵素作用　151
   - （4）止血とビタミンK　155
4. ビタミンの生物学的利用度　155
   - （1）脂溶性ビタミンと脂質の消化吸収の共通性　155
   - （2）水溶性ビタミンの組織飽和と尿中排泄　156
   - （3）腸内細菌とビタミン　156
   - （4）ビタミンB_{12}吸収機構の特殊性　156
5. 他の栄養素との関係　156
   - （1）エネルギー代謝とビタミン　157
   - （2）糖質代謝とビタミン　159
   - （3）たんぱく質代謝とビタミン　158
   - （4）カルシウム代謝とビタミン　158

第7章　無機質の栄養　159

1. 無機質の概要　160
   - （1）無機質の代謝　160
   - （2）主要ミネラル（マクロミネラル）　161
   - （3）微量元素（ミクロミネラル）　168
2. 無機質の生体機能への作用　175
   - （1）神経機能とカリウム，マグネシウム，カルシウム　175
   - （2）糖代謝とクロム　176
   - （3）歯とフッ素　177

第8章　水・電解質の代謝　179

1. 水分の体内分布　180
2. 水の出納　180
3. 水バランスの異常　181
   - （1）水分欠乏　181
   - （2）塩分の過不足　181
4. 水バランスの調節　182
   - （1）腎臓における水分・電解質の排泄調節　182
   - （2）体液の酸・塩基平衡　183
5. 運動時における水分代謝　183
   - （1）血液循環の変化　183
   - （2）筋細胞内の水の移動　183

第9章　エネルギー代謝 …… 185

1．生体の利用エネルギー　186
　（1）食品のエネルギー量　186
　（2）生体の利用エネルギー量　187
　（3）細胞レベルのエネルギー　188
2．ヒトのエネルギー必要量　188
　（1）エネルギー代謝とは　188
　（2）エネルギー代謝量の測定　189
　（3）基礎エネルギー消費量　193
　（4）安静時エネルギー消費量　195
　（5）食事誘発性体熱産生　195
　（6）睡眠時代謝量　196
　（7）身体活動時エネルギー消費量　196
　（8）1日のエネルギー必要量　197

第10章　分子栄養学 …… 201

1．分子栄養学とは　202
2．細胞と遺伝子の構造　202
3．栄養と遺伝子の相互関係　207
4．個人差と栄養　210

索　引　213

第1章
栄養の概念

<学習のポイント>

1. 栄養とは生物が外界から必要物質をとり入れ，生活活動を営むことをいう。
2. 栄養素は，たんぱく質，糖質，脂質，ミネラル，ビタミン，水分に分けられる。これらの6種類の栄養素のどれが欠けても，各栄養素は作用を発揮できなくなる。
3. 食品の機能は，1次機能，2次機能，3次機能の3つに分けられる。
4. 健康とは，肉体的な意味だけでなく，精神的，社会的な状態までを含んだ概念である。
5. 栄養状態には，適正な状態，栄養素のバランスの崩れた状態，栄養素の欠乏した状態，栄養素の過剰な状態がある。正しい内容の食事を規則的にとることが適正な栄養状態を実現する。
6. 「食事摂取基準」では，健常者の日常的，平均的なエネルギーと栄養素摂取量の基準が示された。また，「食生活指針」には，個人が食生活改善に取り組むためのスローガンが掲げられている。
7. 生活習慣病の発症には食生活の関連がみられることから，一次予防対策として食生活の改善が求められる。
8. 医学の祖といわれているヒポクラテスが病気の治療に食事療法を唱えて以来，ラボアジエ（酸素の発見），クレブス（TCAサイクル発見），ルブネル（エネルギー消費量の基礎確立），アトウォーター（エネルギー換算係数を考案）などの先人により，栄養学は発展してきた。
9. 日本の栄養学は脚気対策に始まる。高木兼寛は，海軍の食事を改善し脚気患者を激減させた。鈴木梅太郎は米ぬかから抗脚気物質の抽出に成功し，オリザニン（後のビタミンB_1）と名づけた。

A　栄養の定義

1．栄養の基本概念

栄養とは，生物が外界から必要な物質をとり入れ，それを利用して組織修復，成長，活動などの生活現象を営むことをいう。すなわち生体が食物を利用する過程でみられる生体と食物の相互作用のすべてを含む。そのため栄養には人体と食物の両側面がある。

それゆえ，人体の構造（解剖学）と機能（生理学，生化学），多様な生理的状態（乳児，幼児，学童，勤労者，高齢者，妊産婦，特別環境など）についての知識が求められる。また食物の面からは，食品の化学的成分，食品の保存・加工・調理，食品の生産などの知識が必要である。

広い意味で栄養をとらえると，摂取する側からみて人体栄養，家畜栄養，植物栄養などがあり，摂取される側すなわち栄養素からみるとたんぱく質栄養，ビタミン栄養，無機質栄養などに分けられる。人体栄養に限ってみると，その目的・分野によりライフステージ別栄養，産業栄養，特殊環境栄養，スポーツ栄養，外科栄養，病態栄養などがある。このようなことがらに関する専門的知識を基礎として栄養指導を行う**栄養士の業務**には，好ましい食物摂取を実践させるための，人文，社会，経済などに関する専門的知識が求められる。

栄養という文字は7世紀中国の「晋書」にすでに現れており，単に食生活のみならず衣・食・住の生活全般を含んでいた。「養」という字は紀元前から使われており，食用になっていた羊と「めし」という意味の「食」が合わさってできたものであるという。「栄（榮）」の字は「養」よりも後になってできたもので「炎」（エイ，ともしび）と「木」の合字である。よく燃える桐の木ということで，元気，繁栄を意味する。「栄」の代わりに「営」という字が使われたこともあったが，「営」は住居をつくる，営む，経営管理という意味であり，「営養」と書くと，単に養分をとり生命を維持するというに過ぎない。「栄養」とすれば，健康を増進させ，栄えさせるという積極的意味をもつことになる。

栄養は食生活と最も関係が深く，「食」というのは人間が生命を維持するうえで必須のことであるから，意識するとせざるとにかかわらず生命の発生した時点からかかわってきた現象である。そのため人種，地域により異なった発展をとげており，健康な食生活を送っているといっても，自然環境によって食習慣・嗜好の形成などに差がみられ，栄養の歴史的・文化的側面への理解を深めておくことが栄養指導上重要である。（同文書院刊『総合栄養学事典』より一部変更，加筆して引用）。

2. 栄養素とその作用

食物中に含まれていて，健康の保持・増進に生理的機能の側面から摂取すべき成分を**栄養素**という。

栄養素はその化学的性質によって，たんぱく質，糖質，脂質，ミネラル，ビタミン，水分に分けられる。水分を栄養素としない場合もあるが，栄養素の定義からみると栄養素とすべきである。これらの栄養素は，人間の体の中でいろいろな作用をしているが，**栄養素の作用**を大きく分けると，次のようになる。

① エネルギー源になるもの……糖質，脂質，たんぱく質
② 体の構成成分になるもの……たんぱく質，脂質，ミネラル，水分
③ 体の機能を調節するもの……ビタミン，ミネラル，たんぱく質，水分

ただし，ここで示した栄養素の作用は主要な作用であり，6種類のどの栄養素が欠けても，各栄養素はその作用を発揮することができない。各栄養素の内容およびそれらの作用の詳細は本書の各章で学習するが，各栄養素の相互関係についても十分理解しておくことが必要である。

食物をとることによって私たちは，これらの栄養素を体内にとり入れ，生命維持，活動，発育，子孫をつくるなどの生理的生活活動を営んでいる。

3. 体構成と栄養素

人体は，各種の元素から表1-1のように構成されている。**人体構成元素**の中で，酸素（O），炭素（C），水素（H），窒素（N），イオウ（S），などは，人体の水分，たんぱく質，脂質，糖質，などをつくっている。また，カルシウム（Ca），マグネシウム（Mg），リン（P）などは骨格をつくるうえで大切な成分であり，ナトリウム（Na），カリウム（K），塩素（Cl）などは細胞内外の体液中に存在し，さまざまな生理作用を営むうえで重要な働きをする。鉄（Fe）は，人体中の70％は，血液中のヘモグロビンとして存在する。

これらの元素によってつくられる**体成分の組成**を栄養素として示すと表1-2の左側のようになっている。男女平均して，水分56％，たんぱく質15～16％，

表1-1　人体の構成元素

元素	含有量（％）	元素	含有量（％）
O（酸素）	65	Cl（塩素）	0.15
C（炭素）	18	Mg（マグネシウム）	0.05
H（水素）	10	Fe（鉄）	0.004
N（窒素）	3.0	Mn（マンガン）	0.0003
Ca（カルシウム）	1.5～2.2	Cu（銅）	0.00015
P（リン）	0.8～1.2	I（ヨウ素）	0.00004
K（カリウム）	0.35	Co（コバルト），Zn（亜鉛），Si（珪素），F（フッ素）	微量
S（イオウ）	0.25		
Na（ナトリウム）	0.15		

表1－2　人体の体成分（成人）と食事から摂取する成分の違い（％）

	男	女	食事から摂取する成分の割合*
水　　　分	61	51	70
たんぱく質	17	14	5.6
脂　　　質	16	30	4.1
糖　　　質	0.5	0.5	19.2
無機質・その他	5.5	4.5	1.1

＊厚生労働省『国民栄養調査成績』より概算

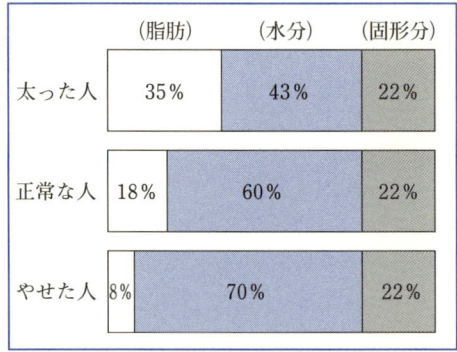

出典）芦田　淳『栄養化学概論』養賢堂，1968より改変して引用

図1－1　人体の脂肪の割合

脂質23％，糖質0.5％，無機質・その他5％である。これらの体成分は食物中の栄養素から供給されるが，私たちが毎日**摂取している栄養素の量**はこの体成分とは相当異なっている。表1－2の右側に示したように，日本人が1日当たり摂取している食物，約1,400gの70％は水分であり，糖質（炭水化物）は19.1％，たんぱく質5.6％，脂質4.1％，ミネラル1.1％である。

このように，摂取する栄養素と体成分を構成する栄養素の量は著しく異なる。このことは，摂取された栄養素が体内で変化を受け，体成分に作り変えられていることを示している。

特に，水分以外で摂取量の一番多い糖質の体内量がきわめて少ないことは，糖質がエネルギー源として消費されてしまうこと，余剰の糖質は糖質としてではなく，脂肪などとして体内に蓄えられることを示している。体内脂質は摂取割合より多く体内に含まれているが，この中には食事からの脂質と糖質からの脂質および一部はたんぱく質由来の脂質も含まれるためである。また，ミネラルは摂取量が少ないが骨成分などとして体内に蓄えられ，体内量が多くなることを示している。ビタミンはこの表に示すことができないほど微量で体の働きを調節している。

個人によって体成分の組成は異なるが，一般的に男性より女性の体脂肪量が多い。肥満体の人は図1－1に示したように，体脂肪量が多く，やせている人は，体脂肪量が少ないことが特徴であり，また，乳児は大人より水分量が多く，たんぱく質が少ないという特徴がある。

これらの体成分は一度できあがったあとも，少しずつ，常に入れかわっている。ちょうど，河の流れがいつも同じようにみえても，水そのものはいつも別の水が流れているのと同じような関係にある。変化しないようにみえる骨の無機質も入れかわっている。

子どもの場合には，体成分をつくり上げるために，体が小さい割には，多くの栄養素を必要とする。

私たちが毎日摂取する食物中の栄養素は，そのような体成分を補うためにも使われている。

4．食品の機能

食品の定義は食品衛生法で決められており，「食品とはすべての飲食物をいう」とされている。天然物，加工品すべてが含まれる。食品の中には，飲食物を組み

合わせて得られる各種の食物，食事，飲料水および食品などから抽出され飲食される成分も含まれる。

食品は栄養素を供給するが，人間が必要とするすべての栄養素をバランスよく含み，また，後述する健康の定義を同時に満足させるような単一の食品は存在しない。それゆえ，摂食に際しての食品の選択とその組み合わせには特別の配慮が必要である。しかし，食品は栄養素を供給するだけでなく，次のような機能をもっている。すなわち，食品が生体に与える影響によって**食品の機能**を整理すると次の3つの機能に分けられる。

   1次機能・・・栄養機能
   2次機能・・・感覚機能
   3次機能・・・生体調節機能

1次機能は栄養素の供給機能である。エネルギー，体構成成分，体調調節成分などを供給する機能である。2次機能は食品の，味，香り，色，歯ざわりなど味覚，臭覚，視覚，触覚その他にかかわり，食品の嗜好性などに影響する機能である。3次機能は，栄養素以外の成分として食品に含まれる特定の成分を摂取することにより，生体の恒常性維持機能を維持したり，体調機能を回復したりする機能である。生体機能調節は体の神経系，免疫系，循環器系，消化器系，内分泌系，生殖系，骨格系など多くの部位で発揮される。

厚生労働省認可の**特定保健用食品**はこれらの特定の機能が効果的に発揮されるようにつくられた食品であり，「食生活において特定の保健の目的で摂取するものに対し，その摂取により当該保健の目的が期待できる旨の表示をするもの」と定義されている。2002年2月現在，およそ300食品が保健機能食品として許可され，販売されている。

これらの食品は現在までに，おなかの調子を整える，血圧が高めの人に適する，血糖値が気になる人に適する，カルシウムや鉄の吸収性が高い，コレステロールが高めの人に適する，体重が気になる人に適する，虫歯を引き起こしにくいなどの機能をもったものがあり，さらに別の機能をもった食品が研究されている。これらの食品の効果的な活用は健康維持，生活の質の向上などに貢献する。

5．健康と栄養

栄養素摂取が適切でないために健康を保持できない例が多くみられる。栄養素は食物から摂取されるが，**健康を保持**するために摂取すべき栄養素の量には一定の範囲がある。栄養素摂取量が不足すれば，それに起因する健康障害（不足症，欠乏症）となり，過剰摂取すれば過剰障害(過剰症)が引き起こされる。また，各種栄養素間のバランスも重要であり，適切なバランスが崩れても健康障害が起こる。

栄養素不足の最も典型的な例は成長障害である。子どもの身長，体重が順調に伸びないのである。**栄養過剰**では肥満が発症する。**各種栄養素間のバランスの乱れ**は，ある種の食品を過剰に摂取したなどの一過性のアンバランスにみられる下

痢, 食欲不振, 嘔吐を引き起こす例や, 栄養補助剤（例えば亜鉛補助剤）の過剰摂取による銅の吸収阻害起因の貧血などの例がある.

健康維持に必要な各種栄養素の量とその比率は性, 年齢, 生活活動の内容（活動量, 飲酒, 喫煙, ストレス, 特殊環境, その他）, 妊娠・出産・授乳などによって変化する. それゆえ, それぞれの場合に摂取すべき栄養素の基本的量が**食事摂取基準**として厚生労働省により決められている. また, それらをどのような食品から摂取することが可能であるかの例も,「**日本人の食事摂取基準（2005年版）**」として厚生労働省より示されている.

ところで, 多くの場合,「健康」は肉体的健康を意味し, それ以外のことを考える人は少ない. しかし, 世界的に同意が得られている健康の定義は, **世界保健機構（WHO）の憲章前文**に明記されている内容であり, **健康の内容**が広くとらえられている. そこには以下のように記されている.

「**健康**とは肉体的, 精神的そして社会的に完全に良好な状態であり, 単に疾病または虚弱でないというだけではない」（江指隆年訳）.
(Health is state of complete physical, mental and social well-being and not merely the absence of disease or infirmity.)（WHOのホームページから引用）.

WHOの最近の国際会議では, この健康の定義を見直し,「心の内面における良好な状態」(Spiritual) およびこれらが渾然一体となって良好な状態であることを示すと考えられる,「Dynamic State」の文言を健康の定義に付け加える論議が継続されている. そこには以下のように書かれている.

「健康とは肉体的, 知的, 精神的そして社会的に完全に良好な動的状態であり, 単に疾病または虚弱でないというだけではない」（江指隆年仮訳）.
(Health is dynamic state of complete physical, mental, spiritual and social well-being and not merely the absence of disease or infirmity.)（WHOのホームページから引用）.

健康とは, 肉体的な意味での健康だけでなく, 精神的そして社会的な状態までを含んだ, 大きな内容をもっているのである.

20世紀の栄養士活動は, 栄養を通じて肉体的健康に働きかける活動が中心であった. この活動は21世紀においても重要であるが, それとともに, 健康の定義に則した幅広い活動の展開が必要である. すなわち, 栄養を通じて精神的そして社会的側面からみた健康を高める活動を行うべきである.
精神的および社会的な側面からみた健康の具体的内容については多くの提案があると考えられるが, 現代の食生活の実態を考慮した以下のような提案内容は重要である.

「食べものに対して感動し, 喜びや嬉しさを感じ, 表現することのできる心の

状態を大切にしたいのである。食べものに対するみずみずしい感受性は、絵画や音楽、舞踊や文学などと同様に、重視されなければならないと考える。そして、そのような心の持ち主は高く評価されなければならないと考える。

それゆえ、肉体的な健康を高める栄養であったとしても、精神的な健全性を退化させるような栄養は好ましくないと見なさざるをえないのである。人間の生き方をトータルでみた場合に、心豊かに生きるための価値観は栄養の分野においてももっと重視されるべきである。

また、人間が人間として大切にされ、個人としても集団としてもお互いに助け合いながら、自然とともに生きている社会の状態や人間としての生存のみならず、人間の尊厳が守られる状態を実現させるために、栄養の分野でどのような活動が可能であるのかを考えることが重要である。さらに、人間の食生活の営みが自然に対してどのような影響を与えているかについても考えなければならない。要約すれば、心と体と社会の健康を同時に高める食生活こそ、あるべき食生活の姿なのである。」（江指隆年『医食同源の最新科学』農文協、より一部改変、加筆して引用）。

このようなことがらに配慮した食生活の営みを栄養指導を通じて実現させることは、人間の全人格の形成に貢献することである。

健康の定義を深く考察した栄養が考えられなければならない時代に、私たちは生きているのである。

表1-3　死因順位の年次変動

死亡率・人口10万対

	第1位		第2位		第3位		第4位		第5位	
	死因	死亡率	死因	死亡率	死因	死亡率	死因	死亡率	死因	死亡率
1935（昭和10）年	結 核	190.8	肺 炎	186.7	胃腸炎	173.2	脳卒中	165.4	老 衰	114.0
1940（〃15）年	結 核	212.9	肺 炎	185.8	脳卒中	177.7	胃腸炎	159.2	老 衰	124.5
1947（〃22）年	結 核	187.2	肺 炎	174.8	胃腸炎	136.8	脳卒中	129.4	老 衰	100.3
1950（〃25）年	結 核	146.4	脳卒中	127.1	肺 炎	93.2	胃腸炎	82.4	が ん	77.4
1951（〃26）年	脳卒中	125.2	結 核	110.3	肺 炎	82.2	が ん	78.5	老 衰	70.7
1953（〃28）年	脳卒中	133.7	が ん	82.2	老 衰	77.6	肺 炎	71.3	結 核	66.5
1955（〃30）年	脳卒中	136.1	が ん	87.1	老 衰	67.1	心臓病	60.9	結 核	52.3
1958（〃33）年	脳卒中	148.6	が ん	95.5	心臓病	64.8	老 衰	55.5	肺 炎	47.6
1960（〃35）年	脳卒中	160.7	が ん	100.4	心臓病	73.2	老 衰	58.0	肺 炎	49.3
1965（〃40）年	脳卒中	175.8	が ん	108.4	心臓病	77.0	老 衰	50.0	事 故	40.9
1970（〃45）年	脳卒中	175.8	が ん	116.3	心臓病	86.7	事 故	42.5	老 衰	38.1
1975（〃50）年	脳卒中	156.7	が ん	122.6	心臓病	89.2	肺 炎	33.7	事 故	30.3
1979（〃54）年	脳卒中	137.7	が ん	135.7	心臓病	96.9	肺 炎	28.5	老 衰	25.5
1980（〃55）年	脳卒中	139.5	が ん	139.1	心臓病	106.2	肺 炎	33.7	老 衰	27.6
1982（〃57）年	が ん	142.0	脳卒中	134.3	心臓病	107.5	肺 炎	33.7	老 衰	25.5
1983（〃58）年	が ん	148.3	脳卒中	122.8	心臓病	111.3	肺 炎	39.3	事 故	25.0
1985（〃60）年	が ん	156.1	心臓病	117.3	脳卒中	112.2	肺 炎	42.7	事 故	24.6
1990（平成2）年	が ん	177.2	心臓病	134.8	脳卒中	99.4	肺 炎	60.7	事 故	26.2
1995（〃7）年	が ん	211.6	脳卒中	117.9	心臓病	112.0	肺 炎	64.1	事 故	36.5
1999（〃11）年	が ん	231.6	心臓病	120.4	脳卒中	110.8	肺 炎	74.9	事 故	32.0
2004（〃16）年	が ん	253.9	心臓病	126.4	脳卒中	102.2	肺 炎	75.7	事 故	30.2
2006（〃18）年	が ん	261.0	心臓病	137.2	脳卒中	101.7	肺 炎	85.0	事 故	30.3

資料）厚生省・厚生労働省『人口動態統計』

6. 疾病と栄養

表1-3に示したように，1950（昭和25）年の死因は，結核，脳卒中（脳出血），肺炎，胃腸炎，がんの順位であった。この死因は，1999（平成11）年にはがん，心臓病，脳卒中（脳梗塞），肺炎，事故の順位に変化している。厚生労働省の統計によれば，生活習慣病が総死亡に占める割合は，1950年の26.0％に比べ，1999（平成11）年には59.2％にも増加している。

この変化は，死因が，病原菌を原因とするものから，栄養素摂取，食品摂取および食生活習慣の不適切さを原因とする，いわゆる生活習慣病を中心とするものに変化していることを示している。

生活習慣と関連する疾患は，
① 脳出血とたんぱく質不足，食塩過剰摂取疾患
② 虚血性心疾患と動物性脂肪過剰摂取，コレステロール過剰摂取
③ 糖尿病とエネルギー過剰摂取，運動不足
④ 腸がんと食物繊維不足
⑤ 肝硬変とアルコール過剰摂取
⑥ 肺がんと喫煙
⑦ 虫歯と歯磨きのない砂糖の過剰継続摂取
⑧ 骨粗鬆症とカルシウム摂取不足

などがよく知られている。死亡には至らないが，通院せざるを得ないような疾患

表1-4　傷病大分類別一般診療医療費の年次推移（上位5疾患）

	推計額（億円）					
	1990年度（平成2）	1994年度（平成6）	1997年度（平成9）	2000年度（平成12）	2003年度（平成15）	2006年度（平成18）
総数	179,764	215,765	231,695	239,608	240,931	250,468
循環系の疾患	44,112	50,218	54,611	53,708	53,039	57,725
高血圧性疾患（再掲）	13,969	16,212	18,241	18,527	19,114	22,077
虚血性心疾患（再掲）	5,881	6,554	7,509	7,363	6,954	6,755
脳血管疾患（再掲）	16,871	18,992	19,217	17,862	17,182	18,689
新生物	18,371	22,529	25,081	25,928	29,724	28,787
悪性新生物（再掲）	14,498	17,628	20,118	20,913	24,813	24,836
消化系の疾患	19,534	21,697	20,304	17,313	15,610	14,894
胃及び十二指腸潰瘍（再掲）	5,455	5,816	5,302	4,490	3,550	3,022
胃炎及び十二指腸炎（再掲）	3,465	3,933	3,643	3,022	2,514	2,530
肝の疾患（再掲）	5,043	5,871	4,972	3,721	2,995	2,303
呼吸系の疾患	14,650	17,090	19,511	19,925	20,766	21,224
急性上気道感染（再掲）	3,902	4,513	5,273	4,226	4,540	4,490
慢性気管支炎（再掲）	596	629	2,019	1,857*	1,902*	1,625*
喘息（再掲）	2,999	3,786	4,333	4,503	4,313	3,934
筋骨格系及び結合組織の疾患	13,679	17,000	18,946	19,054	16,662	18,017

注）＊気管支炎及び慢性閉塞性肺疾患
資料）厚生省・厚生労働省『国民医療費の概況』

A．栄養の定義

表1-5 生活習慣と関連する生活習慣病

生活習慣	関連する生活習慣病
栄養素摂取（食習慣）	糖尿病，肥満症，高脂血症，高尿酸血症，心疾患，脳血管疾患，高血圧症，大腸がん，歯周病など
運動習慣	糖尿病，肥満症，高脂血症，高血圧症など
喫　　煙	肺扁平上皮がん，循環器病，慢性気管支炎，肺気腫，歯周病など
飲　　酒	アルコール性肝臓疾患など

資料）厚生省『平成9年度　厚生白書』をもとに作成

の疾患総数をみても，表1-4に示したように，高血圧症，心臓病，糖尿病，脳血管疾患，胃・十二指腸潰瘍および骨疾患などのように栄養素摂取の不足，過剰，アンバランスを発症要因とする食生活習慣病が大部分を占めている。

表1-5に栄養素摂取（食習慣）をはじめとする**生活習慣と生活習慣病**の関係をまとめて示した。

これらを含めた国民の総医療費は1999（平成11）年度で30兆円を越え，国民にも国家にも大きな負担となっている。

豊富に供給されている食糧がある中で，なぜ，栄養素摂取の過剰，アンバランス，不足などに起因する生活習慣病が発症するのであろうか。

その大きな背景のひとつは，国民の多くが摂取している主要食品，加工食品の主原料が精白，精製された素材であることである。食品を精製，精白および加工する過程で，ある種の栄養素は濃縮または添加されて特定の栄養素の含有率が高くなるのである。また，精製，精白の過程で除かれた微量栄養素や食物繊維などは失われ含有率が低くなっている。

これらの食品は口当たりがよく，食べやすいため摂取量の調節が困難となる場合が多い。それゆえ，日常の食物摂取により，ある種の栄養素の過剰摂取あるいはアンバランス，不足を招きやすい食環境に国民がおかれているのである。その結果として，国民は，特定の栄養素の過剰摂取またはアンバランス，不足などを起こし，生活習慣病を発症させやすい体の状態になるのである。

一方，人間の食物選択摂取本能が健康を保持するうえできわめて限られたものであることも，生活習慣病発症の背景となっている。

人間がおいしいと感ずる食べもの，食べたいと感ずる食べものを摂取していたのでは健康を保持することができないのである。人間の**基本的摂食本能**は，「空腹」，「喉の渇き」，「塩分・甘味への欲求」，の3つである。空腹によって食物摂

疾　病	危険因子	栄養素等摂取レベル	食べ物（食品）レベル
糖尿病	肥満	エネルギー過剰摂取（消費の不足）	
虚血性心疾患	高脂血症	脂肪（飽和脂肪酸）過剰摂取	
脳卒中	高血圧	ナトリウム過剰摂取	
		カリウム摂取不足	
		食物繊維摂取不足	野菜の摂取不足
がん		抗酸化ビタミン摂取不足	
骨粗鬆症		カルシウム摂取不足	カルシウムを多く含む食品の摂取不足（牛乳・乳製品，豆類，緑黄色野菜）

資料）健康日本21，栄養・食生活分科会報告

図1-2　生活習慣病危険因子と栄養素・食物レベルでのリスクファクター

取を行い，喉の渇きで飲水し，塩分・甘味への欲求で塩・砂糖などを摂取する。空腹によって摂取した食物が，きわめて偏った成分組成の恐れのある食物であるのが現代である。しかも，人間はその成分組成の偏りを自覚する能力をもっていないのである。塩分・甘味の過剰摂取もほとんど自覚できない。このような背景の中で，生活習慣病が発症してくるのである。

厚生労働省が21世紀初頭の重要政策として位置づけている，「**21世紀の国民健康づくり運動**」（略称，**健康日本21**）の中では，栄養素摂取，食品・食物摂取習慣と関連が深い疾病として，肥満，高血圧，高脂血症，虚血性心疾患，脳卒中，一部のがん（大腸がん，乳がん，胃がん），糖尿病，骨粗鬆症などを挙げ，これらの相互関係を図1－2のようにまとめている。そして，これらの疾病を予防するために増やすべき食品の量および生活習慣の改善点などを具体的に示している。

これらの詳細は公衆栄養学の中で学ぶのでここでは触れないこととする。

ところで，食生活改善に関して日本は，1945年の第二次世界大戦終戦以来のおよそ60年間に，それまでの高塩分・高炭水化物・低動物性たんぱく質・低ビタミンA・低カルシウム摂取などの栄養素摂取・食生活習慣を大きく変容させ，動物性たんぱく質・脂質・ビタミンA・カルシウム摂取増加などを成し遂げた。そして，感染症，脳出血などの減少を招来し，世界最長寿国となった。この事実から判断すれば，今日，新たに変容を迫られている栄養素摂取，食品・食物摂取習慣を好ましい方向に変容させることは不可能ではない。

この仕事は大事業である。大きな価値観の転換が必要となろう。しかし，21世紀はそのようなことが求められている時代である。

B　栄養と健康・疾患

　栄養は，必要かつ適切な物質を体に取り入れて生命を維持し，成長発育し，健康な日常生活を営む状態であると理解される。ある栄養学の本に，各々の民族衣裳をまとった 26 ヵ国の子どもたちが一列に並んで笑っている一枚の写真が載っていた。その説明に，この子どもたちは各々異なる独自の朝食をとっているが皆元気に発育して毎日健康に生活しており，その共通性をつかむことが栄養学ともいえるとあった。

　異なる状況下において食生活を介して健康を保持・増進することは一様ではないものである。そのため栄養・食生活の問題は個人，地方や国々，社会さらに時代によっても異なり，その考え方，解決方法には多種多様な科学が必要となる。

　1946 年に **WHO（世界保健機関）** はその憲章前文のなかで，健康を「完全な肉体的，精神的及び社会的に良好な状態であり，単に疾病又は病弱の存在しないことではない。」と定義した。身体的に痛みなどなく，思うように運動が可能であり，精神的に幸福感があり，社会的に福祉・安全性に囲まれ，総合的には環境の変化に対して柔軟性をもつことが大切である。これに食生活を介した栄養状態が深く関与することはまぎれもない事実である。

1. 健康と食生活

　食生活は人々が健康で幸福な生活を送るために欠くことのできない営みである。身体的な健康という点からは，栄養状態を適正に保つために必要な栄養素などを摂取することが求められ，その一方で食生活は社会的，文化的な営みであり，人々の QOL（quality of life，人生の質，生活の質）とのかかわりも深い。栄養対策も従来の栄養欠乏から過剰栄養に焦点を当てたものへと転換を図ることが求められている。

（1）健康状態と食事

　よりよい栄養状態すなわち**健康な状態**では，私たちの身体を作っている細胞，組織，臓器などにおいて，栄養素の代謝は円滑に行われている。この状態を維持するために，毎日正しい内容の食事を規則的にとることが必要になる。これは栄養素の欠乏の状態からも遠ざかり，過剰の状態からも遠ざかって，よい健康な状態を保持・増進するためである。

　国民健康・栄養調査による「国民健康・栄養の現状」では，日本人の栄養状態は平均的にはかなり優れた状況にあり，食生活に対する関心も高まっているが，栄養に無関心な人や食生活の乱れている人も多い。

　日本人の食生活は第二次世界大戦前後の食料不足の時代から，1960 年代後半の高度経済成長を背景として豊かになり充足の時代へ，そして現在，飽食の時代といわれるまでになった。しかし，食生活の多様化は嗜好，便利さなどを追求す

るため食物の選択を誤り，栄養素等摂取の過剰やアンバランスをもたらし，やがて生活習慣病の発症につながることになる。

（2）半健康状態と食事

　健康は，病気でない状態と考えられてきた。しかし，健康と疾病の関連は，健康な状態から疾病の状態に直接的に移行するものではない。健康の方からみると，すぐれて健康と思われる人（健康人）と，健康ではあるが疾病に移行する可能性を潜めている人（半健康人）に分けることができる。一方，疾病の方からみると，疾病を有する人（病人）と，潜在的な疾病をもつ人（半病人，疾病の予備群）に分けることができる。これらを横軸に並べると，この過程は連続していると考えられる。人間は，この連続した過程を右に左に移動しながら，一生を送っている。そこで，半健康状態や半病気の状態は，栄養素摂取において潜在性の欠乏状態あるいは潜在性の過剰状態にあることが明らかにされている。

　このような半健康状態あるいは半病気の状態の人たちを，よりよい健康な状態にもっていくことを，健康増進として取り組んできた。しかし現在では，疾病があったとしても，主観的健康度を増大し生活の質を向上して，日常生活を支障なく送ることが望まれている。

　栄養素摂取に伴う身体内の状況は，大別して4つの栄養状態が観察される。適正な栄養状態，栄養素相互のバランスの崩れた状態，栄養素の欠乏した状態，栄養素の過剰の状態である。栄養素摂取の不均衡，過剰，不足の状態が持続すると，身体組織においても栄養素の不均衡，過剰，不足の状態が起こるようになる。その結果，適正な状態から，潜在性の欠乏状態，欠乏状態を経て欠乏症，あるいは潜在性の過剰状態，過剰状態を経て過剰症（肥満症など）になっていく（図1－3）。

　食べ物のとり方が不十分な場合は，免疫抵抗性なども低下しているので感染源があれば感染症にかかりやすく，またその症状も重篤である。

　食事摂取が十分になり過剰な場合には慢性の非感染症（いわゆる生活習慣病）が増大してくる。

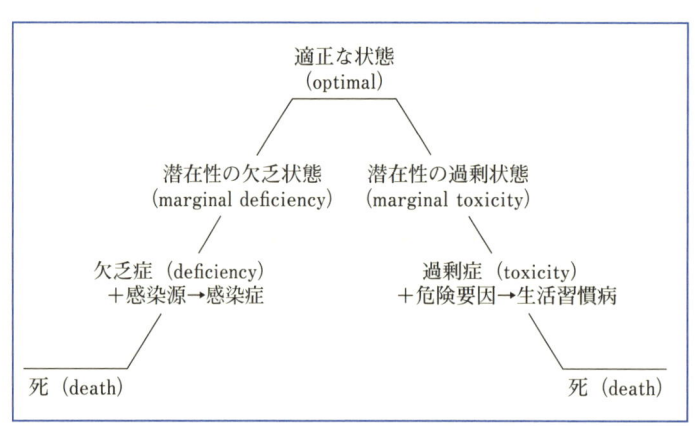

出典）細谷憲政『三訂　人間栄養学』調理栄養教育公社，p.10，2000
図1－3　ヒトの栄養状態

（3）栄養素の摂取状況

　国民の栄養素等摂取状況を，栄養素等摂取量の年次推移（表1－6）からその特色をみると，次のようになる。
　① エネルギー，炭水化物は減少から横ばい傾向にある。

B．栄養と健康・疾患

表1－6　栄養素等摂取量の年次推移

栄養素等	調査年	1955年	1975年	1985年	1990年	2000年	2009年
エネルギー	(kcal)	2,184	2,226	2,088	2,026	1,948	1,861
たんぱく質	(g)	69.7	81.0	79.0	78.7	77.7	67.8
うち動物性	(g)	22.3	38.9	40.1	41.4	41.7	36.3
脂質	(g)	20.3	55.2	56.9	56.9	57.4	53.6
うち動物性	(g)	－	26.2	27.6	27.5	28.8	27.0
炭水化物	(g)	411	335	298	287	266	260.2
無機質　カルシウム	(mg)	338	552	553	531	547	512
鉄	(mg)	14	10.8	10.8	11.1	11.3	7.8
ナトリウム（食塩換算）	(g)	－	13.5	12.1	12.5	12.3	10.3
ビタミン　A	(IU)	1,084	1,889	2,188	2,567	2,654	536mgRE[*3]
B1	(mg)	1.16	1.39	1.34	1.23	1.17	1.56
B2	(mg)	0.67	1.23	1.25	1.33	1.40	1.44
C	(mg)	76	138	128	120	128	121
穀類エネルギー比	(%)	75.0	49.2	47.2	45.5	41.4	59.7[*1]
動物性たんぱく質比	(%)	32.0	48.0	50.8	52.6	53.6	51.6
動物性脂質比	(%)	－	47.5	48.5	48.3	50.1	25.6[*2]

資料）厚生労働省『国民栄養調査』　[*1]炭水化物エネルギー比率　[*2]脂肪エネルギー比率　[*3]レチノール当量

②　動物性たんぱく質と脂質は増加の傾向にある。
③　穀類エネルギー比は減少し，動物性たんぱく質比は増加傾向にある。
④　食塩はわずかに減少傾向にある。

　これらの特色のうち，栄養素等摂取状況の評価指標となる穀類エネルギー比は，1955（昭和30）年には75％であったが，1975（昭和50）年には50％を割り，依然減少傾向にある。動物性たんぱく質比は1955（昭和30）年には32％で約1/3であったが，現在では50％を突破し，なお増加傾向にある。動物性脂質比も1997（平成9）年に50％を超えた。

　栄養素摂取量を平均栄養所要量と比較すると，1965（昭和40）年にはビタミンC以外所要量を満たしていなかったが，その後の高度経済成長を背景に食生活は豊かになり，現在ではエネルギー，たんぱく質，鉄，ビタミン類は所要量をほぼ充足している。

　しかし，カルシウムだけは依然として所要量を下回っている。このように国民の栄養素等摂取状況は全般的にはほぼ適正であるが，質的にはカルシウムの慢性的不足の状況にある。

　たんぱく質と脂質のエネルギー摂取率は，適正範囲の上限を上回り，依然増加傾向にある。**エネルギーの栄養素別摂取構成比（PFC比）**の年次推移（図1－4）をみると，一般成人の適正比率（理想比）と比べて，脂質エネルギー比率は1965（昭和40）年までは不足していたが，その後著しく増加し1985（昭和60）年には適正比率20～25％の上限に近い24.5％となり，1988（昭和63）年にはじめて上限の25％を超え，依然上限を上回っている。2009年25.6％。

　また，たんぱく質エネルギー比も1985（昭和60）年に15.1％と，適正比率12

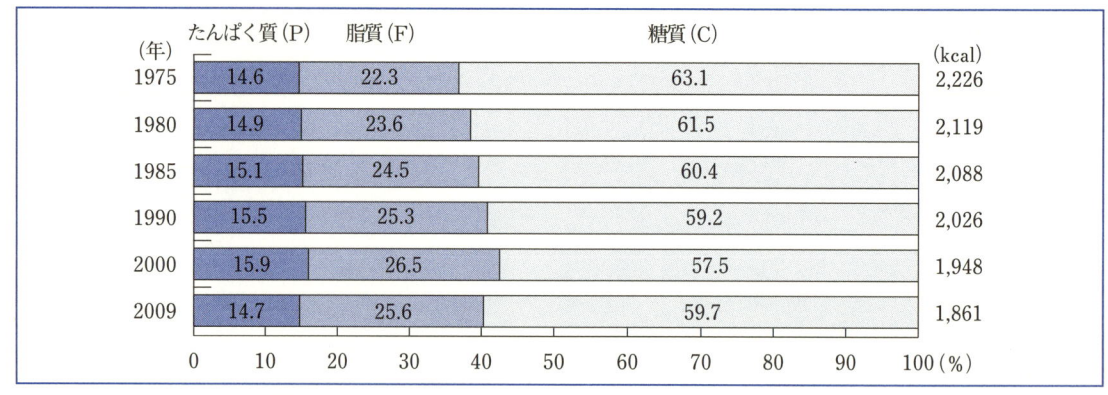

資料）厚生労働省『国民栄養調査』

図1-4 エネルギーの栄養素別摂取構成比（年次推移）

～15％の上限を上回り，なお増加傾向にある。カルシウムの摂取は食品群別摂取構成の推移では，牛乳・乳製品からの摂取は増加しているが，豆類，魚介類からの摂取は減少しており，所要量を依然下回っている。

食塩摂取量の年次推移では，目標摂取量（1日10g以下）が勧告された1979（昭和54）年以降も年々減少した。1987（昭和62）年に11.7gまで減少したが，その後再び増加傾向にある。減塩は高血圧や胃がんを予防するうえで重要な課題であるので，積極的な減塩の努力をしない限り目標達成は困難である。

（4）食事摂取基準

第6次改定日本人の栄養所要量（－食事摂取基準－）には，食事摂取基準という概念が導入され，さらに見直された**日本人の食事摂取基準（2005年版）**は，2005年4月から5年間使用するものとして，その方向性がより明確になった形で策定されている。保健所，保健センター，民間健康増進施設等において，生活習慣病予防のために実施される栄養指導，学校や事業所等の給食提供にあたって，最も基礎となる科学的データである。見直しのポイントとして，生活習慣病予防に重点がおかれ，次の栄養素について新たな指標「目標量」が設定されている。増やすべき栄養素に，食物繊維，n-3系脂肪酸，カルシウム，カリウム。減らすべき栄養素に，コレステロール，ナトリウム（食塩）。脂質については，脂肪エネルギー比率のみならず，その質も考慮する必要があり，飽和脂肪酸，n-3系脂肪酸，n-6系脂肪酸，コレステロールについても策定された。その概要は以下のようである。

1）策定方針の特徴

日本人の食事摂取基準（2010年版）は，健康な個人または集団を対象として，国民の健康の維持・増進，**生活習慣病**の予防を目的とし，エネルギー及び各栄養素の摂取量の基準を示すものである。栄養素の摂取不足によって招来するエネルギー・栄養素欠乏症の予防に留まらず，生活習慣病の1次予防，過剰摂取による健康障害の予防も目的としている。

その策定方針は，前回の改定（第6次改定日本人の栄養所要量－食事摂取基準－）において導入された食事摂取基準の考え方を踏襲し，さらに徹底させることとなった。このため，利用者は，算定された数値にこだわらず，食事摂取基準の考え方を十分に理解し，正しく用いる必要がある。今回の策定は可能な限り科学的根拠に基づいて行うことを基本とし，国内外の学術論文ならびに入手可能な学術資料を最大限に活用することにしたために，膨大な数の文献等が策定に利用された。

2）基本的な考え方

欠乏症だけでなく，生活習慣病の予防ならびに過剰摂取による健康障害にも対応するためには，最低摂取量に関する基準だけを与える従来の考え方では不十分である。したがって，「摂取量の範囲」を示し，その範囲に摂取量がある場合が望ましいとする考え方を導入する必要がある。また，それ以上の摂取量になると，過剰摂取による健康障害のリスクが高くなってくることを明らかにしなければならない。これが食事摂取基準の1つ目の基本的な考え方である。一方，実際には，エネルギー及び栄養素の「真の」望ましい摂取量は個人によって異なり，また，個人内においても変動する。そのため，その人にとって「真の」望ましい摂取量は測定することも算定することもできず，その算定においても，その活用においても，**確率論的な考え方**が必要となる。これが，食事摂取基準の2つ目の基本的な考え方であり，今回の改定を最も特徴づけているものである。

これら2つの基本的な考え方に基づき，以下に示すように，エネルギーについて1種類，栄養素について5種類の指標を提示し，これらの総称として，「**食事摂取基準**」（dietary reference intakes：DRIs）という名称を用いることになった。

3）エネルギーの食事摂取基準に関する概念

エネルギーは栄養素とは異なる概念を用いて策定する必要がある。その理由は，成人では体重を維持するために，過不足のない一定量のエネルギー摂取が必要である。それを下回ると体重の減少，やせ，たんぱく質・カロリー栄養失調症をもたらし，上回ると，体重の増加，肥満を招来させるからである。すなわち，エネルギー摂取量とエネルギー消費量が釣り合って体重に変化のない状態がもっとも望ましいエネルギー摂取状態と考えることができる。

日常生活を自由に営んでいる健康人のエネルギー消費量を測定する標準法は二重標識水法であるが，わが国では**推定エネルギー必要量**（estimated energy requirement：EER）を算出するに十分な標本数がない。やむを得ず，今回も成人の推定エネルギー必要量は，**基礎代謝量**（＝基礎代謝基準値×基準体重）と**身体活動レベル**（physical activity level：PAL）から，【成人の推定エネルギー必要量（kcal／日）＝基礎代謝量×身体活動レベル】のように算定している。身体活動レベルは成人の場合，レベルⅠ（低い：1.50），レベルⅡ（ふつう：1.75），レベルⅢ（高い：2.00）に3区分した。

4）栄養素の食事摂取基準に対する概念

①「推定平均必要量」，「推奨量」，「目安量」，「目標量」，「耐容上限量」とその関係

栄養素については，不足の有無や程度を判断するための指標として，「推定平均必要量」（estimated average requirement：EAR）と「推奨量」（recommended dietary allowance：RDA）の2つの値を設定した。推定平均必要量と推奨量が設定できない栄養素が存在するので，これらについては「目安量」（adequate intake：AI）を設定した。

一方，生活習慣病の一次予防を専らの目的として食事摂取基準を設定する必要のある栄養素が存在する。これらの栄養素に関しては，「生活習慣病の一次予防のために現在の日本人が当面の目標とすべき摂取量」としての指標を提示し，「目標量」（tentative dietary goal for preventing lifestyle-related diseases：DG）とした。また，過剰摂取による健康障害を未然に防ぐことを目的として，「耐容上限量」（tolerable upper intake level：UL）を設定した。しかし，十分な科学的根拠が得られず，設定を見送った栄養素も存在する。これらの指標を理解するための概念図が図1-5である。

1歳以上について，食事摂取基準を設定した栄養素と策定した指標を表1-7に示した。今回は34種類の栄養素について策定を行った。乳児（0～11か月）

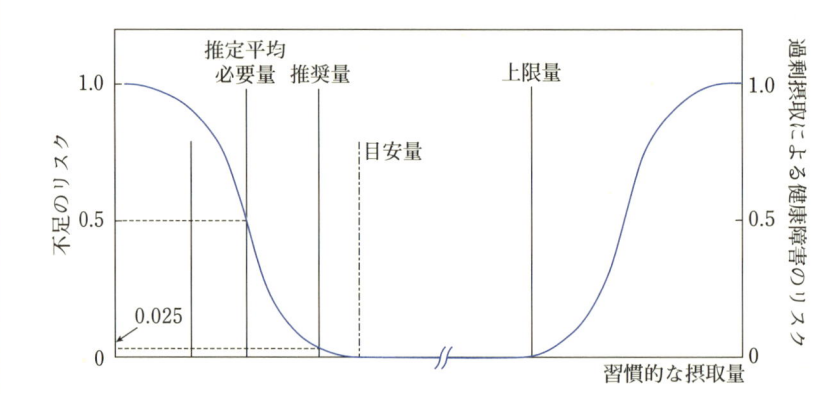

不足のリスクが推定平均必要量では0.5（50％）あり，推奨量では0.02～0.03（中間値として0.025）（2～3％または2.5％）あることを示す。上限量以上を摂取した場合には過剰摂取による健康障害が生じる潜在的なリスクが存在することを示す。そして，推奨量と上限量とのあいだの摂取量では，不足のリスク，過剰摂取による健康障害が生じるリスクともにゼロ（0）に近いことを示す。

目安量については，推定平均必要量ならびに推奨量と一定の関係を持たない。しかし，推奨量と目安量を同時に算定することが可能であれば，目安量は推奨量よりも大きい（図では右方）と考えられるため，参考として付記した。

目標量については，推奨量または目安量と，現在の摂取量中央値から決められるため，ここには図示できない。

図1-5　食事摂取基準の各指標（推定平均必要量，推奨量，目安量，上限量）を理解するための模式図

については，飽和脂肪酸，コレステロール，炭水化物，食物繊維，クロムを除く28種類の栄養素について目安量を設定した。

② 推定平均必要量（EAR：estimated average requirement）

ある対象集団において測定された「必要量」の分布に基づき，母集団（例えば，30～49歳の男性）における必要量の平均値の推定値を示すものとして「推定平均必要量」が定義された。つまり，当該集団に属する50％の人が必要量を満たす

表1－7　食事摂取基準で策定した栄養素と設定した指標（1歳以上）[1]

栄養素		推定平均必要量(EAR)	推奨量(RDA)	目安量(AI)	耐容上限量(UL)	目標量(DG)
たんぱく質		○	○	—	—	—
脂　質	脂質	—	—	—	—	○
	飽和脂肪酸	—	—	—	—	○
	n-6系脂肪酸	—	—	○	—	○
	n-3系脂肪酸	—	—	○	—	—
	コレステロール	—	—	—	—	—
炭水化物	炭水化物	—	—	—	—	○
	食物繊維	—	—	—	—	○
ビタミン	脂溶性 ビタミンA	○	○	—	○	—
	ビタミンD	—	—	○	○	—
	ビタミンE	—	—	○	○	—
	ビタミンK	—	—	○	—	—
	水溶性 ビタミンB1	○	○	—	—	—
	ビタミンB2	○	○	—	—	—
	ナイアシン	○	○	—	○	—
	ビタミンB6	○	○	—	○	—
	ビタミンB12	○	○	—	—	—
	葉酸	○	○	—	○[2]	—
	パントテン酸	—	—	○	—	—
	ビオチン	—	—	○	—	—
	ビタミンC	○	○	—	—	—
ミネラル	多量 ナトリウム	○	—	—	—	○
	カリウム	—	—	○	—	○
	カルシウム	○	○	—	○	—
	マグネシウム	○	○	—	○[2]	—
	リン	—	—	○	○	—
	微量 鉄	○	○	—	○	—
	亜鉛	○	○	—	○	—
	銅	○	○	—	○	—
	マンガン	—	—	○	○	—
	ヨウ素	○	○	—	○	—
	セレン	○	○	—	○	—
	クロム	○	—	—	○	—
	モリブデン	○	○	—	○	—

[1] 一部の年齢階級についてだけ設定した場合も含む。
[2] 通常の食品以外からの摂取について定めた。

と推定される摂取量である。

　③ 推奨量（RDA：recommended dietary allowance）

　ある対象集団において測定された「必要量」の分布に基づき，母集団に属するほとんどの人（97〜98％）が充足している量として「推奨量」が定義された。推奨量は，実験等において観察された必要量の個人間変動の標準偏差を，母集団における必要量の個人間変動の標準偏差の推定値として用いることにより，理論的には，【推定必要量の平均値＋2×推定必要量の標準偏差】として算出される。しかし，実際には推定必要量の標準偏差が実験から正確に与えられることは稀である。そのため，多くの場合，推定値を用いざるを得ない。

　④ 目安量（AI：adequate intake）

　特定の集団における，ある一定の栄養状態を維持するのに十分な量として「目安量」が定義された。実際には，特定の集団において不足状態を示す人がほとんど観察されない量として与えられる。「推奨量」が算定できない場合に限って算定するものとしている。基本的には，健康な多数の人を対象として，栄養素摂取量を観察した**疫学的研究**によって得られる。

　目安量は，次の3つの概念のいずれかに基づく値である。いずれの概念に基づくものであるかは，栄養素や性・年齢階級によって異なる。

(i) 特定の集団において，生体指標等を用いた健康状態の確認と当該栄養素摂取量の調査を同時に行い，その結果から不足状態を示す者がほとんど存在しない摂取量を推測し，その値を用いる場合である。対象集団で不足状態を示す者がほとんど存在しない場合には栄養素摂取量の中央値を用いる。

(ii) 生体指標等を用いた健康状態の確認ができないが，日本人の代表的な栄養素の分布が得られる場合には，栄養素摂取量の中央値を用いる。

(iii) 乳で保育されている健康な乳児の摂取量に基づく場合では，母乳中の栄養素濃度と哺乳量との積を用いる。

　⑤ 目標量（DG：tentative dietary goal for preventing lifestyle-related diseases）

　目標量は生活習慣病の一次予防のために，現在の日本人が当面の目標とすべき摂取量である。生活習慣病の一次予防を専らの目的として，特定の集団において，その疾患のリスクや，その代理指標となる生体指標の値が低くなると考えられる栄養状態を達成する量として「目標量」が設定された。これは疫学研究によって得られた知見を中心とし，実験栄養学的な研究による知見を加味して策定されるものである。

　しかし，栄養素摂取量と生活習慣病のリスクとの関連は連続的であり，閾値が存在しない場合が多い。このような場合には，好ましい摂取量として，ある値または範囲を提唱することは困難である。そこで，諸外国の食事摂取基準や疾病予防ガイドライン，現在の日本人の摂取量，食品構成，嗜好などを考慮し，実行可能性を重視して設定した。

　今回の策定では，循環器疾患（高血圧，高脂血症，脳卒中，心筋梗塞），がん（特に，胃がん），骨折・骨粗鬆症の一次予防に限って策定を行った。具体的には，たん

ぱく質，脂質（脂肪酸），コレステロール，炭水化物，食物繊維，ナトリウム（食塩），カリウムについて策定を行った。たんぱく質，脂質，炭水化物は，エネルギーを産生する栄養素であり，互いのバランス（比率）が重要であるため，エネルギーに占める割合（％エネルギー）を摂取単位とした。策定対象年齢は成人だけとした。

⑥ **耐容上限量**（UL：tolerable upper intake level）

健康障害をもたらす危険がないとみなされる習慣的な摂取量の上限を与える量として「耐容上限量」が定義された。これを越えて摂取すると潜在的な健康障害のリスクが高まることとなる（図1－5）。

なお，この項でいう健康障害とは，過剰摂取によって生じる健康障害（過剰症）であり，不足による健康障害（欠乏症）は含まない。真の「耐容上限量」は，理論的には，人を対象とした研究による「健康障害が発現しないことが知られている量」の最大値（**健康障害非発現量**（no observed adverse effect level：NOAEL））である（図1－5）。しかし，人の健康障害非発現量に関する研究は，非常に少なく，また，特殊集団を対象としているものに限られていることから多くの場合，安全を考慮して得られた健康障害非発現量を「**不確実性因子**」(uncertain factor：UF）で除した値を耐容上限量とした。この場合，UFは1から5の範囲で適当な値を採用した。

5）使用にあたっての留意点

（1）食事摂取基準を適用する対象は，主に健康な個人，ならびに，健康人を中心として構成されている集団とする。ただし，何らかの軽度な疾患（例えば，高血圧，高脂血症，高血糖）を有していても日常生活を営み，当該疾患に特有の食事指導，食事療法，食事制限が適用されたり，推奨されたりしていない者を含むこととする。（2）食事摂取基準として用いられている単位は「1日当たり」であるが，これは習慣的な摂取量を1日当たりに換算したものである。（3）栄養指導，給食計画等に活用する際，基本的には，次のようなものが考えられる：①エネルギー，②たんぱく質，③脂質，④ビタミンA，ビタミンB_1，ビタミンB_2，ビタミンC，カルシウム，鉄，⑤飽和脂肪酸，食物繊維，ナトリウム（食塩），カリウム，⑥その他の栄養素で対象集団にとって重要であると判断されるもの。

ただし，この優先順位は固定したものではなく，対象とする個人や集団の特性や，食事摂取基準を用いる目的などに応じて変える。大切なのは，エネルギーに加えて，必要かつ十分な種類の栄養素を理論的かつ実践的に選択して用いることであり，限界も含めてその理由を説明できることである。（4）推奨量，目安量，目標量については，日常の食生活において，通常の食品によってバランスのとれた食事をとることにより満たすことが基本である。（5）耐容上限量については，通常の食品による食事で一時的にこの量を超えたからといって健康障害がもたらされるものではない。（6）高齢者では，咀嚼能力の低下，消化・吸収率の低下，運動量の低下に伴う摂取量の低下などが存在する。特に，これらは個人差の大きいことが特徴である。また，多くの人が，何らかの疾患を有していることも特徴

としてあげられる。そのため，年齢だけでなく，個人の特徴に十分に注意を払うことが必要である。

2．疾病と食生活

　日本人の食生活が，第二次世界大戦以降約60年間に高塩分・高炭水化物・低動物性たんぱく質という旧来の食事パターンから，動物性たんぱく質や脂質の増加など，大きな変化を遂げたことは，感染症や脳出血などの減少の一因となった。
　しかし一方で，現在，がん，心疾患，脳卒中，糖尿病などの生活習慣病の増加が深刻な問題となってきており，これらの発症に食生活の関連がみられるものも多い。

（1）疾病の予防と食事

　高血圧，高脂血症，虚血性心疾患，脳卒中，一部のがん（大腸がん，乳がん，胃がん），糖尿病，骨粗鬆症などの疾病は，食生活との関連が深いとされる。これら疾病と関連のある栄養素摂取レベルについては，エネルギー（消費とのバランスとして），脂肪，ナトリウム，カリウム，食物繊維，抗酸化ビタミン，カルシウムなどがあげられる。例えば，エネルギーと肥満，水溶性食物繊維と心疾患，飽和脂肪・コレステロールと心疾患，脂肪とがん，穀類・果物・野菜中の食物繊維とがん，カルシウムと骨粗鬆症，カルシウムと高血圧，ナトリウムと高血圧，糖アルコールと虫歯などである。
　「健康日本21」においては，**エネルギーの摂取過剰**について消費とのバランスで評価するため，エネルギー摂取と消費のバランスが反映された栄養状態として「肥満」を指標としている（表1－8）。
　成人の**肥満**（BMI≧25.0）は，各種疾病のリスクファクターであり，肥満予防が疾病発症の予防につながることから，肥満者の割合は20～60歳代男性で15％以下に，40～60歳代女性で20％以下にすることを目標としている。また肥満予防は幼少期からの課題でもあり，児童，生徒の肥満（日比式による標準体重の20％以上）の増加傾向をとめ，7％以下にすることを目標としている。
　脂肪エネルギー比率は，その増加に伴って動脈硬化性心疾患の発症率や乳がん，大腸がんによる死亡率の増加が認められており，適正摂取比率は食事摂取基準（2010年版）では，1～29歳が20以上30％未満となっている。17歳以下で25～30％とされている。脂肪エネルギー比率は，昭和20年代以降30年余りで3倍近くの急激な増加を示し，若年成人でその増加が著しく，平成9年では20～40歳代で1日当たり平均27.1％に達していることから，この年代の脂肪エネルギー比率を平均25％以下にすること，また，すでに7～14歳で脂肪エネルギー比率が平均31.0％に達していることから，その上昇を抑えることも重要である。
　食塩については，高血圧予防の観点からは，諸外国では6g以下が推奨され，日本でも日本高血圧学会ガイドラインで6g/日未満が推奨されている。平成9年

では成人1日当たり平均摂取量13.5gと依然過剰摂取の状況にあることから,日本人の食事摂取基準(2010年版)では成人男性9.0g/日未満,成人女性7.5g/日未満を目標としている。

また,カリウム,食物繊維,抗酸化ビタミンなどの摂取は,循環器疾患やがんの予防に効果的に働くと考えられているが,特定の成分を強化した食品に依存するのではなく,基本的には通常の食事として摂取することが望ましい。これらの摂取量と食品摂取量との関連を分析すると,野菜の摂取が寄与する割合が高く,野菜350～400gの摂取が必要と推定されることから平均350g以上を目標としている。またカルシウムについては,成人で600～700mgの摂取量が必要とされている。

(2) 疾病の治療と食事

疾病患者への食事は,単なる栄養素補給の意味合い程度でなく,現在は疾患自体を治療する重要なひとつの方法として考えられている。**食事療法(栄養療法)** の基本的考えは,1日に必要なエネルギー量とたんぱく質量の算出にあり,必要なエネルギー量は内科的疾患では25～35kcal/体重kg,手術後の患者では35～45kcal/体重kgと概算されている。この際の体重は標準体重を意味する。たんぱく質量は一般に1.0～1.5g/体重kgである。各種ビタミン,無機質などを含めて栄養素の補給法は下記のとおりである。

栄養素の補給には食事として摂取する方法が最も自然であるが,患者に給仕される食事は**一般食**と**特別食**に大別される。一般食は,栄養素の制限がなく間接的に治療に役立てるものであり,常食,軟食,流動食に区別される。特別食(治療食)は,ある特定の疾患の患者に与えるものであり,ある種の栄養素の制限などを行って薬剤とともに直接治療の一端となる。

強制栄養には,強制的にチューブによって栄養素を消化管に投与する**経腸栄養**と,静脈内に投与する**経静脈栄養**の2つの方法がある。経腸および経静脈栄養の処方は,心機能,腎機能,呼吸機能および肝機能などを考慮しなければならない。経腸栄養は,消化管の機能は十分あるが,食べる意志がない,食べてはいけない,あるいは食べられない場合に対象となる。経腸栄養法は,消化管の構造および機能を維持し,栄養素の利用を増加させ,投与が容易かつ安全であり,低コストである。経静脈栄養は経腸栄養が行えない場合に用いられ,**末梢静脈栄養**と**中心静脈栄養**とがあ

表1-8 栄養状態,栄養素(食物)摂取レベルの現状と目標

- ○ 適正体重を維持する者の割合の増加
  - ・成人の肥満者(BMI≧25.0)の減少
    - 目標値:20～60歳代男性 15%以下,
      40～60歳代女性 20%以下
    - 基準値:20～60歳代男性 24.3%,
      40～60歳代女性 25.2%
    (平成9年国民栄養調査)
  - ・児童・生徒の肥満児(日比式による標準体重の20%以上)の減少
    - 目標値:7%以下
    - 基準値:10.7%
    (平成9年国民栄養調査)
  - ・20歳代女性のやせの者(BMI<18.5)の減少
    - 目標値:15%以下
    - 基準値:23.3%
    (平成9年国民栄養調査)
- ○ 20～40歳代の1日当たりの平均脂肪エネルギー比率の減少
  - 目標値:25%以下
  - 基準値:27.1%
  (平成9年国民栄養調査)
- ○ 成人の1日当たりの平均食塩摂取量の減少
  - 目標値:10g未満
  - 基準値:13.5g
  (平成9年国民栄養調査)
- ○ 成人の1日当たりの野菜の平均摂取量の増加
  - 目標値:350g以上
  - 基準値:292g
  (平成9年国民栄養調査)
- ○ カルシウムに富む食品(牛乳・乳製品,豆類,緑黄色野菜)の成人の1日当たりの平均摂取量の増加
  - 目標値:牛乳・乳製品 130g,豆 100g,
    緑黄色野菜 120g以上
  - 基準値:牛乳・乳製品 107g,豆類 76g,
    緑黄色野菜 98g
  (平成9年国民栄養調査)

出典)健康日本21「21世紀における国民健康づくり運動について」『健康日本21検討会報告書』健康・体力づくり事業財団,p.72, 2000

る。十分なエネルギーを経口または経腸的に摂取できない場合に，部分的あるいはすべての栄養を補給するために用いられ，一般に短期間（2週間以内）の使用に限られる。中心静脈を経由する経静脈栄養は，末梢静脈栄養よりも高濃度で少量の水分とともに栄養を補給でき，カテーテルを外科的に留置して完全に無菌状態で長期にわたって維持することが可能である。

(3) 発症誘因（リスク要因）と食事

悪性新生物，脳血管疾患，心疾患の3大死因が日本人の総死亡の約2/3を占めている。これらの3疾患に加えて，脳卒中や心筋梗塞の**危険要因（リスク・ファクター）**となる糖尿病，高血圧症，高脂血症，肥満などの発症には食生活を含む生活習慣の関与が大きい。生活習慣を改善することにより発症や進行を予防できるというとらえ方から，一次予防に重点をおいた生活習慣病とよぶようになった。これら**慢性非感染症**誘発の危険要因の低減・除去対策は，食事と密接に関連しており，治療というより予防を目的とした公衆栄養学的問題と考えてよい。

(4) 食生活指針

厚生省（現・厚生労働省）は個人が食生活改善に取り組めるよう1985（昭和60）年に「**健康づくりのための食生活指針**」を策定し，1990（平成2）年には個々人の特性に応じた具体的な食生活の目標として，**対象特性別の指針**を策定してきた。がん，心臓病，糖尿病などの生活習慣病予防のために食生活の改善はますます重要となっている。日々の生活の中で何をどれだけ，どのように食べたらよいのか，具体的に実践できる目標として，2000（平成12）年に厚生省，農林水産省，文部省と連携を図り新たな「**食生活指針**」（dietary guideline）を決定した（表1-9）。

大項目の1，2番目は，**QOL（quality of life. 人生の質，生活の質）**の向上に，食生活が最も大きな役割を果たすことを強調したものである。大項目3～7番目までは，いわば本来の食生活指針である。すなわち，健康科学・栄養学の立場から，将来のよりよい食生活のあり方を示したものである。大項目8，9番目は，農林水産省が食糧政策の立場から盛り込んだものである。大項目10番目は，1から9番目の項目を実践するために，一人ひとりが意識して取り組んでくれることが期待されている。

食生活指針は，栄養学関連機関，栄養学・食品科学関連の学会，政府機関などを代表する専門家による科学的根拠に基づいたメッセージあるいはスローガンである。利用者（対象者）は一般の人々である。健康の維持・増進と生活習慣病の一次予防にとって適切な**食生活，食行動，食習慣**を，一般の人々にわかりやすく示すものである。栄養所要量も食生活指針も，栄養素欠乏症の予防と生活習慣病の一次予防とを目的としているが，食生活指針は，生活習慣病の一次予防の方をより重視している。したがって，栄養所要量の要素は栄養素であるが，食生活指針の要素は，人々が実際に口に入れるもの，すなわち，**食事（diet）**である。食品（食

物），食品群，調理されたもの（料理）である。さらに，栄養素以外の食品成分で，生理学的に活性をもつ成分）に言及することもある。

　生活習慣病の一次予防という点では日本は欧米諸国と大きな差がある。欧米諸国では生活習慣病のうちで虚血性心疾患が最重要課題である。日本では虚血性心疾患よりも脳卒中の頻度がはるかに高く，がんは胃がんが多い。したがって，日本と欧米諸国の食生活指針は同一であるとは限らない。

表1-9　食生活指針

1．食事を楽しみましょう。（食生活指針の実践のために）
　・心と体においしい食事を，味わって食べましょう。
　・毎日の食事で，健康寿命を延ばしましょう。
　・家族の団らんや人との交流を大切に，また，食事作りに参加しましょう。

2．1日の食事リズムから，健やかな生活リズムを。（食生活指針の実践のために）
　・朝食で，いきいきとした1日を始めましょう。
　・夜食や間食はほどほどにしましょう。
　・飲酒はほどほどにしましょう。

3．主食，主菜，副菜を基本に，食事のバランスを。（食生活指針の実践のために）
　・多様な食品を組み合わせましょう。
　・調理方法が偏らないようにしましょう。
　・手作りと外食や加工食品・調理食品を上手に組み合わせましょう。

4．ご飯などの穀類をしっかりと。（食生活指針の実践のために）
　・穀類を毎食とって，糖質からのエネルギー摂取を適正に保ちましょう。
　・日本の気候・風土に適している米などの穀類を利用しましょう。

5．野菜・果物，牛乳・乳製品，豆類，魚なども組み合わせて。（食生活指針の実践のために）
　・たっぷり野菜と毎日の果物で，ビタミン，ミネラル，食物繊維をとりましょう。
　・牛乳・乳製品，緑黄色野菜，豆類，小魚などで，カルシウムを十分にとりましょう。

6．食塩や脂肪は控えめに。（食生活指針の実践のために）
　・塩辛い食品を控えめに，食塩は1日10g未満にしましょう。
　・脂肪のとりすぎをやめ，動物，植物，魚由来の脂肪をバランスよくとりましょう。
　・栄養成分表示を見て，食品や外食を選ぶ習慣を身につけましょう。

7．適正体重を知り，日々の活動に見合った食事量を。（食生活指針の実践のために）
　・太ってきたかなと感じたら，体重を量りましょう。
　・普段から意識して身体を動かすようにしましょう。
　・美しさは健康から。無理な減量はやめましょう。
　・しっかりかんで，ゆっくり食べましょう。

8．食文化や地域の産物を活かし，ときには新しい料理も。（食生活指針の実践のために）
　・地域の産物や旬の食材を使うとともに，行事食を取り入れながら，自然の恵みや季節の変化を楽しみましょう。
　・食文化を大切にして，日々の食生活に活かしましょう。
　・食材に関する知識や料理技術を身につけましょう。
　・ときには新しい料理を作ってみましょう。

9．調理や保存を上手にして無駄や廃棄を少なく。（食生活指針の実践のために）
　・買いすぎ，作りすぎに注意して，食べ残しのない適量を心がけましょう。
　・賞味期限や消費期限を考えて利用しましょう。
　・定期的に冷蔵庫の中身や家庭内の食材を点検し，献立を工夫して食べましょう。

10．自分の食生活を見直してみましょう。（食生活指針の実践のために）
　・自分の健康目標を作り，食生活を点検する習慣を持ちましょう。
　・家族や仲間と，食生活を考えたり，話し合ったりしてみましょう。
　・学校や家庭で食生活の正しい理解や望ましい習慣を身につけましょう。
　・子どものころから，食生活を大切にしましょう。

厚生労働省，農林水産省，文部科学省

世界各国間で，いわばコンセンサスのとれている食生活指針の内容は，次の6点である。

① 栄養学的に適切な食事を種々の食品（食物）から摂取する。
② 脂肪，特に飽和脂肪酸の摂取量を減少させる。
③ 健康的な体重を維持するために，エネルギー摂取量と身体活動度とを調整する。
④ 複合糖質，食物繊維の摂取量を増加させる。すなわち，穀類，野菜，果物の摂取量を増加させる。
⑤ 食塩摂取量を減少させる。
⑥ 飲むのであれば，飲酒量はほどほどにする。

既述のように，欧米諸国では虚血性心疾患の減少が重要であることから，②，③，④の優先度が非常に高い。一方，日本の栄養摂取の現状は，種々の問題点を内蔵しているのは事実であるが，平均値としてみると，世界に誇るべきすばらしさである。副食の多様化をはかりながらも，主食，特に米飯摂取を維持している。1980年代までに形成された栄養摂取は，急性感染症，結核，乳児死亡を克服し，脳卒中と虚血性心疾患の年齢調整死亡率の減少に大きく寄与した。

男性のがん年齢調整死亡率は横ばい状態ではあるが，女性のそれは減少傾向を示している。平均寿命，さらに健康寿命（活動的平均寿命）は世界の第1位を占めている。これらのことから，日本での②，③，④に対する取り組み方は欧米諸国の場合と異なる。欧米諸国では②，③，④は将来目標であり，いわば理想像である。日本では，②，③，④は現状維持的な意味合いであり，欧米諸国のようにならないようにという意味が込められている。

3．加齢と食生活

ヒトの一生は，加齢するに従い成長期（新生児期，乳児期，幼児期・学童期，思春期），成人期（青年期，壮年期，実年期）および老年期（前期，後期）に区分することができる。生涯の各段階で直面する栄養および食事に関する諸問題について身体的特徴を踏まえて理解する必要がある。

いずれのライフステージにおいても，望ましい食物摂取とは食べる人の健康状態や生活条件に応じて，適切な食べ物を組み合わせて食事をし，生理的にも心理的にも満足できることである。食習慣が自立できるまでの幼年期や少年期，あるいは自立ができない状況にある人には家族や他者の支援が必要となるが，「いかに食べるか」は私たちの生涯の課題である。

（1）発育・発達と食事

乳児期（満1歳まで），幼児期（満1歳〜6歳未満），学童期（満6歳〜12歳未満），思春期（満12歳〜15歳未満）に至るそれぞれの時期の特性に応じた適切なエネルギーや栄養素の量と質に配慮しなければならない。

乳児期は食習慣の形成期である。身体組織や運動機能が成長・発達の段階にあ

り，必要な栄養素を過不足なく摂取することが大切である。咀嚼（そしゃく）能力の獲得のために，消化能力にあわせた噛みごたえのある食品をよく噛んで食べる経験も必要である。味覚をはじめとする感覚の形成期でもあり，偏食の習慣のつきやすい時期でもある。さまざまな食材と調理方法を組み合わせた多様な食べ物を経験し，嗜好学習として記憶できるようにする。

幼児期は乳児期に次いで発育がさかんな時期である。消化器は未発達であり，一度に多量の食物を摂取できない。身体活動が活発で，体内代謝もさかんであるため，水分を多く必要とする。正しい食習慣を学び始める時期である。

学童期は6～12歳の小学生の時期に相当し，幼児期に引き続き成長・発育が著しい。この時期は体位の男女差，個人差が大きいため各個人の発育段階に応じた栄養が必要である。その実践のためには健康と食生活の関係を理解させて，自己の栄養に積極的にかかわる習慣を身につけることが大切となる。また3食を規則正しくとり，欠食や偏食を避け，不足しやすいカルシウムや動物性たんぱく質などの摂取に十分注意する必要がある。

少年期は食習慣の完成期，**青年期**は食習慣の自立期である。この時期は，身体の成長とともに運動量の増加によって必要な栄養素量が最大になる。朝食の欠食率の高さが指摘されており，朝食・昼食・夕食を規則的に，バランスのよい食物を摂取することが，心身の成長にとって必要である。野菜や魚の摂取量が不足の状況にあり，ビタミン，食物繊維，たんぱく質の給源である野菜や魚を調理方法の工夫により積極的に摂取することも大切である。

学校給食をとおして，栄養バランスと嗜好バランスの評価を意図的に学ぶことができる時期でもある。一方，間食の食べ過ぎによるエネルギー過多という問題もあり，間食は，脳の疲労回復に役立つ果物を選択するなど，その種類と量，時間に留意する。さらに，共に食べることによる食事の楽しさに配慮することも，特に少年期には重要である。

思春期の年齢区分は一定していないが，学童後半期より第二発育急進期に続く第二次性徴を含む。この時期は小児期から成人へ成長する移行期であり，心身の変化が最も大きく，女子は母性へ，男子は父性への準備期間である。栄養所要量は成人より多く，栄養素を十分補給するためには，3食規則正しくバランスのとれた食事をとることが必要である。自ら食品を選び，自ら食習慣をつくり始める時期であるので，基本的な栄養の知識と実践力を養い，適正な食習慣を身につけることが必要である。

（2）成人・高齢期と食事

成長が終了し，高齢になるまでの20歳代から50歳代は，**生活習慣病**が出現し始める時期である。生活リズムの点検と合わせて，食事内容のチェックが必要である。社会的活動の関係で，外食・中食の機会が多くなる時期でもある。適切な食事の量を知ること，主菜，副菜・主食のバランスをとること，野菜・果物など生体調節機能をもつ食品やカルシウム源となる牛乳・乳製品などを積極的に摂取

することなどが大切である。それと同時に，食事をとおして気分をかえることも心理的には効果がある。

老化に伴う身体組織の変化では，組織たんぱく質および細胞内水分の減少，実質細胞の減少と萎縮がみられる。脂肪組織，結合組織などの不活性な組織が増加し，生理機能が低下する。味覚の低下，咀嚼力の低下，消化液の分泌低下，消化吸収能の低下がみられ，食欲不振，便秘などを起こしやすくなる。腎臓の機能をはじめ全身的な諸機能の低下により低栄養状態に陥りやすく，細かな栄養的配慮が必要である。

4．摂食行動

（1）摂食の調節

食べることは生命を維持するうえで必要な行為である。生体はほとんど意識せずに，エネルギーの消費と供給のバランスを保つように摂食を調節している。しかし，その調節が乱れ，必要量以上に摂食したり，逆に食べられなくなって，肥満や「やせ」の問題が生じている。

空腹感は，食物に対してとにかく食べたいという要求が現れることである。空腹感とは別に，視覚，嗅覚，味覚や過去の経験によって生じる欲望が食欲である。食欲と空腹感とは必ずしも一致せず，体調の変化によっては空腹感を感じていても食欲が生じないこともある。また反対に，満腹感を感じていても，好物の匂いやおいしさなどを想像することによって，食欲を感じることがある。

空腹感や食欲によって行われる摂食行動が，健康の維持・増進に結びつかないことが，現代の大きな問題の1つになっている。

（2）摂食中枢と満腹中枢

摂食行動は，食欲を調節する2つの中枢によって調節されている。中枢は視床下部にあり，外側に摂食中枢（視床下部外側核：laterral hypothalamus，LH），内側に満腹中枢（視床下部腹内側核：ventro-medial hypothalamus，VMH）がある。

摂食中枢が刺激されると空腹を感じ，食物摂取を促進する。また，この箇所が破壊されると，致命的な食欲不振が起こり，体重が減少する。

一方，満腹中枢が刺激を受けると満腹を感じ，食物摂取を抑制する。ここが破壊されると満腹を感じなくなり，食べすぎて肥満になる。この2つの中枢のバランスが保たれて食欲が調節されている（図1-6）。

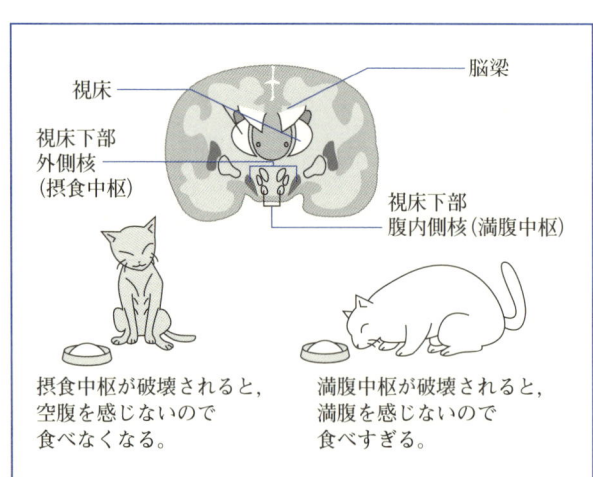

図1-6　摂食中枢と満腹中枢

（3）食欲調節因子

食欲の調節は，視床下部の摂食中枢と満腹中枢によって調節されているが，多数の因子が関与しており，生理的，心理的なメカニズムによって制御されている。この摂食中枢，満腹中枢の2つの中枢は，膵臓，甲状腺，副腎に働きかけ，ホルモンの合成・分泌，エネルギーバランスと代謝調節をしている。

ほかにも胃の膨満感や，血液中のグルコース，アミノ酸，遊離脂肪酸などの濃度，大脳皮質からの信号などが摂食に影響を及ぼしている。

また，食欲の抑制には，毎回の食事に関連する短期的なもの（短期的調節）と，肥満状態を感じる長期的なもの（長期的調節）がある。

短期的調節は，食物摂取による消化管への直接的，または間接的な刺激によって，食欲を減少させる。摂食により血糖値や血中インスリン，ヒスタミン濃度が上昇し，満腹中枢を刺激して摂食を抑制する。また，空腹により胃から特殊なペプチド（グレリン）が分泌されて摂食中枢を刺激し，食欲が高まる。

長期的調節には**レプチン**が関与し，食欲の一部をコントロールしていると考えられている。レプチンは，脂肪細胞から分泌される抗肥満ペプチドホルモンである。健康なヒトでは脂肪組織量が増加するにつれ，レプチンが分泌されて視床下部にある受容体に作用し，摂食量の減少やエネルギー消費の増加を促している。また，肥満の予防に寄与しており，**白色脂肪組織**と**褐色脂肪組織**においてもつくられる。肥満者では脂肪組織でレプチンが亢進しており，血中濃度も上昇していることから，レプチン量の亢進はレプチン受容体の欠損障害（レプチン抵抗性）によって引き起こされていると考えられている。

そのほかに，体液性調節因子による食欲の調節があり，代謝物質，サイトカインなども食欲調節に関与している。

食欲増進因子には，副腎皮質ホルモン，ニューロペプチドY（NPY），ノルアドレナリン，ドーパミン，γ-アミノ酪酸（GABA），グルカゴンなどがある。

食欲抑制因子には，インスリン，オキシトシン，インターフェロン（IFN），インターロイキン-1（IL-1），セロトニン，ヒスタミンなどがある。

また，健康状態や心理状態なども食欲に影響を及ぼすといわれている。

> **レプチン**
> 1994年にフリードマンらによって肥満マウス（C57/BJ/6J ob/ob マウス）の実験で発見された肥満遺伝子（ob遺伝子：obese gene）。レプチン遺伝子は，ヒト，ラット，マウスの脂肪組織に特異的に発現している。

> **白色脂肪組織**
> 白色脂肪組織には白色脂肪細胞がある。これは腹部，背中，内臓周囲など全身のいたるところに存在し，トリアシルグリセロールをエネルギー源として貯蔵している。

> **褐色脂肪組織**
> 褐色脂肪組織には褐色脂肪細胞があるが，量は少量である。これは多数のミトコンドリアを高密度に含み，脂肪分解能力が高く，熱産生機能を有している。胎児や新生児には多くみられ，成人においては微量にしか存在せず，肥満の人にはほとんどみられない。

5．生活リズムと食生活

私たちが生活する環境には，時間的に年としての周期があり，春，夏，秋，冬の四季があり，月としての周期があり，昼夜の交代などがある。これらの周期の影響を受けて，一定のリズムをもった日常生活を営んでいる。明暗によって，睡眠─覚醒のリズムが形成され，摂食のリズムも形成されてくる。生体はそれらに対応するために，さまざまな生理的振動を示すことが観察されている。このような周期的振動は**生体リズム**とよばれ，個体レベルにおいても，臓器，組織ならびに酵素，代謝物質レベルにおいても観察されている。このような各種の生体リズムに対応した**生活リズム**，特に栄養面からの**食生活リズム**は，生理的・代謝的機

第1章 栄養の概念

能を効率よく機能させていくうえで，きわめて重要なことである。

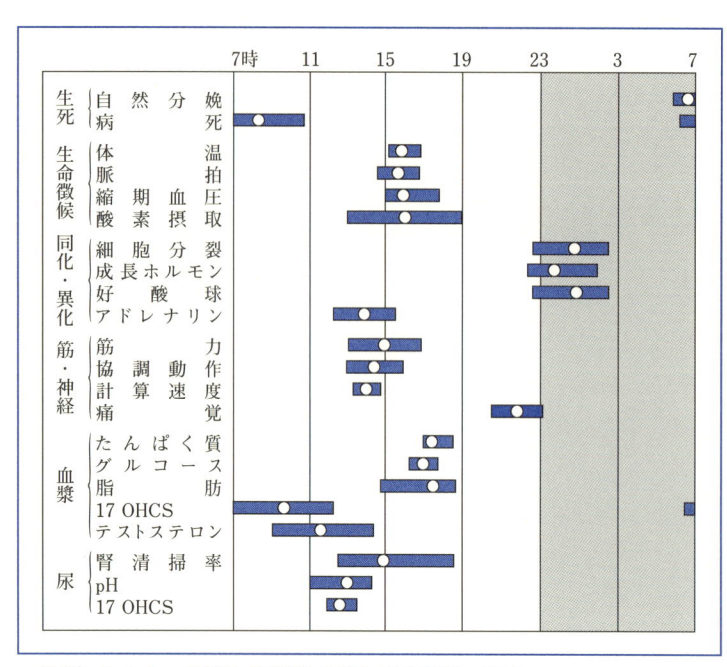

出典）佐々木・千葉編『時間生物学』朝倉書店，1978
図1−7　生体機能の日内リズムとそのピーク

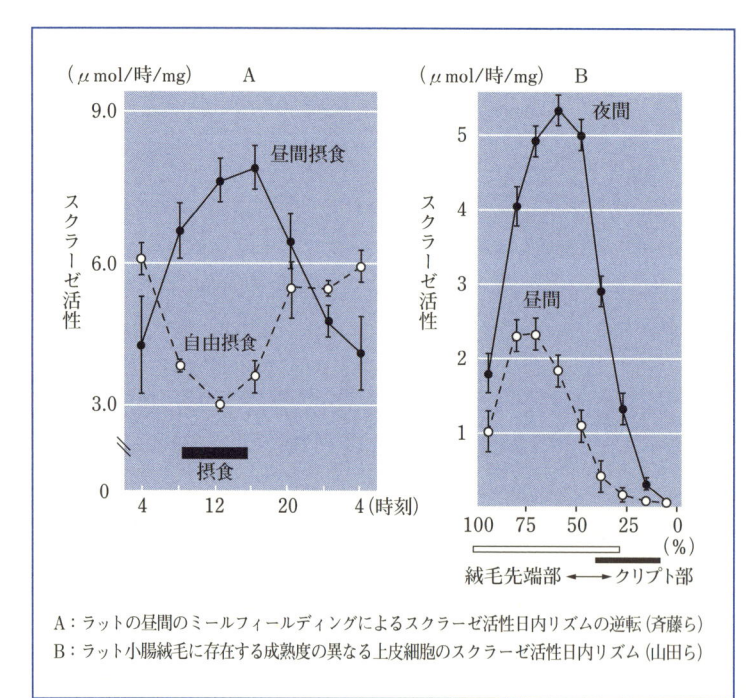

A：ラットの昼間のミールフィールディングによるスクラーゼ活性日内リズムの逆転（斉藤ら）
B：ラット小腸絨毛に存在する成熟度の異なる上皮細胞のスクラーゼ活性日内リズム（山田ら）

出典）山田和彦「生体リズムと栄養」，細谷憲政他編『臨床栄養の基礎』小学館，pp.200 - 203，1996
図1−8　小腸消化酵素の日内リズム

（1）生体リズムと食事

24時間の周期で明暗，気温，湿度などの環境は変動している。これに伴い，生体機能は日内リズムを生じており，それを**概日リズム（サーカディアンリズム）**という。図1−7に示すように，ヒトの日内リズムには，循環器系の機能は夕刻に，副腎機能，成長ホルモン，好中球細胞数は入眠直後にピークとなるように，種々の生理機能や代謝物濃度が各々異なる時刻に高まり，摂取した栄養素を合理的に体内利用しようとしている。

日内リズムを支配する環境因子として，昼夜による明暗リズムが重要であるが，摂食パターンによる制御は特に栄養素の消化，吸収，代謝機能に対して大切である。夜行性動物のラットは80％夜間に摂食する結果，種々な代謝活性も夜に高まっている。小腸の繊毛の上皮細胞膜に存在する糖質消化酵素のひとつであるスクラーゼ活性は，小腸絨毛上の先端部分からクリプト部分全域の細胞において，自由に摂食させた場合，夜間に高く昼に低い値を示す（図1−8−B）。しかし，明暗条件を変えずに昼に強制的に摂食させると，スクラーゼ活性のピークが逆転する（図1−8−A）。この逆転には1週間ほど必要とする。同様の現象は，他の消化酵素ならびにアミノ酸，グルコースの能動輸送能力にも観察される。絶食しても

2～3日間はリズムの存続することなど，一種の適応現象といえる。

糖質代謝に関与する**副腎皮質糖質コルチコイドホルモン**の血中濃度も，食事摂取時期に対応した日内リズムを形成しており，ヒトでは起床前に最も高いレベルを示す。一方，体温も一般的に早朝は最も低く，夕刻最も高くなる日内リズムを示すが，このリズムも食事摂取に同調することがわかってきた。

経腸栄養の患者に，昼間だけ，昼夜連続，夜間だけ投与して体温を観察してみると，昼間投与群は，早朝に低く夕刻高くなる健常者の体温リズムと同一であった。連続投与群ではリズムは消失し，夜間投与群では昼間投与群と逆のリズム位相を示した。しかし，尿の量，カリウム（K），ナトリウム（Na），カルシウム（Ca），尿素排泄量のリズムは，投与条件と同調していないという。

一方，女性の場合，卵巣や子宮は約 28 日を 1 周期とする周期的な変化を示すことは周知の事実である。排卵 14 日後から約 5 日間の月経時に 35 mℓ 程度の月経血が排出する。これは 1 日当たり平均鉄損失量 0.5mg に相当するので，諸条件を加味した結果，成人女子の鉄所要量は，摂取エネルギーを 2,000kcal とすると，成人男子に比較して 2 mg 多い 12mg/ 日とされている。

（2）生活リズムと食事

温帯にある日本では，温度の**年周リズム**の幅は 20 ～ 30℃に達し，夏至と冬至の日長時間には 5 ～ 6 時間の差がある。年のリズムは地球の公転による明暗時間の季節にともなう量的変化，すなわち光周期が調節要因のひとつとみられる。

ヒトの生体機能での季節変動の多くは，身体の熱平衡を維持するための物理的・化学的体温調節に関与する自律神経，内分泌系機能の変化を反映している。秋，冬に比較して，夏には血液水分の増加，肝機能の低下，内分泌機能の低下，脂質代謝の低下，エネルギー代謝の低下，交感神経活動の低下，耐寒性の低下などが特徴的である。

夏には発汗増加のため，十分な水分およびナトリウムなどの電解質の補給，冬にはエネルギー産生代謝のためのビタミン B 群，脂質，たんぱく質の補給が必要である。日照量も季節を通じて大きく変化する。日照量の不足する地方でくる病が多くみられるが，皮膚において日光中の紫外線によるビタミン D$_3$ 前駆体へのコレステロールからの転換が少ないためである。骨代謝の栄養素として重要な血漿中ビタミン D$_3$ 濃度も，日照量によく一致して年周リズムを形成することが知られてきている。

（3）食事のリズムとタイミング

摂食リズムが病的に欠如している例として，肥満者にみられる夜食症候群（nigth eating syndrome）がある。これらの患者は朝の食欲がなく，摂取エネルギーの大部分を夜に，しかも過剰に摂取していたという。

一方，規則的な摂食リズムを継続できない例として，交替勤務者がいる。これらの人々は欠食が多く，栄養素の摂取量が不足しており，偏りがある（表 1 － 10）。

交替勤務者の健康状態を詳細に調べた報告では，保健管理，就業管理を適切に

実施している企業の場合には，交替勤務者，常日勤者の健康状態に差がないという。しかし，別の調査では，胃腸系や肝臓・胆嚢系の疾病が交替勤務者に多いという報告がみられる（表1－11）。

高木らは，交替勤務者などのように欠食の多くなりがちな人への栄養指導上のアドバイスとして，「①夜勤者の夜食の食事は朝食の食欲に差のない限り，食べたほうがよい。この場合，栄養の偏りは許されない。②終業が22時過ぎになる終業後の夜食はとるならば軽いもの，完全栄養で偏った栄養は許されない。③朝食と昼食は一定の時刻に一定の条件のもとで摂取する習慣をつけること。」を提唱している。筆者らは，基礎的研究結果から，交替勤務者に対する良質たんぱく質給与の重要性を指摘している。

表1－10　食事回数別摂取栄養量

早番または後番	食事回数	人数	摂取栄養量	熱量(kcal)	総たんぱく質(g)	動物性たんぱく質(g)	脂肪(g)	糖質(g)	カルシウム(mg)	ビタミン A(IU)	B₁(mg)	B₂(mg)	C(mg)
早番	1日3回	133	M*¹ S.D*²	1,888 289	61.7 10.4	27.7 19.5	35.5 18.1	329.4 58.0	349 131	1,410 887	0.63 0.15	0.65 0.16	108 48
早番	1日2回	17	M S.D	1,225 182	41.7 8.7	15.6 6.9	20.3 9.5	223.6 41.6	232 99	878 850	0.41 0.08	0.40 0.16	76 45
後番	1日3回	92	M S.D	1,813 237	60.4 10.6	24.9 7.3	37.9 13.4	303.2 58.2	398 179	1,267 738	0.61 0.14	0.56 0.16	96 29
後番	1日2回	33	M S.D	1,359 194	48.7 8.7	23.7 6.7	29.7 12.4	219.7 43.9	278 162	1,013 772	0.48 0.13	0.46 0.16	82 31
18歳女子所要量(1984年改定値)				2,100	65	(33)	58〜70	—	700	1,800	0.8	1.2	51

注）*¹平均値　*²偏差　　出典）増田富江・高木和男：労働科学，51，323（1975）

表1－11　勤務態様別にみた疾病罹患頻度　　　　　　　　　　　　　　　　（単位：％）

男　性	常日勤 2,586人	非深夜交替 512人	深夜2交替 1,427人	深夜3交替 6,171人	一昼夜交替 1,516人	常夜勤 142人	不規則深夜勤 4,637人
かぜ，へんとう腺炎その他の呼吸器疾患	47.4	47.5	47.8	48.9	50.5	46.4	52.0
胃炎その他の胃腸病（潰瘍含む）	17.4	22.6	17.8	19.6	22.0	24.7	19.8
じんましん，湿疹その他の皮膚炎	9.9	12.1	9.7	10.8	12.7	7.7	12.3
歯の病気	27.1	24.2	28.7	31.1	31.3	26.1	28.4
痔	11.6	14.1	11.6	13.3	14.6	12.0	16.1
けがなどの外傷	7.3	5.7	9.4	8.5	10.4	7.7	8.2
神経痛	4.3	7.4	5.6	5.8	6.2	11.3	4.2
肝臓・胆のうの病気	2.7	3.9	2.9	2.5	4.2	9.2	3.1
高血圧	10.3	8.6	9.6	9.2	11.5	10.6	8.3
心臓病	2.2	1.4	1.1	1.1	1.6	2.8	1.6
病気なし	17.0	16.2	15.8	15.5	15.2	19.0	15.9

女　性	常日勤 647人	非深夜交替 77人	深夜3交替 751人	不規則深夜他 662人
かぜ，へんとう腺炎その他の呼吸器疾患	52.2	51.9	55.9	50.9
胃炎その他の胃腸病（潰瘍含む）	12.5	9.1	18.2	12.4
じんましん，湿疹その他の皮膚炎	10.7	18.2	14.5	16..3
腰痛	15.0	9.1	18.4	13.6
不眠，ノイローゼなど	2.2	2.6	3.1	2.6
膀胱炎・腎尿路疾患	4.3	3.9	5.1	4.8
神経痛	4.8	1.3	6.3	4.4
貧血	9.6	11.7	9.3	11.3
高血圧	6.0	5.2	3.1	3.8
心臓病	2.0	1.3	1.9	0.2
病気なし	17.8	16.9	16.6	17.3

注）女性の不規則深夜他には，深夜2交替（60人），一昼夜交替（54人），常夜勤（3人）と回答したものを含む。
出典）国民春闘共闘会議，労働時間短縮会議：交替制労働白書（1981）

C 栄養学の歴史

1. 世界の歴史

(1) エジプト時代

エジプト人は宇宙の4元素（土，水，熱，風）が人体も構成していると考えていた。すなわち，人体の固形部は土，血液は水，体温は熱，呼吸は風よりなるとした。また，息の中にプネウマ（精気）とよぶ気が存在し，人が生きていくための源であると考えた。このプネウマの考えは，この後，近代において酸素が発見されるまで2000年以上信じられていた。

(2) ギリシア・ローマ時代

医学の祖として尊敬される**ヒポクラテス**（B.C.460～370）（図1-9）もプネウマの存在を信じ，病気の治療は自然力が働いてなおすと考え，特に**食事療法**に重点をおくことを唱えた。ヒポクラテスと並んで，古代医学の祖として代表されるガレノス（130～200）もまたプネウマの存在や食事療法に重点をおくことを唱え，食物は小腸から吸収されることや心臓と血液の流れなどを論じた。

(3) 近代・ヨーロッパの歩み

ヨーロッパの中世は，キリスト教支配の暗黒時代といわれ，科学の発達がほとんどみられなかった。16世紀に入るとヨーロッパ諸国では医学や自然科学の分野で著しい進歩がみられた。大きな天秤に乗って30年にわたり生理実験を試みたS. サントリオ（1561～1636）は，1614年に摂取した飲食物と排泄物をすべて秤量し，排泄物が少ないという現象を確かめた。これを**不感蒸泄**と名づけ，現在でも生理学や栄養学で引用されている。

現代栄養学の基礎は**A. L. ラボアジエ**（1743～94）（図1-10）によってひ

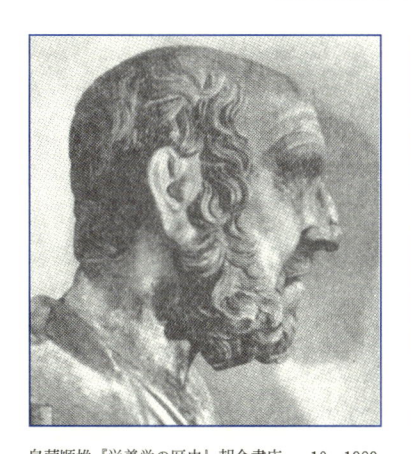

島薗順雄『栄養学の歴史』朝倉書店, p.10, 1989
図1-9 ヒポクラテス

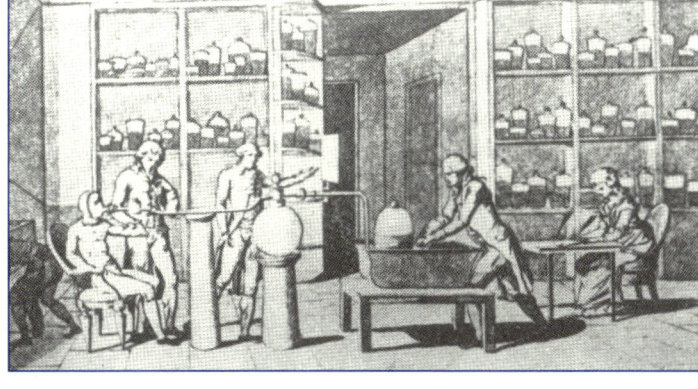

出典）島薗順雄『栄養学の歴史』朝倉書店, p.49, 1989
図1-10 A. L. ラボアジエ

第1章　栄養の概念

らかれたといわれる。彼は，物質の燃焼は物質が空気中の気体と結合することで酸化分解が起こり燃焼することを発見した。そして，この気体に酸素と名づけた。1777年には，ヒトの呼吸と物質の燃焼が同じであることを確かめた。つまり，呼吸とは酸素を吸入して二酸化炭素を排出することであり，食物も体内でその成分が酸化分解され，二酸化炭素と水になり，熱が生じることを発見した。ラボアジエの功績によってエネルギー代謝の基礎が解明され，この後の研究に大いに貢献した。ラボアジエ以降の研究上主な人脈系統を図1-11に示す。

(4) 三大栄養素の発見

食物の栄養成分は炭水化物（糖質），脂肪，たんぱく質，と3つのグループに分類できると報告したのはW. プラウト（1785～1850）である。彼は，ロンドンの英国学士院で糖 saccharinous，油 oily および卵白様物質 albuminous matter の3つを分離したことを講演している。

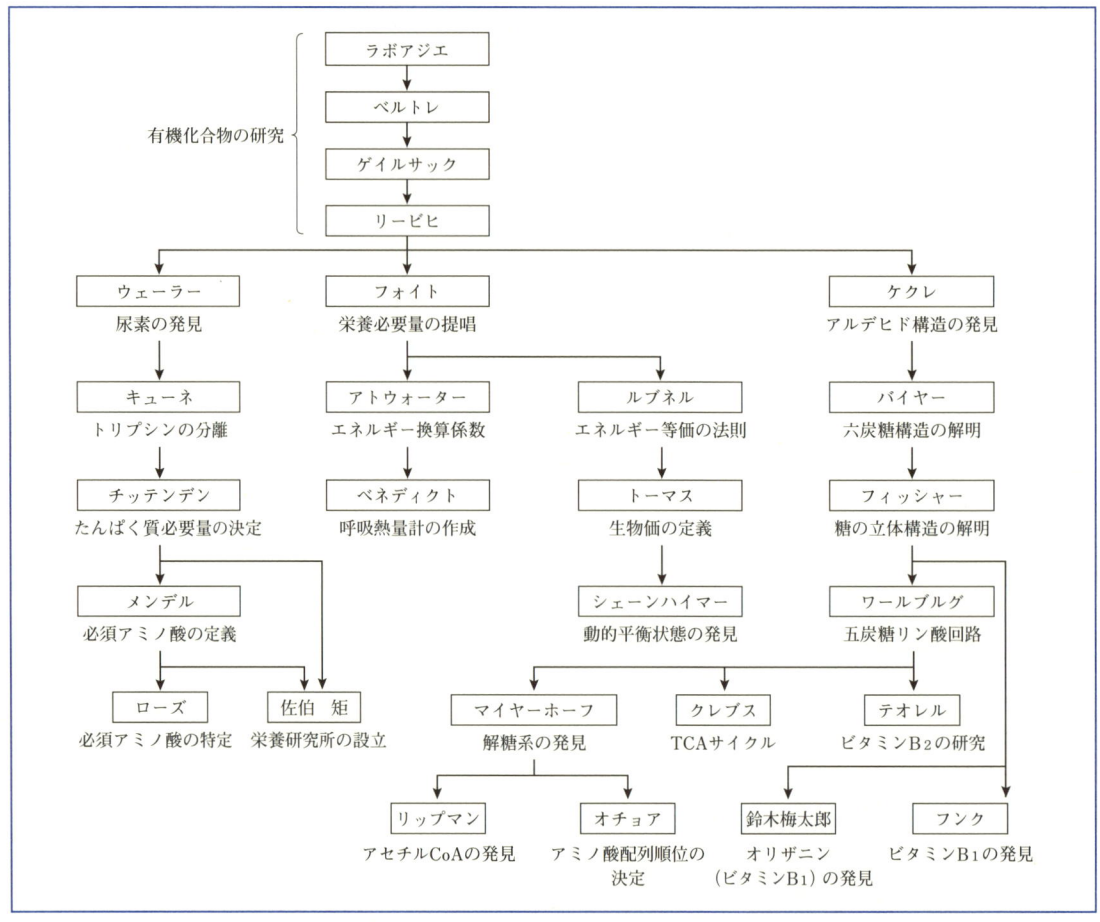

出典）R.E.Olson et al「Clinical Nutrition , An Interface Between Human Ecology and Internal Medicine」『Nutrition Reviews』vol.36 , pp.162 , 1978
管理栄養士国家試験教科研究会編『管理栄養士国家試験受験講座　栄養学総論』第一出版，p.13，2001より一部加筆修正

図1-11　栄養学・生化学研究上の主な人脈系統図

糖については，J. L. ゲイルサック（1778～1850）とL. J. テナール（1777～1857）により，元素分析を行い，砂糖，でん粉，乳糖などにおいては水素と酸素が水の生成に必要な割合の炭素に結合していることが明らかにされた。このことから，1844年にC. シュミット（1822～94）は，これらの糖を炭水化物とよぶことを提案した。また，シュミットは血液中に糖（グルコース）が存在することも証明している。1856年にC. ベルナール（1813～78）は栄養状態のよい動物の肝臓には，グリコーゲンという多糖類が蓄えられていることを発見し，これはたんぱく質から生成すると考えた。ところが，1891年にC. フォイト（1931～1908）は飢餓状態のニワトリの肝臓に糖を加えるとグリコーゲンを生成することを発見し，糖がグリコーゲンに変化することを明らかにした。糖の体内の分解については，1908年のA. ハーデン（1865～1940）とW. J. ヤング（1878～1942）による六炭糖リン酸化合物の発見に始まり，解糖系はG. エムデン（1874～1933），O. F. マイヤーホーフ（1884～1951），C. F. & G. T. コリ夫妻（1896～1984，1896～1957）らの研究によって明らかにされた。1937年にH. A. クレブス（1900～81）（図1-12）は，ピルビン酸（糖の中間物質）がクエン酸を生じ，完全分解されて二酸化炭素と水になる経路トリカルボン酸サイクルTCAサイクル（クエン酸回路，クレブス回路）を発見した。TCAサイクルは，脂肪やアミノ酸の完全分解の経路としても働いていることが後に明らかになった。また，五炭糖回路はO. H. ワールブルグ（1883～1970）らによって発見されている。E. フィッシャー（1852～1919）は糖の立体構造の解明や，アミノ酸の構造やポリペプチドの合成なども明らかにした。

脂肪の構成を明らかにしたのはM. E. シュブルィユ（1786～1889）である。彼は，脂肪から石鹸を作るときにグリセロールが分離することを立証した。また，マーガリンを精製したのも彼が初めてである。1854～60年にP. M. ベルテロー（1827～1907）はグリセロールと脂肪酸から脂肪の合成を行い，脂肪の化学構造を明らかにした。脂肪の代謝はF. クヌープ（1875～1946）が，脂肪酸の体内でエネルギー源となるメカニズムをβ酸化によるものと唱えた。1929～1932年にG. O. & M. M. バー夫妻およびE. S. ミラーにより，リノール酸，リノレン酸が1937年にはO. ターペイネンによりアラキドン酸の生体内での必要性が示され，これらは必須脂肪酸であるとされた。

たんぱく質については，19世紀に起こったゼラチン問題により，その栄養価の評価法が研究されるようになった。19世紀のはじめ，ヨーロッパでは食料不足からパリでゼラチン委員会が発足した。F. マジャンディ（1783～1855）を委員長として，骨から得たゼラチンは肉類の代用になるか否かを検討した結果，代用になるという結果になりつつあった。続いて第2の委員会を発足させ（マジャンディ委員会ともいわれる），イヌを用いて観察したところ，ゼラチンのみでは生きられないという結果となった。その後，ゼラチ

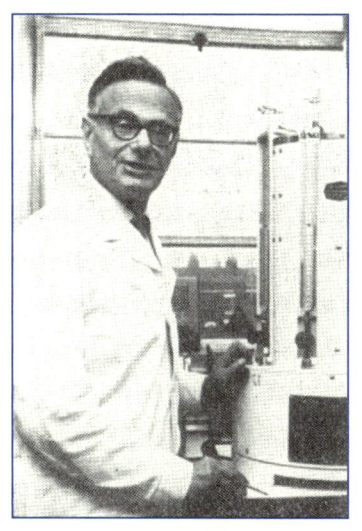

出典）島薗順雄『栄養学の歴史』朝倉書店，p.62，1989

図1-12　H. A. クレブス

ン問題に関してはゼラチンのみではたんぱく質の栄養価が補えられないということが解明し，必須アミノ酸や制限アミノ酸の研究に発展していった。

1838年にG. J. ムルダー（1802〜1880）は，たんぱく質は生体成分に第1に必要なものであるということから，Protein（ギリシア語で第1のものという意）と名づけた。ドイツ語では卵白体の意という用語が用いられ，日本語のたんぱく（蛋白）質はこれに由来している。J. J. リービヒ（1803〜73）は種々の食品のたんぱく質に関する栄養価は窒素の含有量に基づいて評価されるものとし，脂肪と糖質は熱量素，たんぱく質は成形素と考えた。1905年，O. K. O. フォリン（1867〜1934）がたんぱく質代謝には，体たんぱく質の再合成を行う内因性代謝と利用されず酸化分解される外因性代謝があることを明らかにした。1932年に前出のクレブスは体内での尿素合成を解明し，尿素サイクルを発見した。

アミノ酸がたんぱく質の構成成分であるということは，H. ブラコノ（1785〜1855）がゼラチンからグリシンを分離したことで初めて明らかになった。アミノ酸の発見はL. N. ボークラン（1763〜1829），P. J. ロビッケ（1780〜1840）により，アスパラガスからアスパラギンを発見したのが最初である。E. アプデルハルデン（1877〜1950）は，1912年に肉をトリプシン，ペプシンなどの酵素を使って消化させ，その消化物をたんぱく質源として体内に摂り入れていることを立証し，アミノ酸配合による栄養補給の実験の基礎を築いた。

その後，たんぱく質を構成するアミノ酸のなかには，体内で合成できるもの（非必須アミノ酸）と合成できないもの（必須アミノ酸）があることがわかってきた。必須アミノ酸の重要性をはじめて証明したのは，F. G. ホプキンス（1861〜1947）らであり，T. B. オズボーン（1859〜1929）とL. B. メンデル（1872〜1935）はネズミの成長実験により，必須アミノ酸の必要量の研究を行った。W. C. ローズ（1887〜1985）は必須アミノ酸のスレオニンを発見し，男子大学生を対象に窒素出納実験を行い，必須アミノ酸8種を確定し，その必要量を明らかにした。

(5) 消化と吸収

1752年，R. A. F. レオミュル（1683〜1757）は，種々の食べ物を飲み込ませたトビの胃に，金属管の両端を開いたものを挿入し内容物を調べたところ，肉が一部溶けていたことを証明した。また，胃液が酸性を示すことも明らかにした。

1780年にL. スパランツァニ（1729〜99）も，種々の動物に関して同様の実験を行ったところ，胃の中で食べ物が一部消化されたことを報告している。ヒトによる実験では，W. ボーモント（1785〜1853）の1825年に銃の暴発で胃に穴があいた患者の報告がある。患者の胃は治癒後も穴を開閉できて胃の内容物が確認でき，長期間にわたり観察を行い，その消化力が明らかになった。

1824年に前述のプラウトは，胃液の酸性が塩酸の成分に基づいていることを立証した。1836年にT. シュワン（1810〜82）は胃腺には，たんぱく質の消化力のある物質があることを証明し，この消化物質にペプシンと名づけた。糖質の消化については，1831年E. F. ロイクス（1800〜37）によって，唾液がでん粉

を糖にかえることが報告された。

1833年にA. ペイヤン（1798～1871）とJ. F. ペルソ（1805～68）は，麦芽エキスからでん粉を分解する酵素を分離することに成功し，「ジアスターゼ」（ギリシア語で分離するという意）と名づけた。脂肪の消化については，1844年にC. ベルナール（1813～78）が，脂肪をグリセロールと脂肪酸に分解する作用が膵液にあることを明らかにしている。

（6）エネルギー代謝

エネルギー代謝の研究は前述のラボアジエによって，その礎が築かれた。E. F. W. プリューガー（1829～1910）は，呼吸によって取り込まれた酸素と排出された二酸化炭素の比を呼吸商（CO_2 の体積／O_2 の体積）とよんだ。また，食物の種類によって，この呼吸商の値が異なることを発見した。**M. ルブネル**（1854～1932）は食事をとった時の尿や大便のカロリー値を測定し，現在のエネルギー消費量測定の基礎を確立した。1902年，彼は糖，脂肪，たんぱく質それぞれ1g当たりの熱量を4.1, 9.3, 4.1kcalと定め，また，食事を摂った時に熱の発生量が増すことを動物実験で証明し，これを特異同的作用（SDA）とよんだ。

W. O. アトウォーター（1844～1907）（図1-13）はアメリカの栄養学の基礎を築いた人物である。彼は，食品の成分やその消化吸収率からその食品のカロリー値を解明する方法を確立しようと考え，糖，脂肪，たんぱく質それぞれ1g当たり熱量を4, 9, 4kcalと唱えた。もちろん個々の食物は，常に4, 9, 4のような一定の値をとるものではなく消化吸収率の違いによって値が異なるが，**アトウォーター係数**として現在この値が用いられている。F. G. ベネディクト（1870～1957）とともに呼吸熱量計を作成し，大学や病院に設置された。1896年には，アメリカで最初の**食品成分表**を作成した。

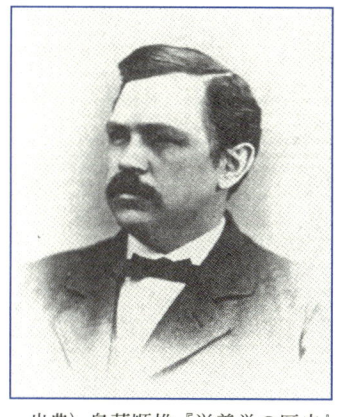

出典）島薗順雄『栄養学の歴史』
朝倉書店, p.52, 1989

図1-13 W. O. アトウォーター

（7）無機質の歴史

無機質の中では，鉄に関する記述がすでにギリシア時代から残っている。T. シデナム（1624～89）は鉄屑をワインに浸して作った強化剤が，貧血患者に効果的であることを認めた。1747年にV. メンギニ（1705～59）は血液中に鉄が存在することを明らかにした。前述のリービヒは血液の酸素運搬には赤血球中の鉄が関与していることを証明している。1867年にJ. B. ブサンゴー（1802～87）は，さまざまな動物体内の鉄含有量や食品中の鉄含有量を測定し，鉄が栄養上不可欠であることを証明した。

食塩に関しては，S. L. ミッチェルが1805年にその必要性を主張した。1873年にJ. フォルスターは，無塩に近い飼料でイヌを飼った場合，完全飢餓の場合よりも早く死んでしまうことを認め，食物成分として食塩が必須であることを報告している。

カルシウムに関しては，1748年にJ. G. ガーンが骨の成分は大部分がカルシウムから構成され，リンも含むことを発見した。H. C. シャーマン（1875〜1955）は1934〜44年にカルシウムの利用について研究し，ほうれん草などのシュウ酸の多い植物中のカルシウムは効率が低いことを報告している。

マグネシウムの研究は無機質の中では遅く，W. G. デニス（1879〜1929）が1915年に初めて血漿中にマグネシウムを見出した。1931年にE. V. マッカラム（1879〜1967）とE. R. オレントがラットをマグネシウム欠乏飼料で飼育し，欠乏症状（痙攣(けいれん)など）の出現を認め，この時に初めてマグネシウムが不可欠な栄養素であることが明らかになった。

カリウムに関しては，1873〜4年にG. ブンゲ（1844〜1920）が，植物性食品は，ナトリウム塩よりカリウム塩を多く含有していること，カリウム塩を摂取するとナトリウムの尿中排泄量が増加することを報告している。

微量元素では，ヨウ素が1811年にB. クルトア（1777〜1838）によって発見された。甲状腺腫の治療には焼いた海綿が有効であることが古くから知られていたが，1820年にJ. F. コアンデ（1774〜1834）はこの有効成分がヨウ素であることを明らかにした。1825年，前述のブサンゴーは甲状腺腫に対して唯一有効なのが，ヨウ素であると報告した。

亜鉛が栄養上不可欠であることは，1922年にG. E. ベルトラン（1867〜1962），B. ベルゾンによって明らかにされた。飼料に亜鉛を加えると，加えない場合に比べ，動物が25〜50％長く生きたことを観察した。1934年，C. A. エルビエム（1901〜62）らは亜鉛欠乏状態では，成長停止や脱毛することを観察した。

銅の必要性は1925年にE. B. ハルトらの報告によって初めて明らかにされた。貧血のラットを鉄を加えた乳汁で飼育したが，症状は改善されなかった。そこで，銅を含んでいるトウモロコシ，レタス，牛肝のいずれかを加えたところ貧血は改善した。銅が鉄利用を高めることを立証したのである。

マンガンの必要性は，1931年に前述のエルビエムらによって報告されている。マンガンの少ないミルクでネズミを飼うと，正常の排卵が起こらないが，マンガンを与えると正常に戻ったことを証明している。前述のマッカラムらは，マンガンの不足は下垂体ホルモンの分泌障害を示唆することを認めた。

モリブデンについては，1953年にE. C. レンゾ（1925〜）らによって必要性が報告されており，1956年にW. W. ウェスターフェルド（1913〜）らは動物実験によって，モリブデンを加えると成長促進効果があることを証明した。

セレンについては，1957年にK. シュワルツ（1914〜）とE. E. フォルツ（1924〜）がその必要性を明らかにしている。ネズミの実験で，ビール酵母添加により肝壊死(えし)を防ぐことを認め，この酵母の有効因子がセレンであることを明らかにした。

クロムについては，1959年に前述のシュワルツとW. メルツ（1923〜）が正常な糖代謝維持にクロムが必要なことを報告している。

C．栄養学の歴史

（8）ビタミンの歴史

　ビタミンは，食物や生体中の含有量が少なく，また構造も複雑なことから，分離・精製や定量に困難を極めた。ビタミンの欠乏症状については，古くから悩まされていたにもかかわらず，糖質，脂質，たんぱく質や主要な無機質に比べ，発見そのものは20世紀に入ってからであった。ビタミンの名称はC．フンク（1884～1967）が1911年にビタミンB_1を分離したときにつけられた。その物質がアミンであったことから，生命に必要であるという意味で「Vitamine」と名づけたが，その後新たに発見されたビタミンにアミンでないものが出てきたことから1920年にJ．C．ドラモンド（1891～1952）が「e」を取ってアミンの意味を除き「Vitamin」とよぶことを提案した。主な欠乏症とビタミン発見のいきさつを挙げる。

　脚気（かっけ）は，日本をはじめ東南アジアなど米を主食とする地域に多くみられた。古くは中国の医学書で隋代の『病源候論』（610）や唐代の『千金方』（652）に脚気に関して記載されている。脚気の原因が白米であることが1890～97年に**C．エイクマン**（1858～1930）の実験により証明された。彼は，当時東南アジアに蔓延していた脚気の研究のため，オランダからジャカルタに派遣されていたが，ニワトリに白米を与えると脚気に似た症状である白米病（多発性神経炎）を呈することを発見した。飼料に米ぬかを加えると症状が改善されることを認めたため，米ぬかにこの症状を予防する因子が含まれていることが証明された。この報告を受け，1910年に日本人の**鈴木梅太郎**（1874～1943）（図1－14）らが，1911年に前述のフンクが米ぬかから脚気有効成分を抽出した。これに，鈴木らはオリザニン（米の学名に由来），フンクは**ビタミン**（生命に必要なアミンという意）と名づけた。この成分は，どちらも後のビタミンB_1のことである。

　鳥目（とりめ）（夜盲症）は眼の結膜が乾燥し，重症になると角膜に潰瘍（かいよう）が出現し失明することもある。雑穀や野菜のみ摂取の子どもにみられ，牛乳や魚を摂取している子どもにはみられなかったため，脂質がない食事が原因と考えられた。1917年に前述のマッカラムらは脂肪の少ない飼料で動物を飼うと眼が乾燥するなどの症状を認め，1915年に彼が報告した後のビタミンAには眼病予防因子も含まれていることが明らかにされた。

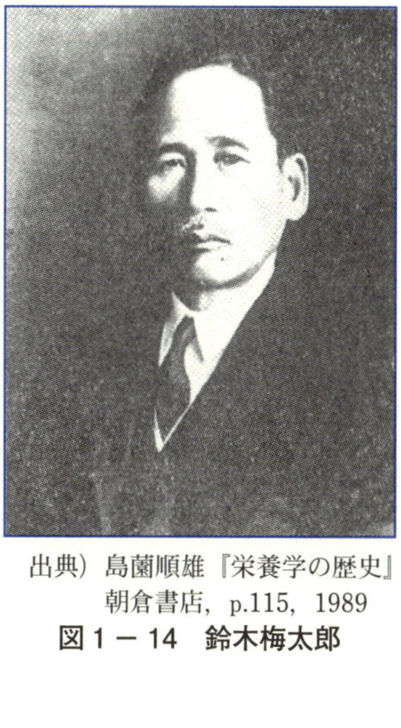

　壊血病（かいけつ）は歯肉の出血や身体のあちこちで皮下出血が起こる病気である。古くはヨーロッパの十字軍の遠征での記録が残されている。中世から近代にかけて，ヨーロッパは大航海時代であり，長期間の航海が盛んに行われた。バスコ・ダ・ガマが航海した時には実に2/3の乗組員が壊血病にかかったといわれる。1753年にイギリスの海軍軍医J．リンド（1716～94）は，柑橘類（かんきつ）が壊血病に有効であることを発見し，後にイギリス海軍は毎日の食事に柑橘類（ライムの汁）をつけることを規定し，それ以来，イギリス海軍はライミイの愛称でよばれることになった。1907年に，A．ホルスト（1861～1931），T．C．B．フレーリヒ（1870～1947）らは壊血病になったモルモットに野菜を加えたところ症状の改善に成功し，このことが後のビタミ

出典）島薗順雄『栄養学の歴史』
　　　朝倉書店，p.115，1989
図1－14　鈴木梅太郎

ンCの発見へとつながった。

くる病は，骨の病的変化である。古代ギリシア時代の歴史家ヘロドトス（485〜425 B. C.）はペルシア軍とエジプト軍が戦った戦場を訪れ，両軍の戦死者の頭蓋骨を比較し，ペルシア軍に比べエジプト軍の頭蓋骨は石で打っても壊れないことに気がついた。エジプト人が彼に対し，ペルシア人は頭にターバンを被っているので太陽光線を浴びてないから骨が弱くなっていると説明したと記されている。イギリスでは17世紀に蔓延したため，くる病のことを英国病とよんでいたことが記述に残されている。日本では1906年に富山県で骨が曲がる奇病として，くる病の発生が新聞で報道されて以来，北陸や東北で報告されている。D. P. ハンセマン（1858〜1929）はくる病の原因として新鮮な空気，日光，運動の不足を挙げている。1919年にE. メランビー（1884〜1955）によって，抗くる病因子として後のビタミンDが発見された。

ペラグラは，イタリア語のpell agra（荒れた皮膚の意）に由来している。ヨーロッパのイタリアやフランスなどにみられたほか，アフリカ，北米，中南米でも発生がみられた。原因としては，トウモロコシの中毒説や伝染説などが多く挙がっていた。1916年に獣医のT. N. スペンサーはイヌの黒舌病がヒトのペラグラと同じ病気であることを発見し，窒素含有量の少ない食事で起こることを報告している。1937年，前述のエルビエムはニコチン酸（ナイアシン）を発見し，これが黒舌病の治療つまりペラグラに有効であることを報告している。

2．日本の歴史

(1) 漢方医学の伝来

古代日本における栄養学は，中国から伝来した**漢方医学**の影響を強く受けていた。漢方医学の基礎は，からだの器官を陰性と陽性に分け五臓六腑としてあらわした。各臓器が精を宿すという意味においては，ヒポクラテスも指示していたプネウマの思想に相応しているといえよう。病気の原因は，からだの陰陽や精の運行に変化が起こり，その結果病気になると考えられていた。仏教が一般的に広まった奈良時代以降，殺生を禁ずる教えに従って獣肉食は表面的には姿を消すことになった。

鎌倉時代になると，僧が医学の活動を行うことが盛んとなった。この頃，中国の宋では，禅宗の影響により，植物油を使った精進料理が盛んに取り入れられ，茶の全盛期でもあった。この精進料理と茶を日本に紹介したのは栄西（1141〜1214）である。『喫茶養生記』（1214年）には，茶が薬効を示すことを記しており，特に酒害に対して効果を示す薬として用いられた。

安土桃山時代には，西洋人の渡来があり，西洋文化の伝来が日本人の食生活に影響をもたらすようになってきた。

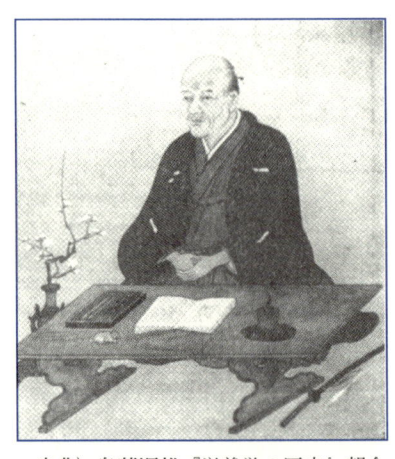

出典）島薗順雄『栄養学の歴史』朝倉書店，p.23, 1989

図1-15　貝原益軒

江戸時代に入り，**貝原益軒**（1630～1714）（図1-15）は『養生訓』という八巻からなる書物を刊行している。飲食や入浴，薬の用い方など健康全般に関して記されている。「腹八分目」の記述は有名であるが，他には，薬の服用より生活習慣の改善をすることで病気を予防するという記述や薄味にこころがけるほうがよいという記述もある。

（2）西洋医学の伝来と脚気の解明

西洋医学が日本にはじめて入ってきたのは16世紀のことである。1720年に徳川吉宗が書物の輸入禁止を解いたので，急速に蘭学が盛んになった。明治時代に入ると，医学の主流は**ドイツ医学**となり，1895年には漢方の存続は国会で禁止され，漢方医学が主流であった長い歴史がここで途絶えた。

江戸から明治，大正にかけて国内で蔓延した病気が脚気である。**日本の栄養学の基礎は脚気の研究に始まる**といっても過言ではない。主症状は，末梢神経（知覚および運動）の麻痺，循環器障害（心臓肥大，最低血圧降下），胃腸障害，浮腫，痩せの著しい状態をみせた（図1-16）。古くは『源氏物語』などにも記述があり，一般に「あしのけ」とよばれていた。江戸時代には数回大流行し，「江戸煩い」とよばれ京都，大阪など人口の多い地域にも発生した。当時の記述には，都会に多いこと，飛脚など運動量が多い者に多発すること，上流階級で多く発生し，庶民には少ないことなどが挙げられている。当時，ビタミンB_1含有量の少ない白米を食べることが上流階級の証しという風潮があり，庶民は比較的ビタミンB_1含有量の多いあわ・ひえ・きびなどを摂取することが多かったため，脚気の発生が少なかったと考えられる。

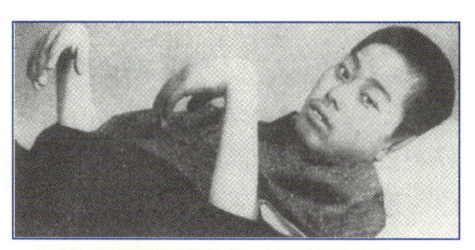

出典）島薗順雄『栄養学の歴史』朝倉書店，p.101, 1989

図1-16 脚気の運動麻痺

1882年，日本の海軍の軍医であった**高木兼寛**（1849～1920）（図1-17）は，同年12月に乗組員376名を乗せてニュージーランド経由でアメリカに巡航した軍艦で272日の航海中169名の脚気患者が発生し，そのうち25名が死亡するという事実を観察した。彼は食事に原因があると考えていたので，翌々年同じ時期，同じ航路で航海する時に，白米の多い日本食から洋食に近い献立に変更した。たんぱく質と野菜が多い食事に変更したところ，287日の航海で14名の脚気患者を出したに過ぎず，死者に至っては1人もでなかった。その後，海軍の食事は洋食にかえたことによって，脚気患者の発生数は減少した。高木は脚気の原因として，炭水化物に比べたんぱく質の摂取不足と考えていたことから，ビタミンB_1の発見までには至らなかった。しかし当時は，脚気は伝染病と考える説が有力だったので，高木の疫学的に脚気の原因を追究した成果は高く評価される。

一方，陸軍の軍医であった森　林太郎（森　鷗外・1862～1922）

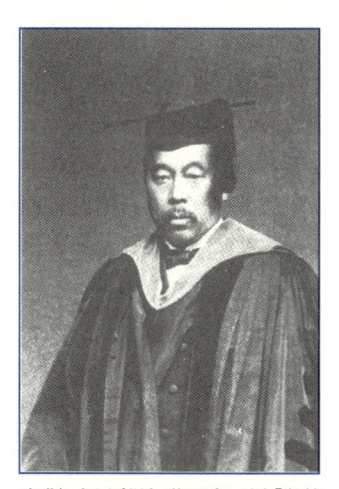

出典）糸川嘉則・柴田克巳編『栄養学総論』南江堂，p.41, 1998

図1-17 高木兼寛

は高木の説に反論し，脚気の原因はたんぱく質不足以外にあると考えていた。陸軍では，米飯に麦の混合が脚気の予防に効果的であることを観察した。

抗脚気因子としてビタミンB_1を米ぬかから分離したのは，日本においては前述の鈴木梅太郎が最初である。種々の人体実験や食事調査を行い，脚気の原因はビタミンB_1欠乏であるとの結論に達した島薗順次郎（1877～1937）は，国民に半搗米（はんづきまい）の摂取をよびかけたが，白米嗜好の国民には普及しなかったため，ぬかの中でもビタミンB_1は胚芽（はいが）に多く含まれていることから，胚芽米の普及に努めた。

（3）栄養学研究の推進

日本人の栄養摂取量の調査が初めて行われたのは，1882年のことであり，いくつかの学校と施設で行われた。1887年にこれらの結果が公表されたが，日本人の食事摂取の基準を含水炭素（炭水化物）450g，脂肪20g，たんぱく質96g，熱量2,425kcalとしている。一方，日本最初の食品成分表は1886～7年に発表されたが，この時の収載食品数は160余種だった。

1894年に高峰譲吉（1854～1922）は，小麦ふすまの麹から酵素を抽出し，**タカジアスターゼ**と名づけた。これは，消化剤として有効であるという以外に，酵素の研究に広く利用された。1900年には，ウシの副腎髄質からホルモンの抽出に成功し，**アドレナリン**と名づけた。

アメリカに留学していた佐伯　矩（1876～1959）は栄養学の普及の必要性を痛感し，1914年に私立の栄養研究所を設立した。当時一般的に使われていた「営養」を「栄養」に改めるよう文部省に提言を行った。また，「**偏食**」や「**栄養指導**」などの用語を考案した。1920年には国立の研究所として設立され，初代の所長になった。研究所では，エネルギー代謝や食品の消化吸収率などの研究が行われた。日本で最初の栄養士養成学校を作り，栄養士第1号がここから誕生した。

（4）栄養欠乏から過剰へ

戦中の1944年に，戦時最低基準要求量が算出され，国民1人当たり熱量1,919kcal，たんぱく質68gが必要であるという発表がなされた。しかし，実際に配給された熱量は1,241kcal，たんぱく質は37gと報告されている。配給のみの供給量では基礎代謝量にも達せず，飢餓（きが）や栄養失調が蔓延（まんえん）した。1945年12月にGHQの指令で，戦後の緊急食糧対策と国民栄養の向上という目的のもとに東京都で栄養調査が実施された。翌1946年から全国規模で栄養調査を行うようになった。

都市部と農村の調査結果から，都市部では1人当たり熱量1,515kcal，農村では2,035kcalと農村の方が食糧の入手に恵まれており，栄養水準は都市部に比べ上回っていた。

1947（昭和22）年には**栄養士法**が制定され，栄養士の地位が公的に確立された。次いで1952（昭和27）年には**栄養改善法**が制定され，1945年から続いている**国民栄養調査**が法律に位置づけられた。社会構造や疾病構造の変化に伴い，栄養対策のみならず生活習慣全般に関する法的整備が必要であるということから，2003（平成15）年に栄養改善法が廃止され，**健康増進法**が施行された。今後は，更な

る健康増進事業の展開が期待される。

学校給食は，1889（明治22）年に山形県鶴岡町の忠愛小学校で実施されたのが最初といわれている。全国規模で実施されるようになったのは戦後であり，1946（昭和21）年にはララ（LARA，公認アジア救済機関）物資が届き，学校給食実施校に供給した。1954（昭和29）年，**学校給食法**が制定された。子どもたちの食の乱れが深刻化する現状から，食に関する指導体制の設備をはかるため，2005（平成17）年に「栄養教諭」が創設される。

栄養所要量は，1947（昭和22）年国民食糧及び栄養対策審議会において日本人1人1日当たりの所要量を策定した。ついで，1949（昭和24）年，年齢，性別，労作別栄養摂取基準量を発表した。1952（昭和27）年，無機質およびビタミンの摂取基準量を発表した。その後，日本人の体格の向上に合わせて最近ではほぼ5年ごとに改定されている。2004（平成16）年に発表された「**日本人の食事摂取基準（2005年版）**」は，いくつかの指標を組み合わせて栄養素の不足や充足の確率を考えることを概念としてとりいれている。エネルギーの指標として推定エネルギー必要量（EER），栄養素の指標では，推定平均必要量（EAR），推奨量（RDA），目安量（AI），目標量（DG），上限量（UL）が設定されている。

食品成分表については，戦前に数回公表されたが，収載食品数は少なかった。1950（昭和25）年『日本食品標準成分表』が公表され，収載食品数は538になった。その後，収載食品数が増え，2000（平成12）年に公表された『**五訂 日本食品標準成分表**』では，収載食品数が1882となった。2011年3月日本食品標準成分表2010発行。

国民の栄養状態は戦前・戦後から現代に至るまでに目覚しい変化を遂げている。

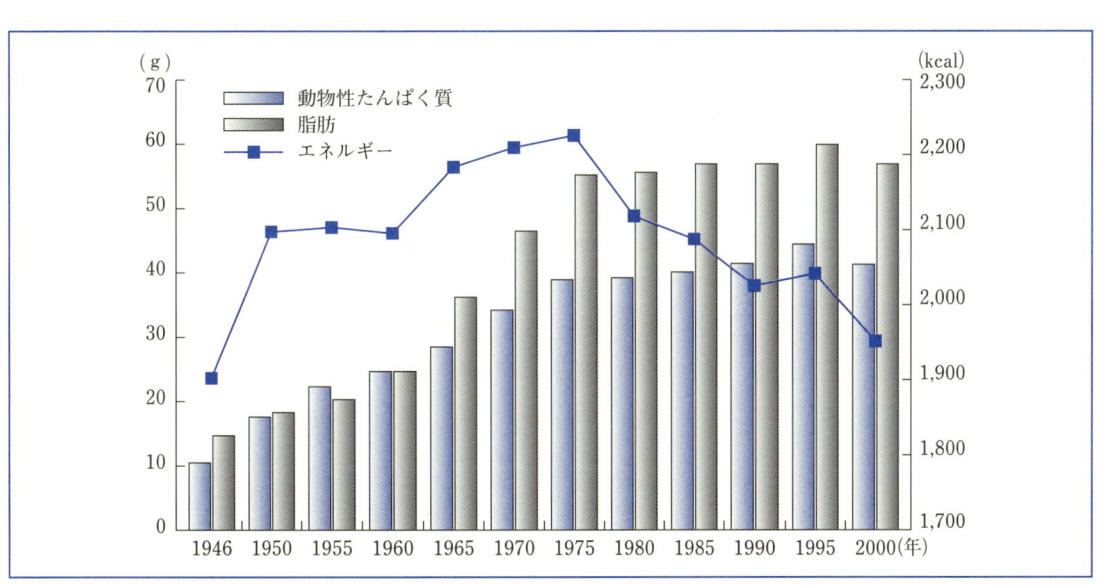

出典）健康・栄養情報研究会編『戦後昭和の栄養動向』第一出版，p.14，1998
　　　健康・栄養情報研究会編『平成11年国民栄養調査　国民栄養の現状』第一出版，p.29，2001
　　　（社）日本栄養士会『栄養日本』45．1．pp.21-36，2002よりグラフ作成

図1－18　総エネルギーおよび動物性たんぱく質と脂肪の年次推移（1人1日当たり）

国民栄養調査の結果によると，エネルギー摂取量は横ばいを示すが，動物性たんぱく質や特に脂肪摂取量は昭和40年代に急激に増加した（図1－18）。食生活の変化に伴い，疾病構造も変化し，1981（昭和56）年には，がんが死亡率の1位になった。食生活が多様化する現代では，潜在的な栄養欠乏状態がある一方で**過剰栄養の問題**もでてきている。栄養学に関してはまだまだ解明が待たれる分野も多く，今後の発展が期待される。

〔参考文献〕
1）吉川春寿・芦田　淳編『総合　栄養学事典』同文書院，2001
2）芦田　淳『栄養化学概論』養賢堂，1968
3）江指隆年『医食同源の最新科学』農文協，1999
4）厚生省『平成10年度　国民医療費推計』
5）厚生省『平成11年度　人口動態統計』
6）厚生省『平成9年度　厚生白書』
7）細谷憲政『三訂　人間栄養学』調理栄養教育公社，2000
8）田中平三編著『公衆栄養学　改訂第4版』南江堂，2001
9）健康・栄養情報研究会編『第六次改定　日本人の栄養所要量　食事摂取基準』第一出版，1999
10）Food and Nutrition Board, Institute of Medicine; Dietary Reference Intakes - Applications in Dietary Assessment. National Academy Press (Washington,D.C.), 2001
11）健康日本21検討会『健康日本21』健康・体力づくり事業財団，2000
12）坂本元子・木村修一・五十嵐修編，日本栄養・食糧学会監修『世界の食事指針の動向』建帛社，1997
13）中坊幸弘・木戸康博編著『栄養学総論』講談社サイエンティフィック，1998
14）加藤陽治・長沼誠子編著『新しい食物学』南江堂，2001
15）細谷憲政編著『生活習慣病の一次予防』第一出版，1999
16）厚生省生活衛生局監修『食と健康』厚生科学研究所，1995
17）武藤泰敏編著『食と健康』学会センター関西　1996
18）細谷憲政他編『臨床栄養の基礎』小学館，1996
19）井深信男『行動の時間生物学』朝倉書店，1990
20）高橋三郎ほか編著『臨床時間生物学』朝倉書店，1990
21）島薗順雄『栄養学の歴史』朝倉書店，1989
22）糸川嘉則・柴田克己編著『栄養学総論』南江堂，1998
23）管理栄養士国家試験教科研究会編『管理栄養士国家試験受験講座　栄養学総論』第一出版，2001
24）林　淳三・高橋徹三『栄養学総論』建帛社，2000
25）山口迪夫　他『栄養学総論』同文書院，1995
26）吉田　勉編『基礎栄養学』医歯薬出版株式会社，2001
27）貝原益軒　伊藤友信訳『養生訓　現代語訳』講談社，1998
28）佐伯芳子『栄養学者　佐伯　矩伝』玄同社，1997
29）山崎郁子『中医営養学』第一出版，1988
30）健康・栄養情報研究会編『戦後昭和の栄養動向』第一出版，1998
31）日本人の食事摂取基準（2010年版）：厚生労働省ホームページのURL；http://www.mhlw.go.jp/houdou/2009/05/h0529-1.html
32）田中平三「食事摂取基準の概念と活用方法」『臨床栄養』105，706-711，2004
33）食生活指針：厚生労働省ホームページのURL；http://www1.mhlw.go.jp/houdou/1203/h0323-1_11.html
34）江指隆年：生体リズムと栄養；栄養学ハンドブック編集委員会編；第三版　栄養学ハンドブック　技報堂出版，pp.369〜377，1996

…第2章…
消化と吸収と栄養素の体内動態

＜学習のポイント＞

1. 消化器系は，口腔から胃，小腸，大腸を経て肛門に至る消化管と，膵臓や肝臓などの付属器官からなり，栄養素の体内利用を支える。
2. 吸収とは食物成分を真の体内に取り込むことで，その主役は小腸粘膜の吸収上皮細胞である。
3. 消化とは食物成分を吸収できる形へと変えることで，物理的消化と，消化酵素の作用を要する化学的消化がある。
4. 消化酵素には管腔内消化酵素と，膜消化酵素がある。後者は糖質やたんぱく質の終末消化にあずかり，消化と吸収の連係プレーを可能とする。管腔内消化酵素には不活性型の酵素前駆体として消化液中に分泌された後，活性化されるものがある。
5. 輸送体，イオンチャンネル，イオンポンプなどのたんぱく質が，吸収上皮細胞での栄養素の膜輸送を支えている。
6. 二糖類やアミラーゼにより断片化されたでん粉は，膜消化酵素により構成単糖にまで消化されて，吸収される。
7. たんぱく質はエンドペプチダーゼ（ペプシン・トリプシンなど）により断片化され，種々のエキソペプチダーゼによりアミノ酸あるいは小ペプチドに消化されて，吸収される。
8. トリアシルグリセロールはリパーゼにより脂肪酸とモノアシルグリセロールに消化され，胆汁酸と混合ミセルを形成し，吸収上皮細胞内に取り込まれる。次いで，トリアシルグリセロールに再合成された後，他の脂質とともにキロミクロンに構成されて細胞外に放出される。
9. 吸収上皮細胞を出た栄養素のうち，単糖・アミノ酸・水溶性ビタミン・無機質などの小さな粒子は絨毛の毛細血管に入り，門脈を経て肝臓に行く。キロミクロンは巨大な粒子なので，中心乳糜管（毛細リンパ管）に入り，リンパ系を経由して循環血に合流する。

第2章 消化・吸収と栄養素の体内動態

　ヒトはほかの生物を食べ，その成分である栄養素を体内に取り込み，エネルギー源や身体の構成成分などに利用して生きる**従属栄養生物**である．したがって，ヒトの生存を支える栄養という現象は，ほかの生物由来の栄養素を適切に処理して体内に取り込む働きに依存している．

　ところで，頬杖をついた指先を滑らせて口に入れると，頬の内側にさわれる．仮に，その指がどんどん長くなれば胃や腸の壁の表面にも届く．しかし，壁の向こうの組織や器官はオフ・リミットである．つまり，胃や腸の内側は体の内部のようであるが，厳密には皮膚と連続した体の外部である．

　皮膚や小腸の壁の表面は**上皮組織**で覆われている．皮膚の上皮組織は，体が傷ついたり，体の成分が失われたり，外界の物質が侵入するのを防ぐのが使命なので，幾層もの細胞からなり，頑丈である（図2-1）．栄養素を皮膚から体内に入れるには，注射針で皮膚や血管壁を突き破るような荒業が必要である．**経腸栄養**という人工的な栄養補給法がこれである．

　自然状態では栄養素や食物成分を体内に取り込む主役は小腸であり，その上皮組織は1層の細胞からなる（図2-1）．物質は上皮細胞の中を巧みに通過して真の体内に入り，循環系に取り込まれる．この過程を**吸収**という．細胞の大きさは20〜30 μm（$1\mu m = 1 \times 10^{-6}m$）近辺で，細胞膜の厚さは6nmほどである．したがって，物質の吸収には，そのサイズが大体1nm位（$1nm = 1 \times 10^{-9}m$）と十分に小さく，上皮組織を通過できることが前提となる．このように，サイズを細分・微小化するなどして，食物成分を吸収に適した状態に変える過程を**消化**という．

　一方，ヒトの食物となる生物体のたんぱく質は，その生物の遺伝情報に基づく固有の構造をもち，ヒトには異物となる．このような異種たんぱく質を血管内に繰り返し注射すると，異物をみつけて攻撃する免疫系が働き，アレルギーが起こり，命の危険にさらされる．これに対し，口から食べると，異種たんぱく質は消化され，生物の共通成分であるアミノ酸に変換される．すなわち，消化は**非自己成分の自己化**を行う過程でもある．

　胃や腸のように，消化と吸収のための特別な器官で構成されるのが**消化器系**である．この章では消化と吸収の仕組み，つまり消化器系の働きを学ぶ．

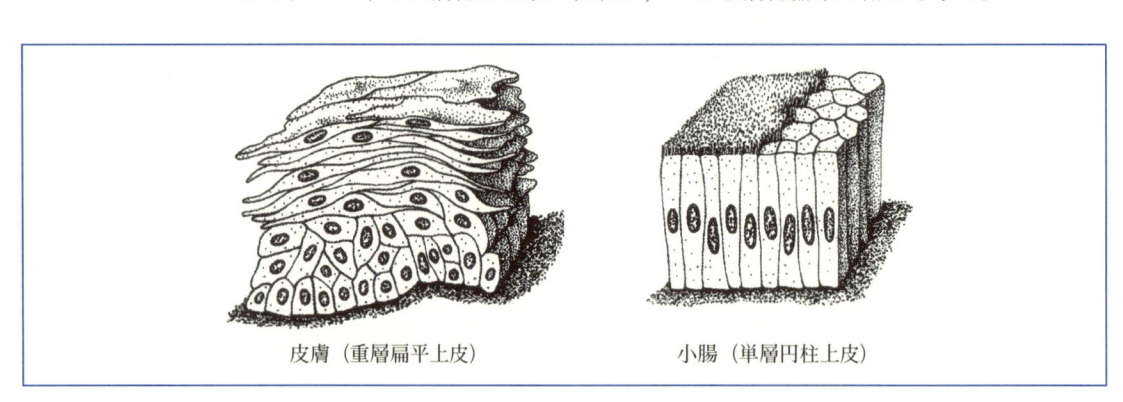

皮膚（重層扁平上皮）　　　　小腸（単層円柱上皮）

出典）D.W.Fawcett "Bloom & Fawcett : Concise Histology" Chapman & Hall, p.20, 1997

図2-1　上皮組織における細胞の形と配列を示す模式図

1. 消化の場

（1）消化管の区分

　口から入った食物は，胃や腸で消化・吸収され，その残渣は糞便として肛門から排出される。この口から肛門に連なる管が消化管で，その壁を管壁，内部の空洞を管腔という。消化管は部位ごとに形態や機能が異なり，口腔，咽頭，食道，胃，小腸，大腸に区分される（図2－2）。その全長は約5m（死後は約9m）で，食道までの約0.4mが横隔膜より上に位置し，ほかは腹腔内にある。

　消化器系は，消化管およびその付属器の唾液腺・膵臓・肝臓などで構成される。

（2）消化管の一般構造

　食道から直腸までの消化管壁はほぼ共通の組織構造を示し，管腔面側から順に，粘膜，粘膜下層，筋層，漿膜の4層からなる（図2－3）。

　粘膜には消化液や粘液を分泌する腺があり，表面はたえず潤っている。粘膜の表面を被う粘膜上皮は，食道のように機械的損傷を受けやすい部位では，丈夫な重層扁平上皮からなる。一

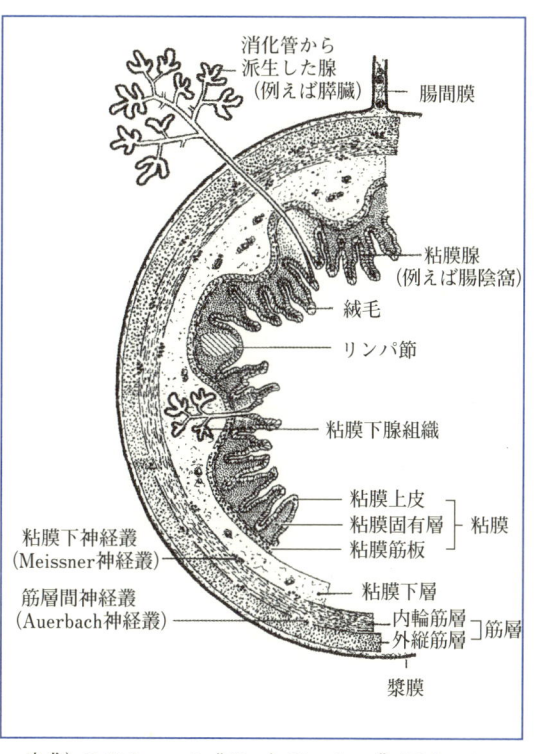

図2－2　消化器系の器官

出典）D.H.Cormack "Ham's Histology" J.B.Lippincott Company p.492, 1987

図2－3　消化管の一般構造

方，胃や腸の粘膜上皮は単層円柱上皮からなり，粘膜を保護し，物質の吸収や分泌の主役をつとめる。また，胃や小腸の粘膜上皮には，核と細胞質の基底部の間に分泌顆粒を多数含む細胞（基底顆粒細胞）が散在する。この細胞はバラエティーに富み，内分泌細胞として，特定の消化管ホルモンを分泌する。

粘膜下層には，血管やリンパ管が分布し，また粘膜下神経叢という神経組織が網目状に広がっている。

消化管の筋層は，多少の例外はあるが，2層の平滑筋からなる。筋線維が管壁を取り巻くように走る内層（内輪筋層）と，筋線維が縦方向に走る外層（外縦筋層）である。両層の間には筋層間神経叢が存在する。

筋層間神経層は粘膜下神経叢とともに，腸管神経系という自律神経系を構成する。この神経系に含まれる神経細胞（ニューロン）は10^8個ほどで，脊髄に匹敵する。藤田は『腸は考える』（岩波新書，1991）という書で，消化・吸収の調節における腸の賢さを紹介している。その賢さは，この腸管神経系とバラエティー豊かな内分泌細胞のおかげである。

漿膜は消化管の最外層を被う滑らかな膜で，周囲との摩擦を少なくし，消化管の運動をスムースにするのに役立つ。

（3）口腔・咽頭・食道

口腔の入り口には口唇があり，後ろは咽頭に続く。下部には舌が，口唇のすぐ後ろには歯がある。また，唾液腺の導管が開口している。舌は横紋筋からなり，表面は粘膜に覆われている。味覚に携わり，咀嚼や嚥下を助ける。

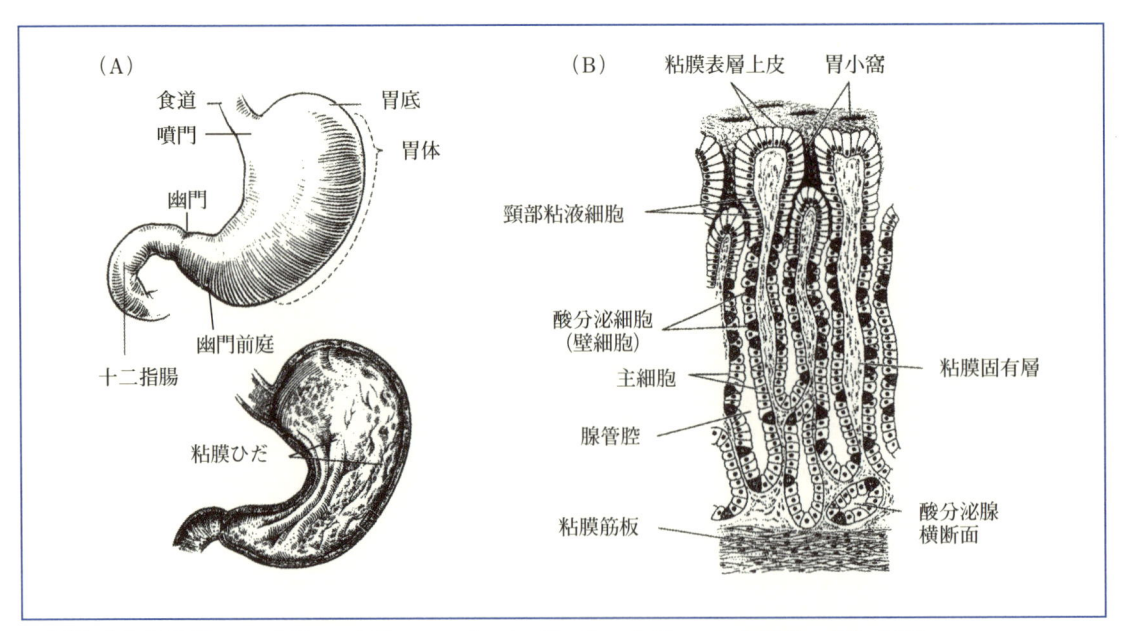

出典）（A）D.W.Fawcett "Bloom & Fawcett : Concise Histology" Chapman & Hall, p.196, 1997
（B）W.F.Ganong "Review of Medical Physiology" Appleton & Lange, p.471, 1999

図2-4　胃の概観（A）と酸分泌腺（B）の構造

1．消化の場

唾液腺には大唾液腺と，口腔粘膜から咽頭に散在する数百個の小唾液腺がある。大唾液腺は口腔粘膜から離れて存在し，唾液は導管により口腔に運ばれる。唾液にはでん粉消化酵素の**アミラーゼ**（amylase）が含まれる。

咽頭はのど（喉頭）の一部で，食物の通路と，空気の通路の交差点に当たる。口から入った食物は咽頭を通って食物専用の通路である食道へ送られる。その一方，鼻や口から入った空気も咽頭を通り，空気専用の通路である喉頭から気管に送られる。

食道は咽頭の下に続く長さ約25cmの管で，横隔膜を貫通して胃に開く。食道は嚥下した物を胃に送る通り道である。

（4）胃
1）胃の概観
胃は消化管全体で最も大きく拡がった袋状の器官である。胃の入り口を**噴門**といい，噴門より上のドーム状の部分は胃底，胃の中央部は胃体，十二指腸との境界は**幽門**，その手前の狭い部分は幽門前庭とよばれる（図2－4）。食物をとると成人の胃の容積は1.2～1.4Lにもなるが，空腹時の容積は胃底上部を除き，約50mLほどである。

2）胃の筋層
胃壁の筋層は3層からなり，粘膜側より内斜筋，輪走筋，縦走筋の順に配列している。輪走筋層は前庭部の終わりの部分で著しく肥厚し，幽門括約部を形成する。

3）胃の粘膜
空の胃の粘膜には多数のヒダがある。充満した胃の粘膜は滑らかであるが，拡大すると**胃小窩**（いしょうか）という小さな窪みがたくさん見える（図2－4）。胃小窩の部分を含め，粘膜表面は円柱上皮という組織で覆われている。

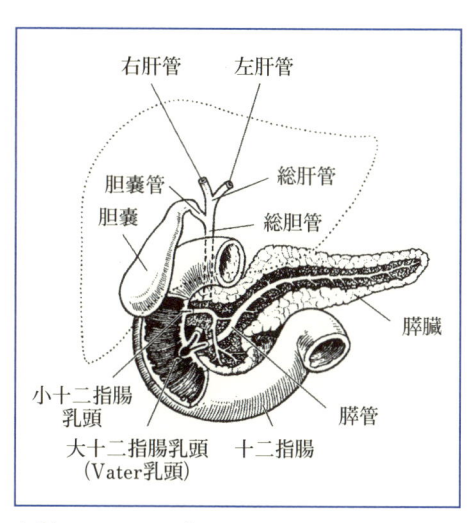

胃小窩の奥は分泌腺につながっている。胃の分泌腺には噴門腺，酸分泌腺（胃底腺ともいう），幽門腺がある。酸分泌腺（図2－4）は胃底と胃体の全域に分布し，胃液分泌への寄与が最も大きい。**酸分泌細胞**（壁細胞）は，腺壁に存在し，胃酸（塩酸）を分泌する。**主細胞**は，酸分泌腺の底の部分に存在し，**ペプシノーゲン**（pepsinogen）を分泌する。

図2－5 膵臓，肝臓，胆嚢の分泌管
出典）W.F.Ganong "Review of Medical Physiology" Appleton & Lange, p.477, 1999

（5）小腸
1）小腸の概観
小腸は幽門に続き，腹腔内を蛇行して右下腹部で大腸に移る。口側から順に，**十二指腸**，**空腸**，**回腸**と区分される（図2－2）。

十二指腸の大十二指腸乳頭には膵管と総胆管が開口し，Oddi括約筋が存在する（図2－5）。また，小膵管

が小十二指腸乳頭に開口する。十二指腸はこれらの開口部から膵液や胆汁を受け入れる。回腸と大腸の境界にある括約筋（回盲弁）は，小腸への大腸内容物の逆流を防ぐ。

2）小腸の粘膜

小腸は消化の場であり，また吸収の主役である。その粘膜は物質の吸収に最適な構造をもつ。

まず，小腸粘膜の吸収表面の面積は極めて大きい。粘膜には多数の**輪状ひだ**があり，ビロードのように**絨毛**（じゅうもう）が密生している（図2-6）。また，粘膜上皮の吸収上皮細胞は多数の微絨毛をもつ。よって，吸収表面の面積は漿膜面（しょうまくめん）（0.35m^2）の600倍の 200m^2 ほどになる。

吸収上皮細胞は，**消化と吸収の連係プレー**を行う多種多彩な終末消化酵素（p.54参照）および輸送体（第6節参照）をもつ。絨毛の間には**腸陰窩**（ちょういんか）という窪みが多数存在し，上皮細胞の供給基地となっている。すなわち，陰窩基底部で生まれた新しい細胞は，絨毛の先端に向かって移動しつつ成熟する。その途中，絨毛の根もと辺りで，これらの酵素や輸送体がすっかりそろい，吸収機能がほぼ完成する。そして，絨毛をよじ登りつつ使命を果たし，その先端からはがれ落ちて死滅する。吸収上皮細胞は細胞交代が最も盛んな細胞のひとつであり，ヒトでは誕生から死滅までが3～6日とされる。こうして，絨毛部の上皮は吸収能力の盛んな若々しい細胞でつねに満たされている。

絨毛には，吸収された水分や栄養素を効率的に運び出す仕組みが発達している。すなわち，吸収上皮細胞のすぐ下をうるおす豊富な**毛細血管網**と，小腸に特有の**中心乳糜管**（にゅうびかん）という毛細リンパ管がある。中心乳糜管は先端が閉じた盲管で，吸収された物質や組織液を取り込む。粘膜が刺激を受けると，中心乳糜管に沿って走る平滑筋が，まるでミクロの心臓のようにリズミカルに収縮し，中心乳糜管の中のリンパ液を送り出す。

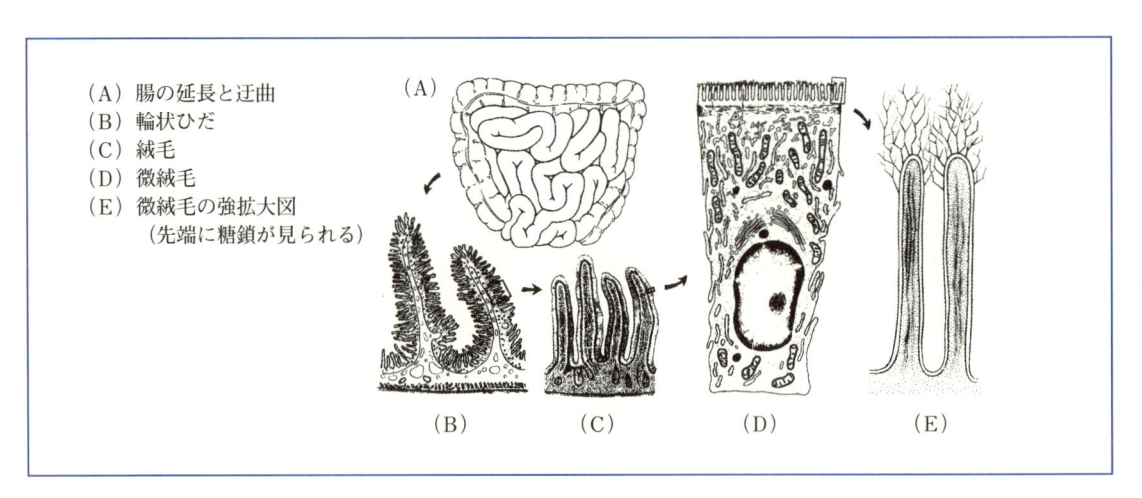

（A）腸の延長と迂曲
（B）輪状ひだ
（C）絨毛
（D）微絨毛
（E）微絨毛の強拡大図
　　（先端に糖鎖が見られる）

出典）Fawcett, D : The Cell 2nd ed., Philadelphia, W.B.Saunders Co., 1981

図2-6　小腸吸収表面のさまざまなレベルでの拡大を示す模式図

3）小腸の分泌腺・分泌細胞

十二指腸粘膜のBrunner腺（十二指腸腺）はアルカリ性の粘液を分泌する。この粘液は胃液の酸性を中和し，粘膜を保護する。

腸陰窩はLieberkühn腺ともよばれ，ここの上皮細胞は電解質（等張性NaCl溶液）を主成分とする腸液を分泌する。

空腸末端部から回腸末端部の絨毛の上皮には，粘液を分泌する杯細胞が多数存在する。

(6) 大　　腸

大腸は消化管の終末部で，盲腸・結腸・直腸に分けられる（図2－2）。また，結腸は上行，横行，下行，S状結腸からなる。直腸の下方は肛門に終わる。

結腸の内壁には輪状ヒダや絨毛はないが，吸収上皮細胞は微絨毛をもつ。直腸下端の上皮は重層扁平上皮で，摩擦に強い。直腸粘膜は，その下に静脈叢が発達しているため，座剤の成分の吸収がよい。

(7) 膵　　臓

膵臓は胃の後に位置する細長い器官で，膵液を分泌する外分泌部と，インスリンやグルカゴンなどのホルモンを分泌する内分泌部（Langerhans島）が存在する。膵液は消化酵素の宝庫である。

膵臓の外分泌部は，球状の腺房部分とそれに続く導管からなる。腺房細胞は，酵素を分泌する外分泌細胞で，腺腔側の細胞質に多数の酵素原顆粒をもつ。腺房から出た導管は集合し合い，太い膵管へと移行し，十二指腸に開口する（図2－5）。細い導管の上皮細胞はHCO_3^-に富む膵液を分泌する。

(8) 肝　　臓

肝臓は物質代謝の中心臓器であるが，発生学的には十二指腸が膨れ出た消化腺とみなせる。したがって，消化器としての肝臓の基本的役割は，その分泌液である胆汁を消化管に送り，脂質の消化・吸収を助けることにある。この胆汁の作用は，コレステロールから合成される胆汁酸塩による。

肝臓は横隔膜のすぐ下にあり，その重量は体重の1/45〜1/50ほどで，血液を豊富に含むため赤褐色をしている。肝臓には肝動脈と門脈の2系統の血管が入り，肝静脈と肝管が肝臓から出る。門脈は腹腔の消化器と脾臓からの静脈血を集めて肝臓に運ぶ。門脈血は消化管で吸収された栄養素に富むが，酸素に乏しい。肝臓への酸素は肝動脈が供給する。肝臓を循環した血液は肝静脈が運び出す。

肝臓の実質には結合組織で区切られた肝小葉が無数に存在する（図2－7A）。これが肝臓の機能単位である。肝小葉の周辺には門脈の枝の小葉間静脈が走り，これと中心静脈（肝静脈の枝）の間を洞様血管がつないでいる（図2－7B）。洞様血管には，小葉間動脈（肝動脈の枝）がさらに分かれて合流し，酸素を供給する。洞様血管沿いに索状に並ぶ肝細胞は，酸素や栄養素のほか，体内で生じた老廃物

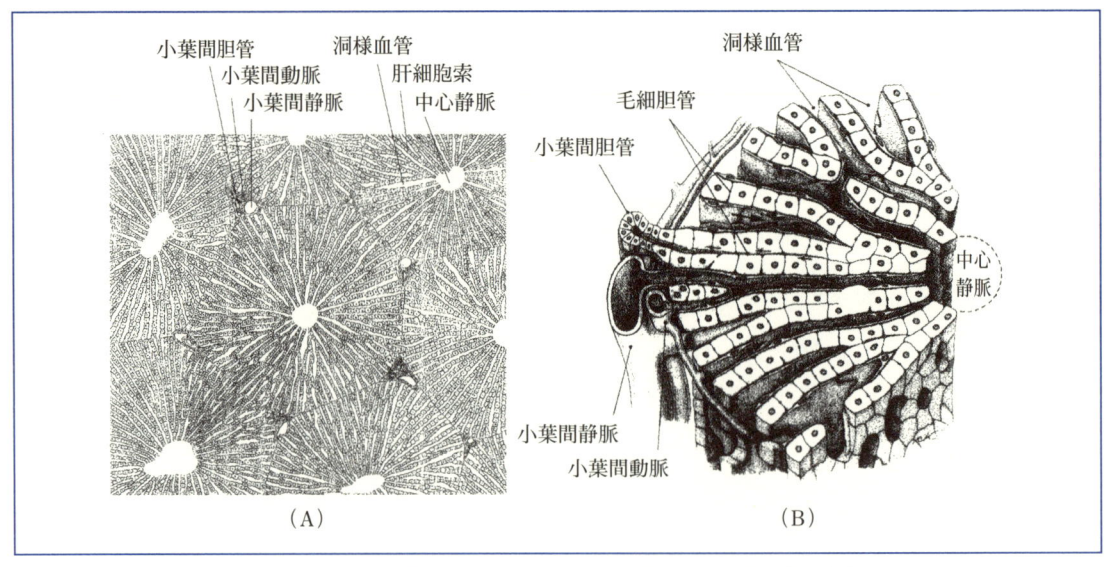

出典）（A）嶋井和世・坪井　実（監訳）『フリーマン　目で見る組織学実習図譜』廣川書店，p,78，1979
　　　（B）D.W.Fawcett "Bloom & Fawcett : Concise Histology" Chapman & Hall，p.212，1997

図2-7　肝臓の小葉構造の模式図

などを細胞内に取り込んで処理する。処理された物質は，洞様血管の側あるいは毛細胆管（胆汁の成分の場合）に分泌される。毛細胆管は互いに合流して小葉間胆管を形成する。

　肝管は肝臓で作られた胆汁を運び出す管で，胆嚢からくる胆嚢管を合流して総胆管となり，大十二指腸乳頭に開口する。胆嚢は親指の頭ほどのナス形の袋で，平滑筋でできている。胆嚢は胆汁を一時的に溜め，濃縮する。胆嚢は食事による刺激で収縮する。この収縮と同調して，総胆管の出口にある Oddi 括約筋が弛緩するので，胆汁は十二指腸に排出される。

2．消化の仕組み

（1）消化の仕組みの概要

　消化とは，サイズを細分・微小化するなどして，食物成分を吸収に適した状態に変える過程である。あめ玉は呑み込むと窒息のおそれがあるので，じっくりしゃぶり，急ぎの時はガリガリかじる。しゃぶれば，あめ玉は唾液に溶解し，成分のスクロースへと微小化する。かじれば機械的に破砕・細分化され，容易に溶ける。小魚の骨のリン酸カルシウムの結晶は，胃液に溶解し，カルシウムイオンとリン酸のイオンに解離する。このように，溶解や機械作用のような物理現象に基づく消化を物理的消化という。

　小腸はカルシウムイオンやリン酸のイオンを吸収できる。一方，スクロース分子は十分に微小であるが，小腸はこれを吸収できない。したがって，その化学結合が切断され，グルコースとフルクトースに分解される必要がある。このような

化学結合の切断を伴う物質の消化を**化学的消化**といい，消化酵素がこれを行う。

消化酵素は食物の塊や粒子の表面から作用するので，その表面積が大きいほど酵素は働きやすい。物理的消化による細分化は食塊の表面積を増やし，化学的消化を助ける。逆に，化学的消化が物理的消化を助けることもある。例えば，食肉のコラーゲンは，胃液の消化酵素であるペプシンにより分解される。コラーゲンは結合組織の主要なたんぱく質で，組織を頑丈にする。したがって，ペプシンによる消化は食肉をやわらかくし，胃の運動による細分化を助ける。

このように，化学的消化と物理的消化は補い合って働く。一般に，消化というと化学的消化のみが重視されがちであるが，物理的消化の大切さを忘れてはならない。

（2）物理的消化

1）消化管の運動

消化管の運動の基本は，食後期の小腸にみられる分節運動・緊張性収縮・蠕動（ぜんどう）運動の3つ（図2－8）である。**分節運動**では，まず輪走筋がある間隔をおいて収縮し，腸管が分節に分けられる。次に，生じた分節が2つに分けられ，隣りあう分節の分断された部分とあわさって新しい分節を生じる。この運動により，内容液は攪拌（かくはん）・混和され，また細分化される。緊張性収縮は，持続時間の長い輪走筋の収縮であり，小腸のある分節をほかから隔てる働きがある。これらの運動では，内容物の正味の移動はなく，消化産物と小腸粘膜との接触時間が長くなるので，吸収が促進される。

蠕動運動（ぜんどう）は，輪走筋の収縮により生じた収縮輪が口側から肛門側に伝わり，内容物を前に進めるとともに，内容物の攪拌・細分化に(特に胃で)一役買っている。

空腹期には，胃の中ほどから回腸遠位部まで約5 cm/分の速度で伝わる規則的な収縮が，1時間半に約1回の割合で生じる（伝播性運動群）。その際，胃が痛

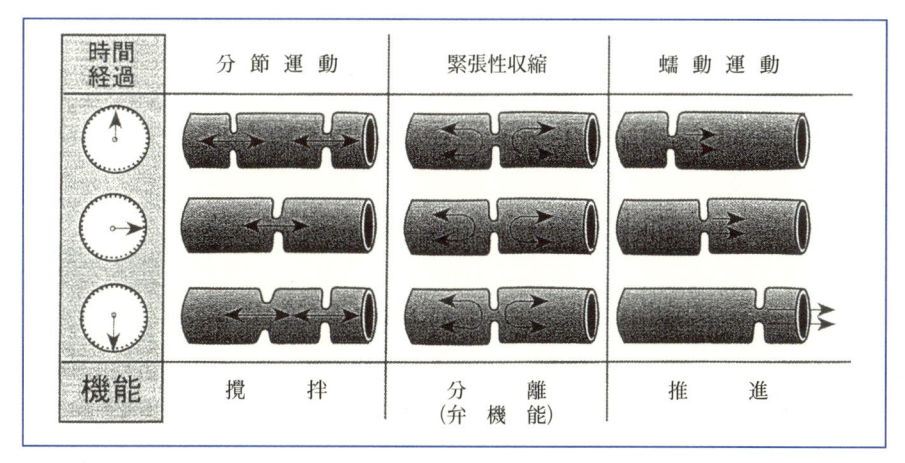

出典）E.B.Chang, M.D.Sitrin, D.D.Black " Gasrointestinal, hepatobiliary, and nutritional physiology " Lippincott-Raven, p.36, 1996

図2－8　食後期の消化管運動の基本形

みを伴うほど強く収縮（**空腹収縮**）することもある。この伝播性運動群にほぼ一致して，胃液・膵液の分泌や，胆汁の排出が亢進する。こうして，食物残渣や粘液，消化管粘膜の剥離物が掃き清められ，次回の食事への準備が整うと考えられている。

2）消化液とその働き

主な消化液の性質を表2－1に示す。それぞれの働きはさまざまであるが，共通の役割は食物をしっとり滑らかにし，消化管内での食塊の移動や混和を容易にし，また粘膜を物理的・化学的刺激から保護する点などである。液量の割合が増せば，消化管内容物は液状になり，消化管の運動による撹拌や破砕の効果は上がり，食物の細分化や可溶化が進む。また，消化液の多くは化学的消化の主役である消化酵素を含む。このように，消化液は物理的・化学的消化の両面で重要な役目を担う。加えて，物質の吸収には大量の水分が欠かせない（p. 70 参照）。

（3）化学的消化

酵素による各栄養素の化学的消化については，それぞれの章に詳しく述べられているので，ここでは，酵素の一般的な性質や消化酵素の働きの概要を説明する。

1）酵　　素

酵素とは生物がつくる生体触媒で，ほとんどの生体反応に関与する。酵素による反応は，一般の触媒反応に比べて $10^6 \sim 10^{12}$ 倍も速く，また穏やかな条件下（100℃以下，大気圧下，中性付近の pH）で進む。わずかの例外（リボザイムなど）

表2－1　主な消化液の性質

	成分および pH	作　用	分泌量	主な分泌刺激
唾液	安静時はほぼ pH 6.8，分泌亢進時は pH 8 近くに上昇。アミラーゼ，リパーゼを含む。ムチンに富む	口腔内の潤滑（咀嚼・嚥下を助ける）。アミラーゼ，リパーゼによる化学消化	約1,500mL／日	口腔内粘膜への物理的刺激
胃液	pH は約 1.0。HCl およびペプシンのほか，リパーゼやムチンを含む	HCl はたんぱく質の化学的消化を助けるとともに，強い殺菌作用をもつ。ペプシンおよびリパーゼによる化学的消化	約2,500mL／日	胃壁の伸展刺激。ガストリンのホルモン作用による刺激
腸液	十二指腸の Brunner 腺はアルカリ性の濃厚な粘液を分泌。吸収上皮細胞は，内溶液の浸透圧に応じて低張性の液を分泌。腸液中への消化酵素の分泌は無視してよい	胃液の酸性から粘膜を保護。内溶液を等張に保つ	約500mL／日	高張性の内溶液
膵液	pH 約 8.0。HCO_3^- および種々の酵素に富む	胃から送られた内容物の中和。酵素による化学的消化	約1,500mL／日	HCO_3^- の分泌：セクレチンによる促進
				酵素分泌：コレシストキニンによる促進
胆汁	pH 6.9～7.7。特徴的成分として，胆汁酸塩，胆汁色素を含む。胆汁中への消化酵素の分泌は無視してよい	胃から送られた内容物の中和。脂質，特に脂肪の消化・吸収を助ける	約500mL／日	コレシストキニンによる促進

を除き，酵素はたんぱく質でできている。

酵素は特定の基質（反応の出発物質）に作用する。すなわち，酵素には**基質特異性**がある（図2-9A）。また，同じ基質に対して異なる生成物を生じるように，反応特異性が酵素によって異なる場合もある（図2-9B）。

酵素活性は酵素量が多ければ強くなる。また，酵素活性は種々の原因で変化し，阻害されたり，賦活化される。酵素が最もよく働く温度やpH（至適温度・至適pH）は，ヒトの酵素の場合，一般に体温および中性付近にある。

2）消化酵素

消化酵素とは，食物成分の化学的消化を行う酵素であり，さまざまな種類がある（表2-2）。これらの酵素が触媒する反応はすべて加水分解反応であるが，基質となる栄養素により，糖質，脂質，たんぱく質の消化酵素などにグループ化できる。

同じグループの酵素は，対応する栄養素の消化を分担できるように，基質特異性や反応特異性，至適pH，存在部位などに違いがある。

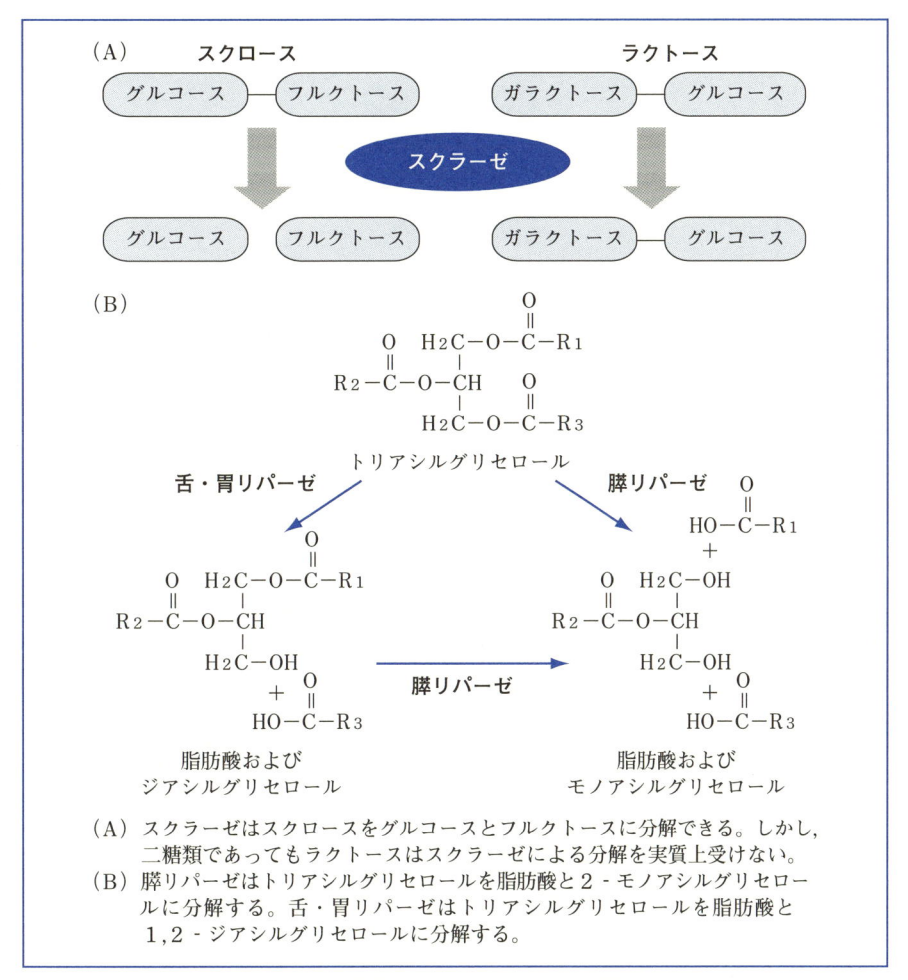

(A) スクラーゼはスクロースをグルコースとフルクトースに分解できる。しかし，二糖類であってもラクトースはスクラーゼによる分解を実質上受けない。
(B) 膵リパーゼはトリアシルグリセロールを脂肪酸と2-モノアシルグリセロールに分解する。舌・胃リパーゼはトリアシルグリセロールを脂肪酸と1,2-ジアシルグリセロールに分解する。

図2-9　酵素の基質特異性（A）と反応特異性（B）の例示

表2-2 主な消化酵素の性質

消化される栄養素	酵素	存在する部位または分泌液	基質（エンド型・エキソ型の別）	反応産物と作用	至適pH，前駆体，活性化因子，備考など
糖質	唾液α-アミラーゼ	唾液	でん粉，グリコーゲン（エンド型）	α-限界デキストリン，マルトトリオース，マルトース	pH 6.6 - 6.8 最大活性の発現には塩素イオンが必要
	膵α-アミラーゼ	膵液	でん粉，グリコーゲン（エンド型）	α-限界デキストリン，マルトトリオース，マルトース	pH 7.1。最大活性の発現には塩素イオンが必要
	グルコアミラーゼ（マルターゼ）	小腸吸収上皮細胞微絨毛膜	α-限界デキストリン，マルトトリオース，マルトース（エキソ型）	グルコース	pH 5.8 - 6.2
	スクラーゼ	小腸吸収上皮細胞微絨毛膜	α-限界デキストリン，スクロース（エキソ型）	グルコースおよびフルクトース（スクロースが基質の場合）	pH 5.0 - 7.0
	イソマルターゼ	小腸吸収上皮細胞微絨毛膜	α-限界デキストリン，イソマルトース（エキソ型）	グルコース（イソマルトースが基質の場合）	スクラーゼと複合体を形成
	ラクターゼ	小腸吸収上皮細胞微絨毛膜	ラクトース	グルコースおよびガラクトース	pH 5.4 - 6.0
	トレハラーゼ	小腸吸収上皮細胞微絨毛膜	トレハロース	グルコース	トレハロースはグルコースがα-1,1結合した二糖類で，食品加工に利用される
たんぱく質	ペプシン	胃液	たんぱく質，ペプチド（エンド型）	ペプチド	pH 1.0 - 2.0。前駆体はペプシノーゲン
	トリプシン	膵液	たんぱく質，ペプチド（エンド型）	ポリペプチド，ジペプチド	pH 7.9。前駆体はトリプシノーゲン
	キモトリプシン	膵液	たんぱく質，ペプチド（エンド型）	ポリペプチド，ジペプチド	pH 8.0。前駆体はキモトリプシノーゲン
	エラスターゼ	膵液	たんぱく質，ペプチド（エンド型）	ポリペプチド，ジペプチド	前駆体はプロエラスターゼ
	カルボキシペプチダーゼ	膵液	ポリペプチドの遊離カルボキシ末端部（エキソ型）	アミノ酸	前駆体はプロカルボキシペプチダーゼ
	エンテロペプチダーゼ	小腸吸収上皮細胞微絨毛膜	トリプシノーゲン（エンド型）	トリプシン	
	アミノペプチダーゼ	小腸吸収上皮細胞微絨毛膜	オリゴペプチドの遊離アミノ末端部（エキソ型）	アミノ酸	
	アミノジペプチダーゼ	小腸吸収上皮細胞内	ジペプチド	アミノ酸	
脂質	胃リパーゼ	胃液	トリアシルグリセロール	脂肪酸，ジアシルグリセロール	pH3.0-6.0。舌腺からも同様のリパーゼが分泌
	膵リパーゼ	膵液	トリアシルグリセロール	脂肪酸，モノアシルグリセロール	pH 8.0。膵液由来のコリパーゼにより活性化
	胆汁酸により活性化されるリパーゼ	膵液	トリアシルグリセロール	脂肪酸，モノアシルグリセロール	胆汁酸により活性化される。コレステロールや脂溶性ビタミンのエステルにも作用する
	ホスホリパーゼA_2	膵液	リン脂質	脂肪酸，リゾリン脂質	前駆体はプロホスホリパーゼA_2
	コレステロールエステラーゼ	膵液	コレステロールエステル	コレステロール，脂肪酸	

① エンド型酵素とエキソ型酵素

糖質やたんぱく質の消化酵素は,エンド型とエキソ型に分けられる。例えば,たんぱく質の消化酵素には**エンドペプチダーゼ**と**エキソペプチダーゼ**がある(表2－2)。"…アーゼ"は**酵素**を意味する語尾で,ペプチダーゼとは,アミノ酸同士を連結しているペプチド結合を切断する酵素を示す。エンドは"内側",エキソは"外側"を表わす接頭語である。したがって,エンドペプチダーゼはペプチド鎖の内側にあるペプチド結合を切断し,たんぱく質をいくつかの断片に分ける働きがある(図2－10)。これに対し,エキソペプチダーゼはペプチド鎖の端に作用して,アミノ酸や小ペプチドを切り離す。

糖質の消化酵素では,アミラーゼ,正式にはα－アミラーゼはエンド型であり,グルコアミラーゼ(マルターゼとよばれることもある)やイソマルターゼはエキソ型酵素である(図2－11)。

② 消化管の長軸方向における消化酵素の分布

胃液や膵液にはエンド型のたんぱく質消化酵素が含まれる(表2－2)。一方,エキソ型のたんぱく質消化酵素は主に小腸粘膜に分布する(表2－2)。糖質の消化酵素の場合は,エンド型のα－アミラーゼは唾液や膵液に分泌され,エキソ型のグルコアミラーゼやイソマルターゼは小腸粘膜に存在する。つまり,エンド型酵素はエキソ型酵素よりも上部の消化管に分布する。そのため,食物が消化管

エンドペプチダーゼ

アミノ末端 ─○─○─Ⓧ─○─○─Ⓨ─○─○─ カルボキシ末端

ペプシン
 X:フェニルアラニン,チロシン,ロイシン
 Y:フェニルアラニン,チロシン,ロイシン

トリプシン
 X:塩基性アミノ酸(リジン,アルギニン)

キモトリプシン
 X:芳香族アミノ酸(フェニルアラニン,チロシン,トリプトファン)

エラスターゼ
 X:脂肪族アミノ酸(グリシン,アラニン,バリン,ロイシン,イソロイシン)

- -

エキソペプチダーゼ

アミノ末端 ─○─○─○─○─○─○─○─○─Ⓧ─ カルボキシ末端

カルボキシペプチダーゼA
 X:中性アミノ酸

アミノ末端 ─Ⓧ─○─○─○─○─○─○─○─ カルボキシ末端

アミノペプチダーゼN
 X:中性アミノ酸

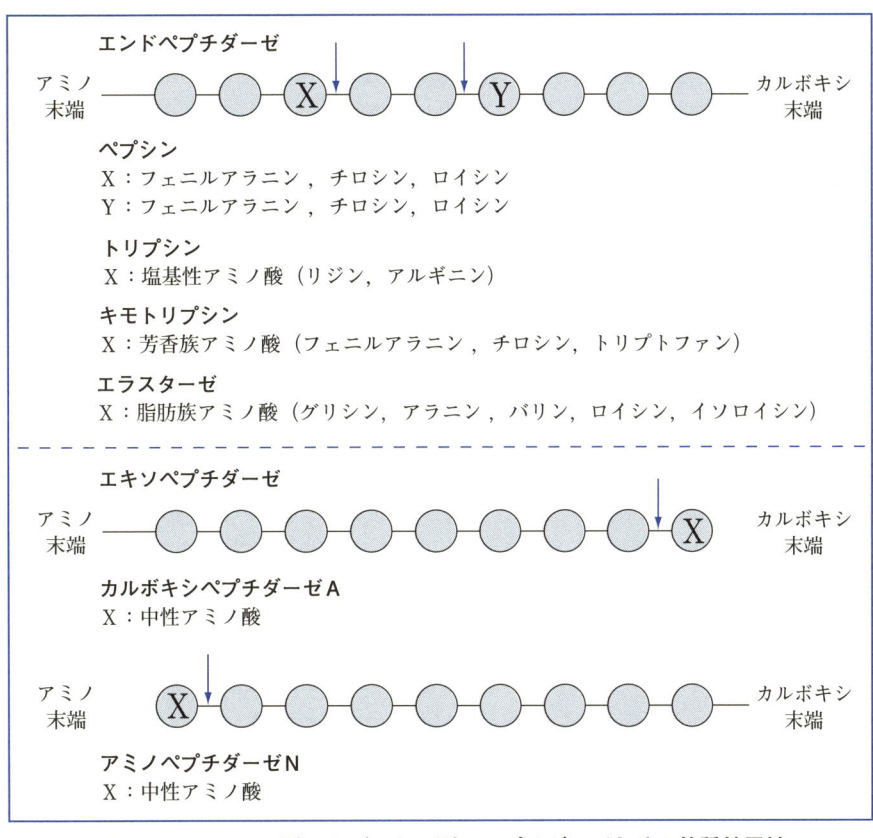

図2－10 エンド型およびエキソ型のペプチダーゼとその基質特異性

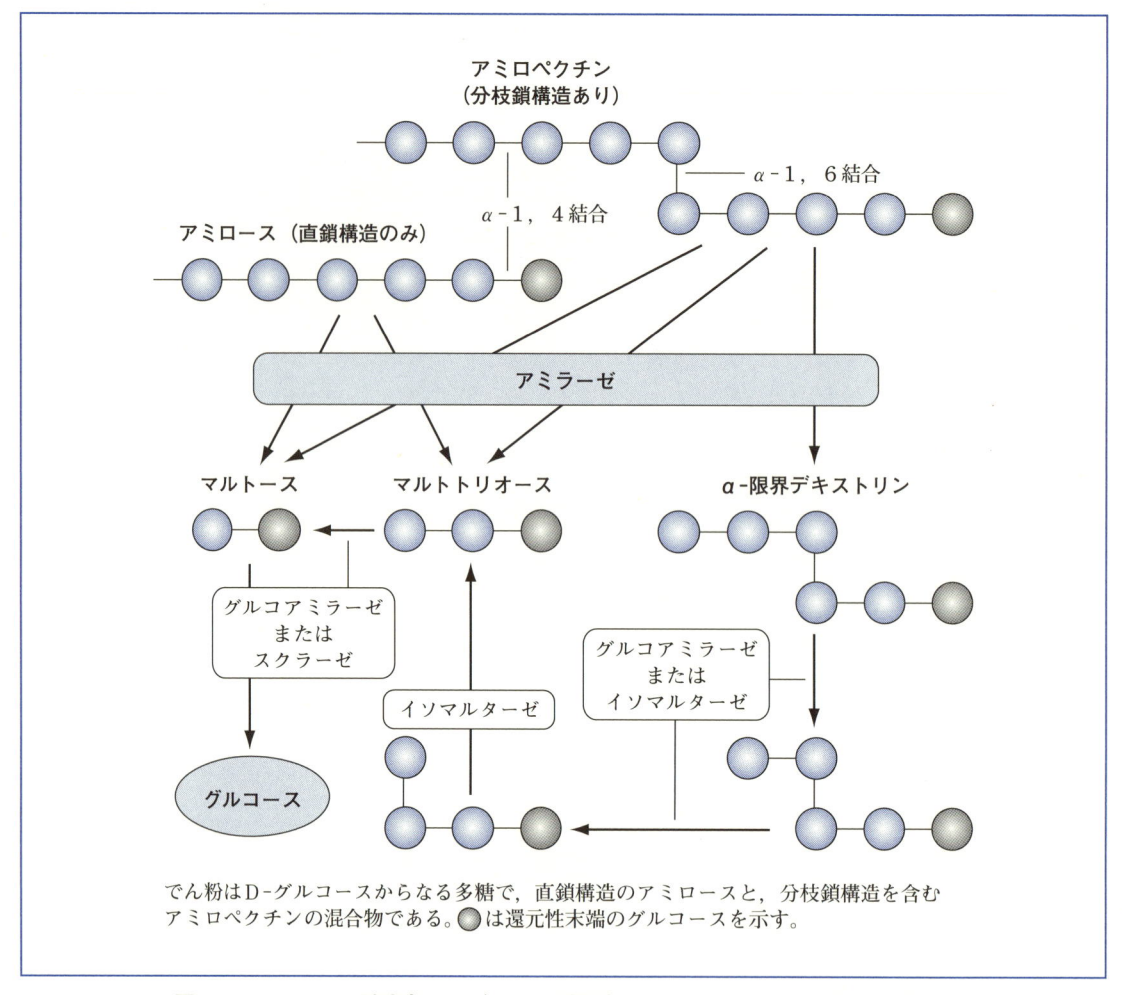

図2－11　エンド型酵素およびエキソ型酵素によるでん粉の消化過程の模式図

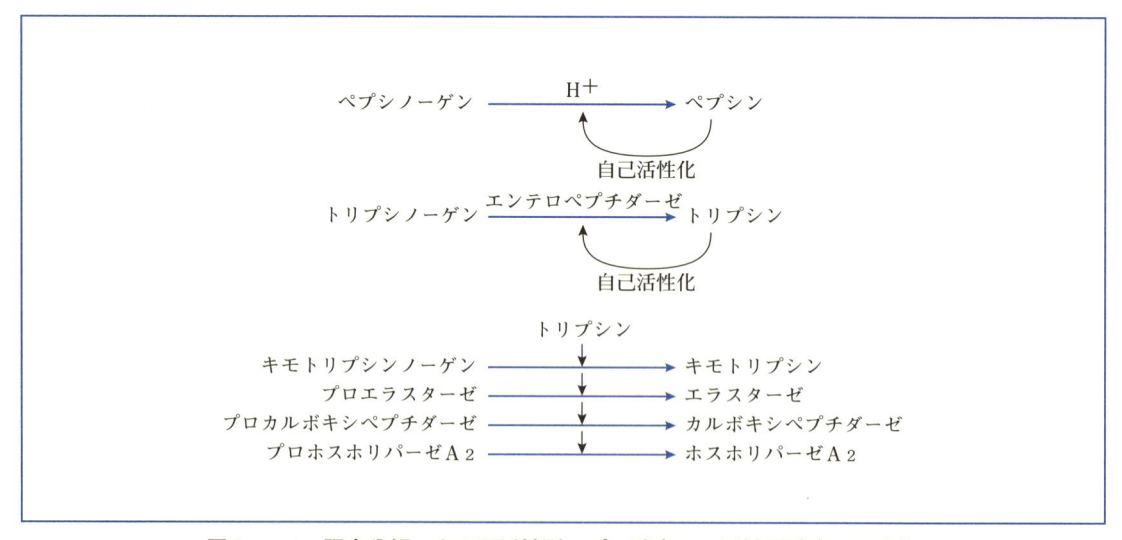

図2－12　限定分解による不活性型のプロ酵素から活性型酵素への変換

を下るのにともない，糖質やたんぱく質はまず断片化され，次いで構成ユニット（小ペプチド・アミノ酸，グルコース）が切り出される。

③ 至 適 pH

消化酵素の至適pHは，一般に各酵素の存在部位のpHに近い（表2-1，2）。胃の内腔は約pH 1の強い酸性で，生体内では極めて特殊な環境であるが，ペプシンの至適pHはほぼこの値である。

このような過酷な条件下では，多くのたんぱく質は変性してほぐされ，ペプシンが作用しやすくなる。口から侵入した微生物は，ほとんどが死滅する。

④ 不活性型の酵素前駆体（プロ酵素）から活性型酵素への変換

表2-2の酵素（特にたんぱく質消化酵素）のいくつかは，消化管管腔内に不活性型の酵素前駆体として分泌されたのち，活性型に変換される（図2-12）。

例えば，ペプシノーゲンは，その活性を阻害していたペプチド部分が胃酸のH^+イオンの働きにより切り離され，活性型のペプシンに変換される。ペプシンは，次々にペプシノーゲンに作用して，自己触媒的に活性型に変換する。

⑤ 活性化因子・阻害因子

消化酵素の活性に影響するユニークな物質が種々知られている。コリパーゼという膵臓由来のたんぱく質は，膵リパーゼを活性化する（表2-2）。

食品中にはたんぱく質消化酵素の阻害因子を含むものがあり，ダイズのトリプシン・インヒビターは有名である。α-グルコシダーゼ（グルコアミラーゼやスクラーゼ）の阻害物質は食後の血糖値の上昇を抑えるので，特定保健用食品や経口糖尿病薬に利用されている。

3）管腔内消化と膜消化

消化酵素には管腔内に分泌される管腔内消化酵素と，消化管粘膜，特に小腸の吸収上皮細胞の微絨毛膜に分布する膜消化酵素がある（表2-2）。それぞれの酵素による消化方式を管腔内消化および膜消化という。管腔内消化酵素の多くはエンド型で，膜消化酵素の多くは糖質やたんぱく質の最終的な消化（終末消化）を行うエキソ型酵素である。

仮に，終末消化が管腔内消化で行われると，反応生成物は吸収面までの長い距離を移動する必要があり，効率が悪い。膜消化では，酵素のすぐそばに各種輸送体があり，反応生成物は速やかに吸収上皮細胞に取り込まれる。つまり，膜消化は消化と吸収の連係プレーを可能にしている。

たんぱく質の終末消化酵素のいくつかは，吸収上皮細胞内に分布し，微絨毛膜から取り込まれたペプチドの細胞内消化を行う（表2-2）。

3．各器官における消化

（1）口腔における消化

口腔では食物を摂取し，食味を味わい，食物を選別し（魚の骨や梅干の種などの除去），食物を嚙みこなして細分化し，唾液とよく混ぜ，のみ込むというように，

本格的な消化・吸収の準備を進める。

1）物理的消化

　食物を噛みこなすことを咀嚼という。咀嚼は咀嚼筋という筋肉群の働きにより，下顎を上顎に対して動かして行われ，舌，口唇，頬の筋肉の運動が補助的に働く。咀嚼により食物は細分化され，唾液と混ざり，消化酵素が働きやすいように表面積が拡大される。しかし，それ以上に大事な咀嚼の役割は，食物の細片が散らばらないようにまとめ上げ，スムースにのみ込めるような食塊にすることである。

　食塊や流動物は，口腔，咽頭，食道の複雑な協調運動によって胃に運ばれる。この一連の運動が嚥下である。嚥下運動は主に反射的に行われる。嚥下の際は，咽頭と喉頭の境，および咽頭と鼻腔の境は閉じている。高齢者にしばしばみられる誤嚥は，この閉じ方が不完全で，食物などが気管に入る危険な状況である。

2）化学的消化

　口腔ではでん粉の化学的消化が行われる。日本人の食事では，総エネルギー摂取量に対するでん粉の比率はほぼ50％である。でん粉はα-アミラーゼにより，直鎖の少糖（オリゴ糖）やα-限界デキストリンに断片化される。しかし，唾液アミラーゼは加熱調理などで糊状になったでん粉を分解できるが，生でん粉には作用しない。また，唾液アミラーゼの至適pHは6.6～6.8で，胃はよい働き場ではなく，唾液アミラーゼの作用時間は限られる。したがって，唾液アミラーゼによるでん粉の消化は部分的である。

（2）胃における消化

1）物理的消化

　食物が胃に入ると，さらに収容できるように，胃体上部が弛緩する（適応弛緩）。また，胃液の分泌が盛んになり，胃の中ほどから幽門に向かい活発な蠕動が起こる。水分の増加とこの運動により，胃内容物は十分に混和・粉砕され，次第に糜粥とよばれる半流動体になる。糜粥は蠕動のポンプ作用により，少しずつ十二指腸へ送られる（1回に1～3mL程度）。

2）化学的消化

　胃では3大栄養素の化学的消化が本格化する。

　その主役はペプシンである。ペプシンは酸分泌腺の主細胞からペプシノーゲンとして分泌され，壁細胞から分泌される胃酸により活性化される。ペプシンは，ほかのたんぱく質が変性してほぐれるような強酸性に至適pHをもつ（表2-2）。胃内腔はペプシンにとって格好の働き場である。このような環境下で，ペプシンは食物や微生物由来のたんぱく質を攻撃し，ペプチドに分断する。

　胃では消化管全体で分解される脂肪のうち，20～30％が分解される。担当役は胃リパーゼと舌リパーゼであるが，両者はよく似たたんぱく質で，トリアシルグリセロールをジアシルグリセロールと遊離脂肪酸に分解する（図2-9B）。

　唾液アミラーゼにとって胃はよい働き場ではないが，胃酸が食塊に浸透するまで（30分ほど）はその活性が維持され，でん粉の消化が部分的に進む。

（3）小腸における消化

1）物理的消化

小腸では胃から送られた糜粥に，膵液・胆汁・腸液などが加わって液状化が進むので，蠕動運動や分節運動による攪拌・細分化の効率が増す。また，水分量の増加によって，物質が溶けやすくなる。

2）化学的消化

小腸では，胃において本格化した化学的消化を引き継ぎ，最終的な消化すなわち終末消化へと進める。

糜粥が胃から十二指腸に送られると，HCO_3^- に富む膵液や十二指腸液が分泌され，胃酸を中和する。また，脂質のエマルジョン化・ミセル化に必要な胆汁が分泌される（図2－13）。こうして，化学的消化のお膳立てが整う。小腸での化学的消化は，膵液由来の管腔内消化酵素および小腸の膜消化酵素や細胞内酵素が担当する。

膵液は消化酵素の宝庫であり，特にたんぱく質消化酵素はバラエティーに富む（表2－2）。ペプシンの作用で生じたペプチドに，基質特異性の異なるエンドペプチダーゼ（トリプシン・キモトリプシン・エラスターゼなど）が次々に作用することで，断片化が効率よく進む。さらに，膵液や微絨毛膜のエキソペプチダーゼの働きにより，アミノ酸やジペプチドが切り出され，次第に小ペプチドへと変えられる。小ペプチドはそのまま吸収される（p.66）か，膜消化酵素によりアミノ酸へと分解される。吸収された小ペプチドの多くは，細胞内ペプチダーゼによってアミノ酸に分解される。

唾液アミラーゼによるでん粉の部分的な消化は，膵アミラーゼによりさらに進み，直鎖の少糖類やα-限界デキストリンへの分解が完成する（図2－11）。こうして生じた2～9個のグルコースからなるさまざまな中間産物は，グルコアミラーゼやイソマルターゼのようなエキソ型の膜消化酵素により分解され，グルコースを遊離する。一方，食物中のスクロース，ラクトース，トレハロースなどの二糖類

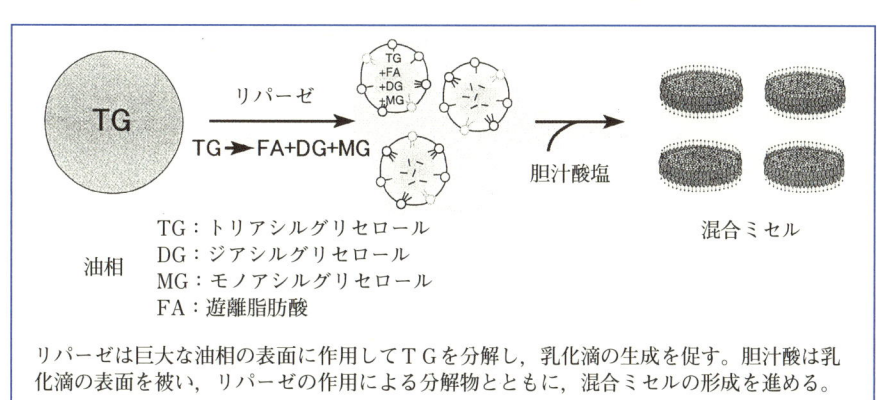

出典）U.Hopfer 'Digestion and Absorption of Basic Nutritional Constituents' T.M.Devlin(ed.) "Text Book of Biochemistry with Clinical Correlations", p.1078, 1997

図2－13　脂肪の消化と混合ミセルの形成

は，小腸に入るまではほとんど消化されない。これらは，各々に対応した基質特異性をもつ**二糖類水解酵素**（表2-2）により膜消化され，単糖に分解される。

　小腸での脂肪消化の主役は**膵リパーゼ**である。このリパーゼはコリパーゼと結合して，トリアシルグリセロールのエマルジョンに作用し，脂肪酸と2-モノアシルグリセロールに分解する。また，この酵素は1,2-ジアシルグリセロールを脂肪酸と2-モノアシルグリセロールに分解する。膵臓からは，コレステロールや脂溶性ビタミンの脂肪酸エステルを分解できる別のリパーゼも分泌されている。このリパーゼがトリアシルグリセロールを基質とする場合には，胆汁酸塩による活性化が必要である（表2-2）。

　食物中のコレステロールは大部分が遊離コレステロールであるが，10～15%は**コレステロールエステル**である。コレステロールエステルは，膵液のコレステロールエステラーゼにより，遊離コレステロールと脂肪酸に分解されてから吸収される。

（4）大腸における発酵

　大腸には，**食物繊維**（ヒトの消化酵素で消化されない食品中の難消化性成分の総体）をはじめ，消化液，粘膜から剥離した細胞，血液由来の尿素など，"細菌にとっての栄養素"が流入する。大腸内は温度もほどよく，内容物が長時間留まるので，数百種の細菌が数百兆から数千兆個住んでいる。**大腸内細菌**の総重量は腎臓や脾臓とほぼ同じで，その全体がもつ酵素の種類や活性は肝臓に匹敵する。セルロースはヒトの大腸内ではほとんど分解されないが，大腸内細菌はほかの難消化性糖質の多くを単糖類に分解して利用する。単糖類は嫌気的に代謝され，短鎖脂肪酸，水素やメタンなどの独特の物質を生成する。**難消化性糖質**のエネルギーは，最大で約60%が短鎖脂肪酸に変換される。短鎖脂肪酸は大腸の上皮細胞の主要なエネルギー源となり，粘膜の血流量・酸素供給量の増加や，上皮細胞の増殖促進その他の効果を示す。また，カルシウムを可溶化し，その吸収を助ける。大腸内に入ったたんぱく質や尿素は，大腸内細菌によりアミノ酸やアンモニア，アミン類などに代謝される。

　腸内細菌による発酵では，消化（分解）ばかりでなく，**ビタミン**（例えばビタミンK）や**必須アミノ酸**（例えばリジン）などが合成され，ヒトの栄養に役立っている。その一方，有害物質を産生し，ヒトの健康に不利益となる菌種が少なくない。有益菌が優性となるような食事・食生活を心がけることが大切である。

4. 吸収部位

（1）消化管を縦断的にみた場合の物質の吸収の場

　消化管を長軸方向つまり縦断的にみると，物質吸収の場は小腸と大腸である。
　胃はエタノールやアスピリンなどを吸収するが，これは非生理的な現象である。胃粘膜の表層粘液細胞は，**ムチン**という糖たんぱく質や重炭酸イオン（HCO_3^-

に富むアルカリ性の粘液を分泌する。この粘液は粘膜表面をゲル状におおい，胃酸やペプシン，また食塊による傷害作用から粘膜を保護している。エタノールやアスピリンはこの関門を破壊して粘膜組織内に侵入する。栄養素の吸収の場として，胃の役割は無視してよい。

（2）消化管を横断的にみた場合の物質の吸収の場

消化管での吸収は，管腔内の物質を上皮組織を通過させて真の体内に入れ，さらに循環系に取り込む過程である。このように消化管内腔から漿膜側への向き，つまり横断的にみると，吸収の主役は上皮組織である。なぜなら，この上皮組織の通過過程が吸収過程全体の速さを決定し，吸収される物質を選択するからである。

5．吸収の仕組み

吸収の仕組みの核心部は，物質が上皮組織を通過する過程である。

上皮組織を通過する物質の移動を**経上皮輸送**という。その経路には，メインルートの**経細胞経路**，それに**傍細胞経路**がある（図2－14）。傍細胞経路では，管腔内の物質はタイト結合の狭いすき間を通り，細胞間腔に至る。タイト結合は上皮細胞同士を結合する細胞間接着装置の一種である。経細胞経路では，物質は管腔面に露出している頂部膜（小腸では微絨毛膜）を通って上皮細胞内に入り，底面および側面の細胞膜である側底膜を通って出る。

（1）経細胞輸送

経細胞輸送のポイントは，細胞膜における輸送である。ある物質Aがこの膜を境に，異なる濃度で存在し，この膜を通過できるなら，濃度の高い方から低い方へ移動する（図2－15A）。その逆は自然には起こらない。一方，正の電荷をもつ物質A^+の場合は，負の電荷をもち，膜を通過できない物質B^-が膜の左側に十分量共存すると，A^+の移動は抑えられる（図2－15B）。このように，物質輸送は，物質の濃度と溶液の電位などによって定まる**電気化学ポテンシャル**という量に左右される。

細胞膜でのある物質の輸送現象は，その駆動力となる電気化学ポテンシャル勾配に従う**受動輸送**と，これに逆らう**能動輸送**に大別される。さらに，受動輸送は単純拡散と促進拡散に，能動輸送は一次性能動輸送と二次性能動輸送に分けられる。

細胞膜の基本構造は脂質二重層膜であるが，単純拡散は，脂質二重層膜以外に特別な仕掛けを必要としない輸送方式である。一般に，脂溶

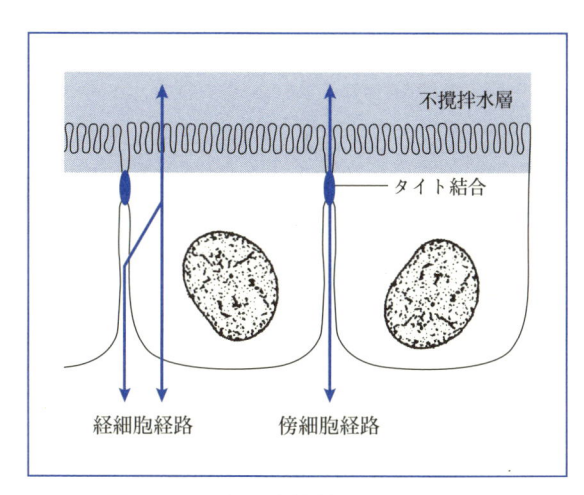

図2－14　経上皮輸送の方式の模式図

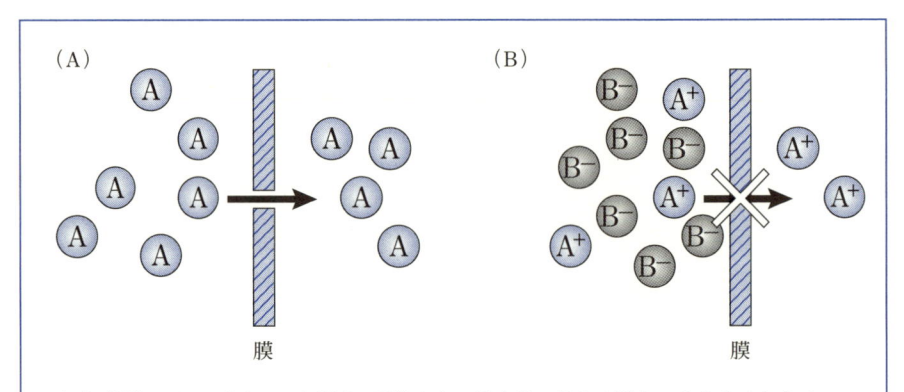

(A) 物質Aが，AまたはA⁺専用の通路をもつ膜を境に異なる濃度で存在するとする。この場合，濃度勾配が駆動力となって，Aは左側から右側へと移動する。
(B) 濃度勾配はA⁺を左から右へ移動させるように働いているが，B⁻の負電荷によりそれが阻まれる。

図2−15　物質の移動の駆動力のイメージ

性物質は脂質膜を単純拡散により通過できる。O_2やN_2のようなガス状の低分子は，膜の通過速度が極めて大きい（図2−16）。水溶性物質であっても水やエタノールなどの非荷電の低分子は膜を通過できる。しかし，グルコース（分子量180）ほどの大きさになると，膜の通過性は著しく低い。さらに，電荷をもつ水溶性物質（Na^+やCa^{2+}，Cl^-など）は，脂質二重層を通過できない。

一方，細胞膜には，脂質二重層を通過できない物質を通過させる種々の仕掛けがある。このような方式による受動輸送を**促進拡散**といい，その仕掛けのひとつに**イオンチャネル**がある（図2−17）。イオンチャネルは細胞膜を貫通するたんぱく質が集まって構成され，その中央部にイオンを選択的に通す細孔がある。また，イオンチャネルと同様に細胞膜貫通型で，グルコースやアミノ酸の通過を促す**輸送体**とよばれるたんぱく質がある。輸送体には促進拡散を行うものと，二次性能動輸送を行うものがある。

能動輸送とは，電気化学ポテンシャルに逆らう物質輸送のことで，エネルギーの供給を必要とする。例えば，ベルトコンベアをイメージするとよい。この装置は電気エネルギーを利用してモーターを回し，位置エネルギーに逆らって，ある物体を上に運ぶ（図2−18）。

ところで，Na^+の濃度は細胞内に比べて細胞外が高く，K^+の濃度は逆に細胞内に比べて細胞外が低い（図2−19）。したがって，Na^+には細胞内へ流入する方向へ，またK^+には細胞外へ

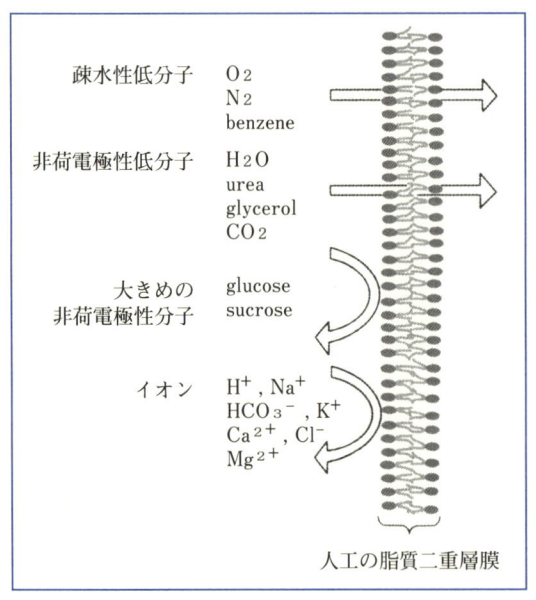

疎水性低分子　O_2　N_2　benzene
非荷電極性低分子　H_2O　urea　glycerol　CO_2
大きめの非荷電極性分子　glucose　sucrose
イオン　H^+, Na^+　HCO_3^-, K^+　Ca^{2+}, Cl^-　Mg^{2+}

人工の脂質二重層膜

出典）B.Alberts, D.Bray, J.Lewis M.Raff, K.Roberts, J.D.Watson(eds.) "Molecular Biology of the Cell : 2nd edition" p.301, 1989

図2−16　脂質二重層膜の物質透過性

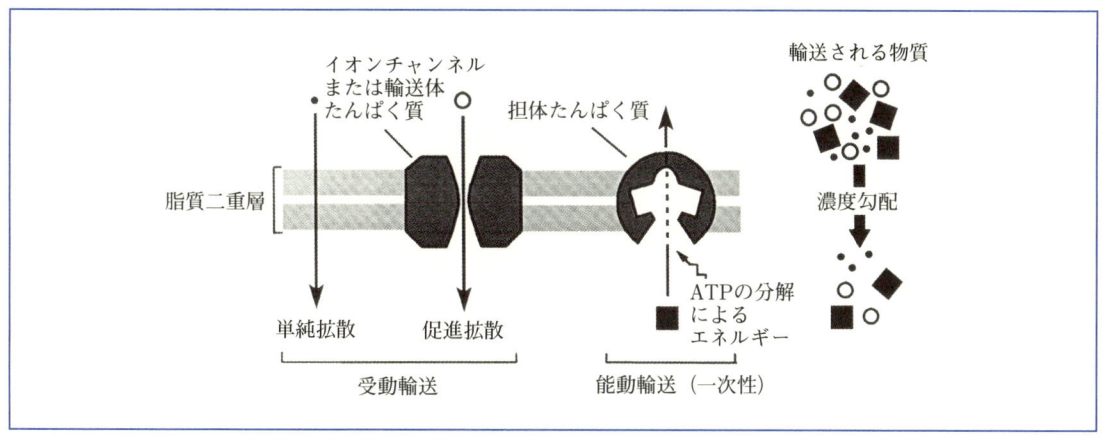

図2－17　細胞膜における物質の輸送方式

流出させる方向の駆動力が働いている。両イオンのこの不均等な分布は**Na^+-K^+交換ポンプ**という素子により作られ，これから述べる物質輸送はもとより，神経活動や筋収縮をはじめ，多彩な生命現象の最も重要な基盤である。このポンプの実体はNa^+とK^+により活性化される**ATP分解酵素（Na^+, K^+-ATPase）**であり，仕事振りは電気エネルギーを利用するベルトコンベアに似ている。すなわち，ATPの分解に伴うエネルギーを利用し，電気化学ポテンシャル勾配に逆らって，Na^+を細胞外に汲み出し，同時にK^+を細胞内に汲み込む。このように，ATPの分解に伴うエネルギーなどを直接に利用する能動輸送の方式は，**一次性能動輸送**といわれる。

　二次性能動輸送は，ベルトコンベアで運び上げられた物体の位置エネルギーを利用し，Aが下がるのに共役させて，別の物体を滑車で引き上げるのに似ている（図2－18）。二次性能動輸送の一例に，小腸の微絨毛膜におけるグルコースの能動輸送がある。この場合，**Na^+-グルコース共輸送体1**（sodium-glucose

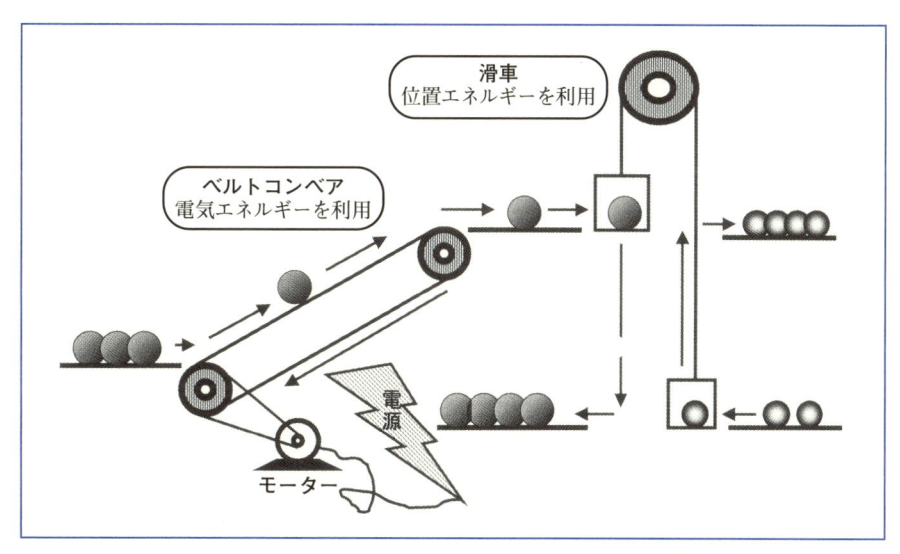

図2－18　電気エネルギーを利用して，ベルトコンベアで物体を持ち上げ，その物体の位置エネルギーを利用して，別の物体を滑車で持ち上げるシステム

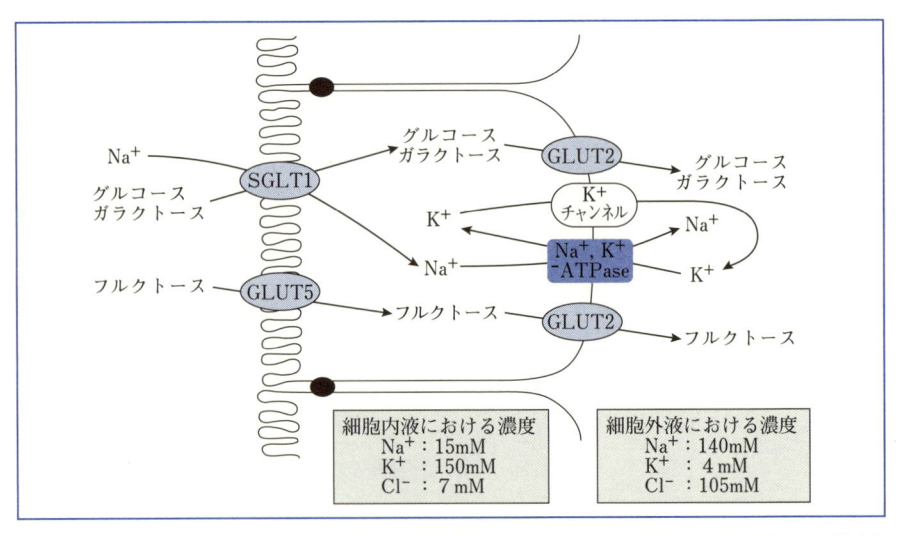

図2－19　二次性能動輸送の仕組み（小腸粘膜上皮における単糖類の経細胞輸送の場合）

cotransporter 1：**SGLT1**）が滑車の役目をする。すなわち，SGLT1 は Na^+ の駆動力を利用し，Na^+ の道連れにグルコースを管腔から細胞内に汲み上げることができる。

　輸送体には SGLT1 のように，同時に二種以上の物質の輸送を共役的に行うものがある。**共輸送体**は各物質を同じ方向に，**対向輸送体**（逆輸送体ともいう）は逆方向に輸送する。**単輸送体**は一種類の物質のみを輸送し，促進拡散を行う。

（2）傍細胞輸送

　経上皮輸送経路には，メインルートの経細胞経路のほかに傍細胞経路がある。傍細胞輸送では，輸送体のような機能素子は関与せずに，タイト結合の透過性にしたがって，水や低分子の電解質などが単純拡散により輸送される。胃や大腸の上皮ではタイト結合の密着性が高い。小腸ではその密着性が低く，傍細胞経路の電気伝導性が経細胞経路よりも高い。

（3）サイトーシス

　細胞膜での物質輸送には，電子顕微鏡で見えるダイナミックな形態変化を伴う方式があり，サイトーシスとよばれる。**エンドサイトーシス**では，細胞膜の一部

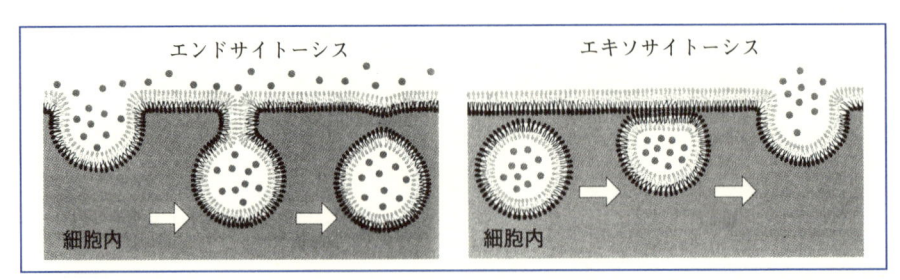

出典）B.Alberts，D.Bray，J.Lewis，M.Raff，K.Roberts，J.D.Watson(eds.)"Molecular Biology of the Cell : 2nd edition" p.324，1989

図2－20　サイトーシスの模式図

が陥入して袋状になり，次いでその部分がちぎり取られてできた小胞の中に，細胞外の物質が取り込まれる（図2－20）。

エキソサイトーシスでは，細胞内の小胞が細胞膜と融合して開口し，小胞内の物質が細胞外に放出される。エキソサイトーシスは，酵素の分泌のほか，脂質の吸収（p.67）において重要である。

6．栄養素の吸収経路

経細胞輸送では，各栄養素は微絨毛膜を通過し，細胞内を移動して，側底膜から細胞外に出る。上皮組織を通過した物質は，絨毛の毛細血管網や中心乳糜管に向かう水の流れ（p.70）に乗る。

毛細血管には直径8～9 nmの小孔がたくさん（ただし，その総面積は毛細管壁の面積の0.1％以下）あり，水や低分子の水溶性物質（直径＜1 nm）はこれを通って血管内に入る。しかし，直径7 nmの血清アルブミンほどの大きさの粒子は，孔のふちに弾かれ，血管内に入る確率は極めて小さい。

一方，中心乳糜管の内皮細胞には細胞間にすき間があり，直径10μmまでの粒子なら通過できる。血流量はリンパ流量よりはるかに大きい（1,000倍以上）ので，一般的に，上皮組織を通過した物質のほとんどは血流に入り，毛細血管壁を通過できない大きな粒子がリンパ管に入ると理解してよい。

絨毛の毛細血管に入った物質は，**門脈**（にゅうびかん）を経て肝臓に行く。中心乳糜管に入った物質は，腸リンパ本管や胸管を経て，左の鎖骨下で静脈系に合流し，全身に循環される。

次に，各栄養素の吸収経路の概略を，特に小腸を中心において述べる。

（1）糖質の吸収経路

糖質の消化で生じた**グルコース**は，SGLT1によりNa$^+$と共輸送されて微絨毛膜を通過し，細胞内に入る（図2－19）。次いで，細胞内を拡散し，側底膜のGLUT2（glucose unitransporter 2）という単輸送体により，促進拡散されて細胞外に出る。この過程が順調に進むには，管腔側にNa$^+$が存在し，またNa$^+$が側底膜から汲み出され，管腔側から細胞内に向かうNa$^+$の駆動力が確保され必要がある。Na$^+$を汲み出すNa$^+$-K$^+$交換ポンプがうまく働くためには，細胞内K$^+$が多すぎたり，細胞外K$^+$が少なすぎると具合が悪い。

側底膜にはK$^+$チャンネルがあり，これが細胞内のK$^+$を細胞外にリサイクルさせて，このような事態を防いでいる。**ガラクトース**は，グルコースと同様の経路で上皮細胞を通過する。

一方，**フルクトース**はSGLUT1への親和性が低いので，フルクトースに特異的なGLUT5により微絨毛膜を促進拡散される。ガラクトースやフルクトースは，ヒトの吸収上皮細胞ではあまり代謝されず，肝臓でグルコースなどに転換される。SGLUT1やGLUT5は二糖類への親和性が極めて低いので，二糖類は膜消化を受けて単糖類に分解される必要がある。

（2）アミノ酸・ペプチドの吸収経路

吸収上皮細胞の微絨毛にはさまざまな**アミノ酸輸送系**が存在し，遊離のアミノ酸を細胞内に取り込む。各輸送系の多くは基質特異性が一部重複し，またNa^+輸送と共役して二次性能動輸送を行う系もあれば，Na^+に依存しないものもある（表2－3）。側底膜のアミノ酸輸送系のうち，Na^+非依存性の系が細胞外への輸送を行う。

一方，種々のペプチドが経腸栄養剤の窒素源，あるいは特定保健用食品や経口医薬品に利用されている。一般にジペプチドやトリペプチドは，同じ組成のアミノ酸混合物よりも吸収がよい。ペプチドは，微絨毛膜の**H^+／ペプチド共輸送体**（hydrogen ion/peptide cotransporter 1：HPEPT1）により，二次的に能動輸送される。HPEPT1は種々のジペプチドやトリペプチド，さらにはβ-ラクタム系抗生物質などを手広く輸送するが，テトラペプチド以上のペプチドや遊離アミノ

表2－3 小腸吸収上皮細胞のアミノ酸輸送系の特徴

輸送系	輸送される基質	輸送から除外されるアミノ酸	Na^+勾配依存性	他のイオンの関与
微絨毛膜				
B	中性α-アミノ酸	イミノ酸，β-アラニンは輸送しない	(+)	(−)
$B^{0, +}$	中性α-アミノ酸 塩基性アミノ酸 シスチン		(+)	(−)
$b^{0, +}$	中性α-アミノ酸 塩基性アミノ酸 シスチン		(−)	(−)
y^+	塩基性アミノ酸	シスチンは輸送しない	(−)	(−)
IMINO	イミノ酸 （プロリン，ヒドロキシプロリン） ピペコリン酸		(+)	Cl^- (Na^+：Cl^-：Prp＝2：1：1)
β	β-アミノ酸 タウリン		(+)	Cl^- (Na^+：Cl^-：タウリン＝2 or 3：1：1)
X^-_{AG}	酸性アミノ酸 AC （アスパラギン酸，グルタミン酸）		(+)	K^+ (Na^+：アミノ酸：K^+＝3：1：1) K^+は細胞外へ移動
側底膜				
A	中性α-アミノ酸 イミノ酸		(+)	血中からアミノ酸の小腸細胞内への取り込み
ASC	炭素数が3または4の中性 アミノ酸 （アラニン，セリン，システイン）		(+)	
asc	炭素数が3または4の中性 アミノ酸 （アラニン，セリン，システイン）		(−)	小腸細胞から血中へのアミノ酸の移行
L	中性アミノ酸	イミノ酸は輸送されない	(−)	
y^+	塩基性アミノ酸		(−)	

出典）南　久則「たんぱく質の消化吸収」細谷憲政監修，武藤泰敏編集『消化・吸収－基礎と臨床』第一出版，2002

酸は輸送できない。細胞内に取り込まれたペプチドの多くは，細胞内ペプチダーゼの作用でアミノ酸に分解され，アミノ酸輸送系により側底膜から細胞外に輸送される。しかし，一部はそのまま側底膜のHPEPT1により細胞外に出される。

細胞外に出た遊離アミノ酸やペプチドは，門脈を経て肝臓に行く。

(3) 脂質の吸収経路

脂質は単純拡散あるいは特異的な輸送体により，微絨毛膜を通過すると考えられている。一方，小腸の吸収上皮細胞の表面には，管腔内液とは容易に混ざらない**不攪拌水層**がある。脂質の分解産物のうち，長鎖脂肪酸（炭素数14以上）やコレステロールは難水溶性で，この水層を通過しにくい。これらの物質は胆汁酸やモノアシルグリセロールなどと**混合ミセル**（図2－13）をつくり，この水層を通過する。

微絨毛膜から細胞内に入った脂質は，滑面小胞体で中性脂肪などに再合成されたのち，アポリポたんぱく質と合体して**リポたんぱく質**を形成する（図2－21）。

脂質の摂取後に小腸でつくられるリポたんぱく質は，**キロミクロン**が主である。キロミクロンは，エキソサイトーシスにより側底膜から分泌されるが，その直径は100nm以上もあり，毛細血管内に入れないので，中心乳糜管に入る。

消化・吸収不良の患者のエネルギー源に，中鎖脂肪が用いられることがある。中鎖脂肪はリパーゼによりほぼ完全に分解され，遊離の中鎖脂肪酸（炭素数8～12）を生じる。中鎖脂肪酸は混合ミセルに取り込まれずに微絨毛膜を通過し，中鎖脂肪に再合成されずに側底膜から出て，毛細血管に入り，血清アルブミンに結合して門脈経由で肝臓へ運ばれる。

胆汁酸の一部は小腸全域で受動的に再吸収されるが，ほとんどは回腸微絨毛膜のNa^+-胆汁酸共輸送体により，能動的に再吸収される。次いで，門脈を経て肝臓に入り，再利用される。これを胆汁酸の**腸肝循環**という。

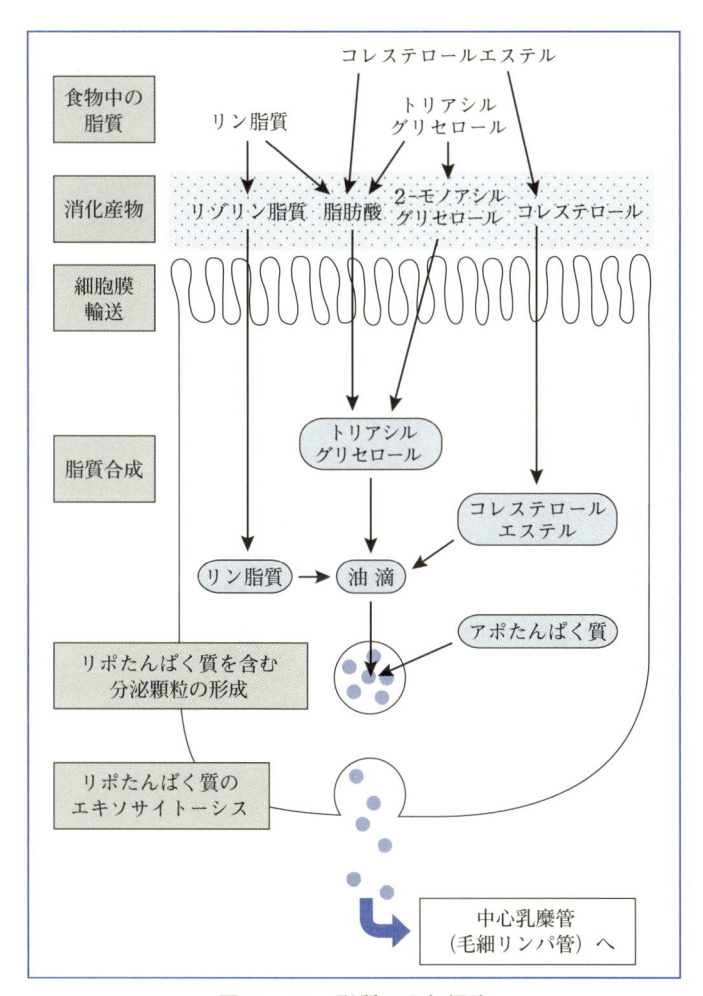

図2－21　脂質の吸収経路

表2-4 ビタミンの腸管吸収

	食品中での化学形	腸管吸収時の化学形	微絨毛膜輸送
ビタミンB_1	チアミン	チアミン	促進拡散
ビタミンB_2	フラビンモノヌクレオチド	リボフラビン	Na^+駆動性能動輸送
ナイアシン	ニコチンアミドアデニンジヌクレオチド	ニコチンアミド	単純拡散
ビタミンB_6	ピリドキサミン-5-リン酸 ピリドキサル-5-リン酸 ピリドキシン	ピリドキサミン ピリドキサル ピリドキシン	単純拡散 単純拡散 単純拡散
葉酸(プテロイルグルタミン酸)	プテロイルポリグルタミン酸	プテロイルグルタミン酸	pH勾配駆動性能動輸送
ビタミンB_{12}	コバラミン-タンパク質複合体	コバラミン-内因子複合体	受容体仲介性エンドサイトーシス
ビオチン	ビオチン	ビオチン	Na^+駆動性能動輸送
パントテン酸	コエンザイムA	パントテン酸	Na^+駆動性能動輸送
ビタミンC	アスコルビン酸 デヒドロアスコルビン酸	アスコルビン酸 デヒドロアスコルビン酸	Na^+駆動性能動輸送 促進拡散

出典) S.W.Lacey, R.H.Seidel, Jr., 'Vitamin and Mineral Absorption' T.Yamada, D.H.Alpers, L.Laine, C.Owyang, D.W.Powell, (eds) "Textbook of Gastroenterology Vol. 1" Lippincott Williams & Wilkins, p.474, 1999に基づき作成

(4) ビタミンの吸収経路

脂溶性ビタミン(A, D, E, K)の吸収経路は,基本的に脂質の場合と同様と考えてよい。すなわち,混合ミセルに取り込まれて吸収上皮細胞内に入り,キロミクロンの成分として分泌される。したがって,食物中の脂質が少ないと混合ミセルの形成が不十分となり,一般に脂溶性ビタミンの吸収は悪くなる。

水溶性ビタミンは,それぞれ特別な仕組みで吸収される。吸収前に管腔内や微絨毛膜表面で化学的消化を必要とするものもある。

微絨毛膜の輸送体が知られているビタミンもある(表2-4)。なお,**ビタミンB_{12}**(コバラミン)は,胃粘膜の壁細胞が分泌する**内因子**という糖たんぱく質に結合して回腸でまで行き,コバラミン-内因子複合体を結合する受容体の働きにより,微絨毛膜から取り込まれる。

(5) 無機質(ミネラル)の吸収経路

ミネラル(mineral)の元来の意味は鉱物のことであり,栄養学の分野では従来から,生物が生産するたんぱく質,脂質,糖質,核酸などの有機物の主要元素である炭素,水素,酸素,窒素以外の元素の総称として,習慣的にミネラルまたは無機質の語が用いられている。本項もこの幅広い捉え方にならうこととする。食事摂取基準が策定されているミネラルは,マグネシウム,カルシウム,リン,鉄,クロム,モリブデン,マンガン,銅,亜鉛,セレン,ヨウ素,ナトリウム,カリウムである。これらのほとんどがイオンの形で,それぞれ異なる仕組みで経上皮輸送されたのち,門脈を経由して肝臓に入る。

Ca^{2+}は主に小腸上部で吸収され,その方式には能動輸送と受動輸送とがある。前者は活性型のビタミンDによって強く促進される。また,最近は小腸とともに大腸がCa^{2+}の吸収部位として重要であることが知られるようになった。大腸内で生

成する短鎖脂肪酸がCa^{2+}を可溶化して，その吸収を助けるためと考えられている。

鉄はヘム（ポルフィリンの鉄錯体）あるいは鉄イオンの形で，それぞれ別個の仕組みで，主に十二指腸において吸収される。鉄イオンよりもヘムの吸収の方が速やかとされている。ヘムはミオグロビンやヘモグロビンとして食肉中に豊富に含まれるが，たんぱく質部分の消化にともない遊離して，吸収される。鉄イオンは野菜などに含まれるが，還元型のFe^{2+}の方がFe^{3+}よりも速やかに吸収される。したがって，アスコルビン酸のような還元性物質は鉄の吸収をよくする。一方，植物性食品に多いフィチン酸は，鉄イオンを結合してその吸収を悪くする。

個々のミネラルの吸収経路の説明は省くが，Na^+の吸収は多くの栄養素や水の吸収と密接に関連しており，その理解は大切なので，ここで述べる。

Na^+の1日の摂取量は約5g（食塩として約13g）であるが，消化液などの分を合わせ，その数倍のNa^+が消化管管腔内に入る。その大部分は小腸と大腸で吸収され，大便中には少量しか排泄されない。

Na^+の吸収の仕組みは，微絨毛膜での輸送方式の違いから3つに分かれる。ただし，Na^+を側底膜から汲み出すのはどの場合もNa^+-K^+交換ポンプである。

1）Na^+/H^+対向輸送体

この輸送体はNa^+とH^+を1：1の割合で対向輸送する（図2－22）。小腸から大腸まで広く分布し，Na^+吸収の大黒柱であるとともに，管腔側にH^+を汲み出すことにより，微絨毛膜表面のH^+濃度を細胞内の10倍以上に維持する。このH^+濃度の勾配が小ペプチドの吸収に役立つ（p.66）。なお，細胞内では，細胞内呼吸の産物である炭酸（H_2CO_3）の解離により絶えずH^+とHCO_3^-とが生成している。HCO_3^-は，Cl^-/HCO_3^-対向輸送体により管腔側に出され，代わりにCl^-が細胞内に入る。Cl^-が側底膜から出る仕組みはよくわかっていないが，いずれにしても，H^+とHCO_3^-の分泌と入れ換えにNaClが吸収される。

2）Na^+/栄養素共輸送体

小腸の吸収上皮細胞の微絨毛膜には，すでに述べたように栄養素をNa^+と共輸送する輸送体が種々存在する。特に，SGLUT1やNa^+/アミノ酸共輸送体は輸送能が大きく，食後はNa^+吸収のメインルートとなる。すなわち，食後はグルコースやアミノ酸の管腔内の濃度が高いので，これらがNa^+を引き連れて細胞内に入る格好になる。

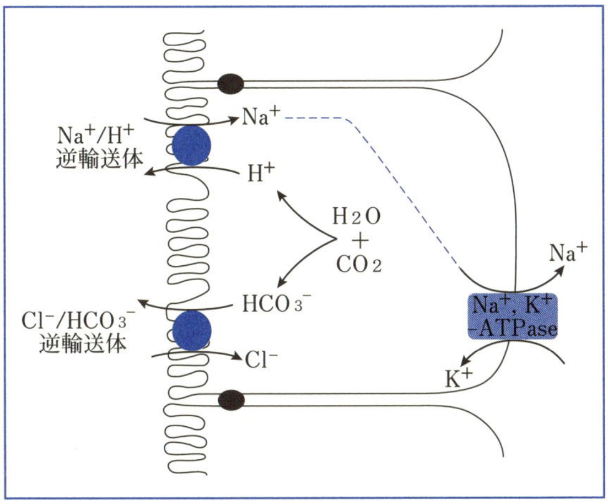

3）アミロライド感受性Na^+チャネル

大腸にはアミロライドという利尿薬に感受性のあるNa^+チャネルが存在し，Na^+の吸収に一役買っている。このチャネルは，低濃度の液からも効率よくNa^+を輸送する。

図2－22 Na^+/H^+逆輸送体によるNa^+の吸収

（6）水の吸収経路

　消化管管腔内には1日に約9Lもの水が入るが，食物や飲み水からは1.5～2Lに過ぎず，残りは消化液に由来する。しかも，消化管はその98％近くを吸収し，うち約85％は小腸で，残りは大腸で吸収される（図2－23）。

　水は**浸透圧差**を駆動力に輸送される。したがって，小腸は内容物が低張ならば水を吸収し，逆に高張なら水を分泌して，内溶液を等張に保つように働く。消化管を下るにつれて，単糖類やアミノ酸，それにNaClが吸収されるので，管腔内と上皮組織の細胞間隙との間に浸透圧差が生じ，これが駆動力になって水が輸送される（図2－24）。

　その結果，細胞間隙の静水圧が上昇するが，タイト結合の方は行く手を阻まれており，抵抗の小さい基底部に向かう水の流れが生じる。この流れは上皮組織を通過した栄養素を乗せ，毛細血管や中心乳糜管へと運ぶ。大量に分泌される消化液が，その水源の役目を果たしている。

　開発途上国では下痢を原因とする**Na^+の損失を伴う脱水症**のために，多くの子供達が命の危険にさらされているが，その救命に**経口補水液**（oral rehydration solution）が役立っている。これはグルコースの配合により，水とNa^+の補給を促す塩類溶液で，水やNa^+の吸収の仕組みを巧みに利用している。

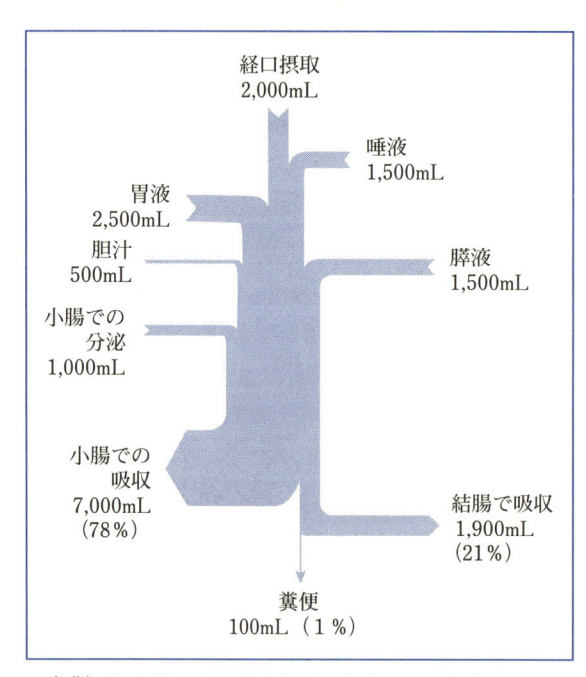

出典）M.H.Montrose, S.J.Keely, K.E.Barrett' Electorolyte Secretion and Absorption : Small Intestine and Colon ' T.Yamada, D.H.Alpers, L.Laine, C.Owyang, D.W.Powell, (eds) : " Textbook of Gastroenterology Vol.1 " Lippincott Williams & Wilkins , p.321, 1999

図2－23　消化器系における1日当たりの水の出納

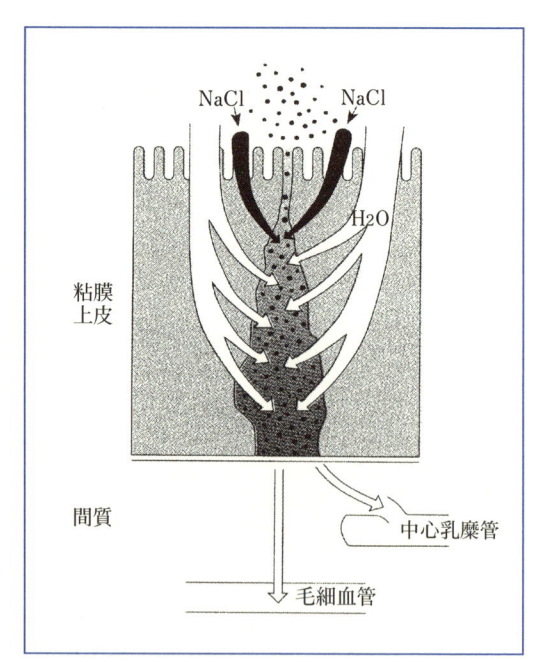

注）NaClを中心とする物質の経上皮輸送により生じる浸透圧差が，水の吸収の駆動力となっている様子を示す。
出典）L. R. Johnson " Gastrointestinal Physiology " Mosby , p.140 , 1997

図2－24　水の吸収の仕組みの模式図

7．糞便の形成と排便

糞便は消化管内容物が肛門から排泄されたものである。消化・吸収のよい食物では糞便量は少なく，食物繊維が多いと増える。日本人成人の糞便量は1日100～250g（平均120g前後）で，1日1回が普通である。普通の食事では，糞便の組成は大体表2－5に近い。

回腸末端から大腸に入る内容液は1日に1～2Lで，糞便中の水分量（表2－5）のほぼ10倍である。両者はNa^+やCl^-の含有量が大分違う。つまり，小腸と同様に，大腸もこの2種のイオンをよく吸収する。その結果，上皮組織を境に浸透圧勾配が形成され，これを駆動力に水が吸収される。こうして，液状の内容物が大腸を通過する過程で，水分の90％以上が吸収されて糞便ができる。

通常，糞便は下行結腸からS状結腸に溜まり，直腸内は空である。多量に溜まれば，糞便は自身の重みで直腸に入る。また1日に1～2回，食物摂取に伴い，横行結腸の中ほどからS状結腸にかけて強い蠕動が急激におこり，内容物が急速に直腸に送られる。その結果，直腸壁が伸展刺激を受け，排便に必要な一連の反射（**排便反射**）が生じる。

8．消化・吸収の調節

（1）消化・吸収の調節の概要

循環，呼吸，体温維持，排泄などと同様に，消化・吸収は意志による制御を受けない**自律機能**である。自律機能の調節は一般に**自律神経**と**ホルモン**による。

「パンを飲みこんだマーチンの胃の内部は，ピンク色から鮮やかな赤色に変わり，いっせいに露のような液体が吹き出る。みるみるうちに，肉さえとかしていく液体，眼を見張る消化作用。・・・・。マーチンは食べた感じがしないのでや

表2－5　糞便の成分とその水分中の電解質

糞便の成分	
水分と固形分の割合	（重量％）
水分	75
固形分	25
固形分中の組成	（重量％）
セルロース その他の未消化物	不定， 可変
細菌	30
無機成分	15
脂肪およびその誘導体	5
その他剥離粘膜細胞，粘液，少量の消化酵素など	

糞便の水分とその電解質 （結腸に流入する内溶液との比較)			
		糞便	結腸に流入する内溶液
水分量（mL／日）		100	1,500
水分中の電解質濃度（mmol/L)	Na^+	40	140
	K^+	90	8
	Ca^{2+}, Mg^{2+}, NH_4^+	20	10
	Cl^-	15	60
	HCO_3^-	30	70
	有機酸	80～180	5

めてほしいと言いだし，やがて怒りだした。胃はみるみる青ざめ，食べた肉は機嫌がよい時に比べ，2倍も長く胃のなかにとどまっていた」（『驚異の小宇宙　人体3』「消化吸収の妙　胃・腸」，日本放送出版協会，1989）。これは，William Beaumont（1785～1853）が，銃創を受けた若者に生じた胃瘻（いろう）から胃の内部を観察した際の様子である。胃液の分泌，胃粘膜の血液循環，胃内容物の排出が，食事や精神状態によりダイナミックに変化する様子が描かれている。

　食物が胃に入ると，胃はもとより，消化器系のほかの部分の働きも目的に適った変化を示す。この局面を胃相という。一方，食物を摂取しなくても，食事の連想，食物による視覚や嗅覚の刺激により，消化器の働きが変化する。梅干しを見て唾液が出るのはこれに当たる。さらに，食物をとれば，胃に入る前に，口腔や鼻腔，咽頭，食道などが，味や匂いの化学的刺激，また咀嚼や嚥下による機械的刺激を受け，消化液の分泌や消化管の運動が変化する。これらの局面は，一括して頭相とよばれる。食物が胃から腸に移ると，腸相が始まり，胃液の分泌が停止し，膵液や胆汁の分泌が促される。表2－6は各相での主な機能変化を示す。

（2）自律神経系による調節

　消化器の働きを調節する自律神経系は，消化管に内在する腸管神経系と，外来性の交感神経系および副交感神経系に大別される。交感神経系は逃走や闘争を要するような場面で，副交感神経系はゆったり食事をとるような場面で働きが活発化する。一般に，交感神経と副交感神経は，生理機能の調節において拮抗的に作用する。

　迷走神経は，消化器のほとんどを支配しており，消化・吸収の調節において最も重要な副交感神経である。例えば，食塊が胃に入る前，食道を通過中に胃体上部の弛緩（受け入れ弛緩）がみられる。この現象は迷走－迷走神経反射によって生じる。すなわち，食道壁の伸展刺激が迷走神経の求心性線維により中枢へ入力され，そこから迷走神経の遠心性線維に出力されて胃壁の弛緩がもたらされる。また，頭相における胃酸分泌の促進も迷走神経を介して行われる。一方，食物が胃に入ると適応弛緩（表2－6）が起こるが，これは腸管神経系により調節された現象で，迷走神経を切除してもみられる。

（3）消化管ホルモンによる調節

　消化・吸収機能は，自律神経系とともに，消化管ホルモンによる調節を受ける。栄養学を学ぶものは，セクレチン（secretin），ガストリン（gastrin），コレシストキニン（cholecystokinin）については，多少なりとも知っておきたい。

　1）セクレチン

　1902年にBaylissとStarlingは，十二指腸粘膜を化学的に刺激すると，ある種の物質（セクレチン）が分泌され，これが血流で膵臓に運ばれて，膵液の分泌を増大させることをつきとめた。このように，神経によらず，分泌細胞から液性のルートで効果器細胞に達して作用を現わす情報伝達物質に，Starlingは"ホルモン"

の名を与えた。セクレチンは第1号のホルモンとなった。

　小腸上部粘膜のS細胞から放出されるセクレチンは，膵臓の導管上皮細胞を刺激してHCO_3^-に富む膵液を多量に分泌する。セクレチン放出作用が最も強いのはH^+であるが，長鎖脂肪酸や胆汁にも刺激作用がある。S細胞はpHの低下を感知してセクレチンを分泌する。しかし，通常の食事では十分量のセクレチンが分泌されるほど，十二指腸内容物のpHは下がらない。それでも，セクレチン分泌が最大の場合に匹敵するHCO_3^-が分泌される。その理由は，コレシストキニン(p.75)などが少量のセクレチンの作用を増強するためとされている。

2) ガストリン

　胃相における胃酸分泌では迷走神経とともに，幽門腺のG細胞から放出される**ガストリン**が重要な働きをする（図2－25）。ガストリンは血行性に作用して，壁細胞の胃酸分泌を促す。

　食塊による胃の伸展は，胃壁の伸展受容器を刺激し，反射性に胃酸分泌を促す。この反射には，迷走神経の中枢を介する迷走－迷走神経反射，および胃壁内神経のみが関与する局所反射がある。いずれの場合も，壁細胞に直接作用して胃酸分泌を促進する経路とともに，G細胞に作用してガストリンの分泌を促す経路がある。

　食物たんぱく質の消化産物であるペプチドやアミノ酸は直接G細胞に作用し，ガストリンの分泌を刺激する。

表2－6　頭相・胃相・腸相において認められる消化器各部位の主な機能変化

部位	頭相		胃相		腸相	
	運動機能	分泌機能	運動機能	分泌機能	運動機能	分泌機能
口腔 咽頭 食道	嚥下反射	唾液分泌の促進				
胃	伝播性運動群の停止 胃体上部の弛緩 （受け入れ弛緩）	胃酸分泌の促進 ペプシノーゲン分泌の促進	胃体上部の弛緩（適応弛緩） 蠕動波の発生 胃内容排出の調節	胃酸分泌の促進 ペプシノーゲン分泌の促進 アルカリ・粘液分泌の促進	胃内容排出の抑制	胃酸分泌の抑制
小腸	伝播性運動群の停止		食後期型の運動パターン		食後期型の運動パターン	
大腸			運動能の亢進			運動能の亢進
膵臓		酵素分泌の促進 アルカリ分泌の促進		酵素分泌の促進 アルカリ分泌の促進		多量の酵素分泌の促進 多量のアルカリ分泌の促進
胆道	胆嚢の収縮 Oddi括約筋の弛緩		胆嚢の収縮 Oddi括約筋の弛緩		胆嚢の収縮 Oddi括約筋の弛緩	

注）表は代表的な機能を記載しており，網羅的ではない。また，各相における機能は，実際の食事の際にはオーバーラップしながら発現するものであって，それぞれを厳密に区分できるものではない。
出典）志村二三夫「消化・吸収の調節－自律神経系と消化管ホルモン」細谷憲政監修，武藤泰敏編集『消化・吸収－基礎と臨床』第一出版，2002

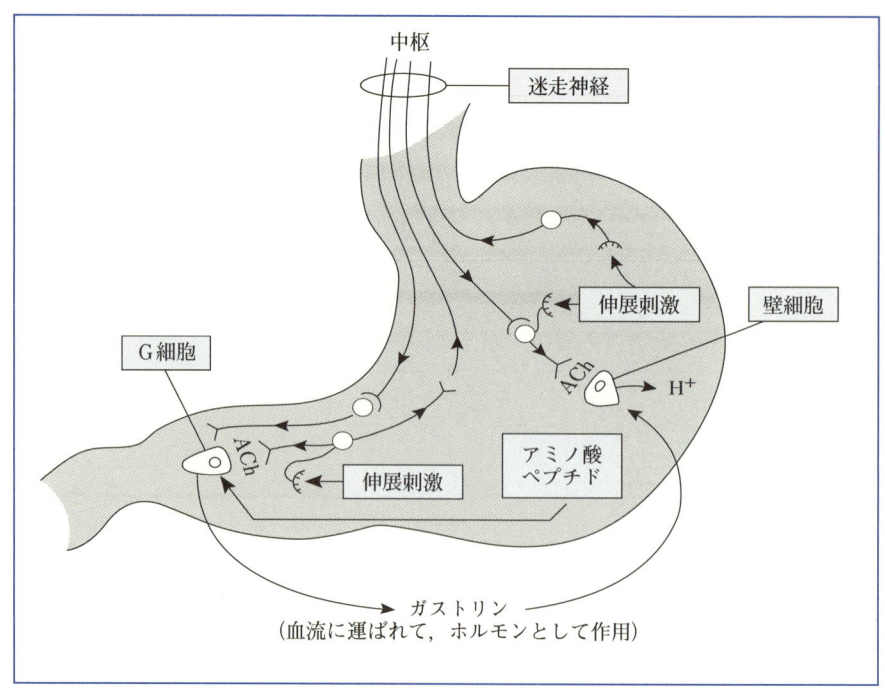

注) AChは神経伝達物質のアセチルコリンを示す。AChは副交感神経（迷走神経）の節後ニューロンあるいは腸管神経系のニューロンの神経終末から放出される。そして，G細胞に対してはガストリン分泌を，壁細胞に対してはH^+の分泌を刺激する。
出典) L．R．Johnson "Gastrointestinal Physiology" Mosby，p.79，1997

図2－25　自律神経系およびホルモン（ガストリン）による胃相における胃酸分泌の調節の仕組み

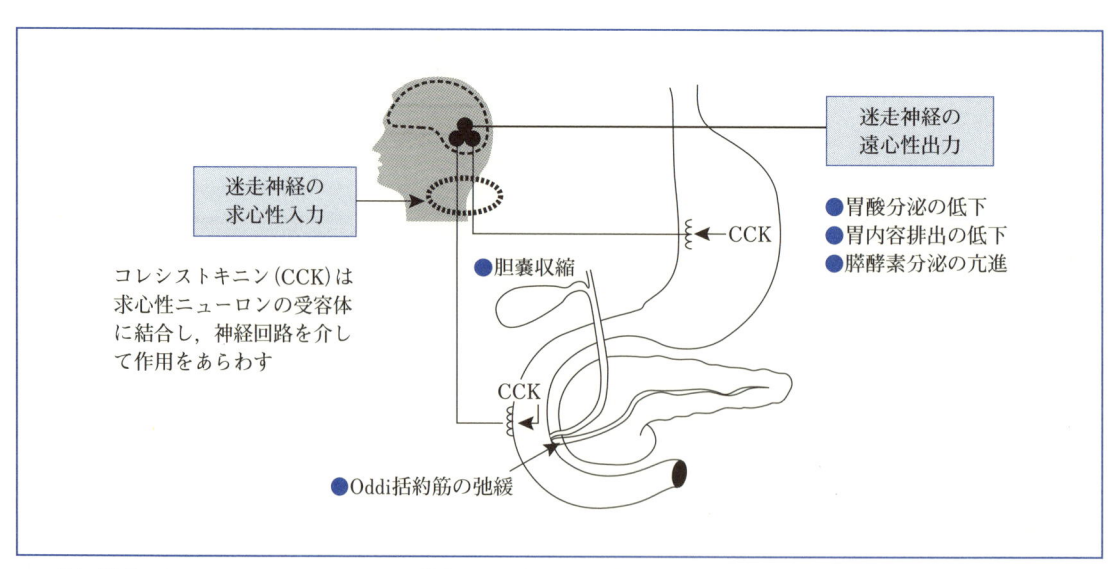

注) 腸相におけるコレシストキニンの調節作用は，主に迷走神経の求心性ならびに遠心性経路を介して発現される。
出典) H.E.Raybould, S.J.Pandol 'The Integrated Response of the Gastrointestinal Tract to a Meal' T.Yamada, D.H.Alpers, L.Laine, C.Owyang, D.W.Powell, (eds) : "Textbook of Gastroenterology Vol.1" Lippincott Williams & Wilkins，p.8, 1999

図2－26　コレシストキニンの作用とその仕組みの模式図

3）コレシストキニンとパンクレオザイミン

コレシストキニンは"胆囊を収縮させるもの"を意味し，パンクレオザイミン（pancreozymin）は"膵臓の酵素を分泌させるもの"を意味する。

両者は別々の作用を指標に発見されたが，実は同一のペプチドである。

コレシストキニン－パンクレオザイミンとよばれた時代もあるが，現在は先に世に出たコレシストキニンの名称が用いられる。その内分泌細胞（I細胞）は上部小腸粘膜に分布し，脂肪やたんぱく質分解物の刺激によりコレシストキニンを分泌する。コレシストキニンはまた，腸管神経系および中枢神経系の神経伝達物質でもある。

消化器への作用で重要なのは，コレシストキニン－パンクレオザイミンという古典的な名称のとおりであり，またセクレチンの作用の増強効果がある。

なお，近年，コレシストキニンの作用機序の概念は大きく変わったので，注意を要する。すなわち，コレシストキニンは，古くから提唱されているホルモンの方式（血行を介する）というよりは，迷走神経の求心性線維を刺激することで，生理作用を発現するという考え方になっている（図2－26）。

〔参考文献〕

1) 細谷憲政監修・武藤泰敏他編集『消化・吸収―基礎と臨床』第一出版, 2002
2) 本郷利憲・廣重 力監修『標準生理学』医学書院, 2000
3) 星 猛他共訳『医科生理学展望』丸善, 1998
4) 植村慶一監訳『オックスフォード・生理学』丸善, 2001
5) 中野昭一編集『図解生理学』医学書院, 2000
6) 島田達生監訳『健康と病気のしくみがわかる解剖生理学』西村書店, 2001
7) 上代淑人監訳『ハーパー・生化学』丸善, 1999
8) 藤田恒夫『腸は考える』岩波書店, 1991
9) 『驚異の小宇宙 人体 消化吸収の妙 胃・腸』日本放送出版協会, 1989
10) 『まんが 驚異の小宇宙"人体②』小学館, 1990
11) L.R.Johnson "Gastrointestinal Physiology" Mosby, 1997
12) E.B.Chang, M.D.Sitrin, D.D.Black "Gastrointestinal, hepatobiliary, and nutritional physiology" Lippincott-Raven, 1996
13) T.Yamada, D.H.Alpers, L.Laine, C.Owyang, D.W.Powell (eds.) "Textbook of Gastroenterology Vol.1" Lippincott Williams & Wilkins, 1999

…第3章…
糖質の栄養

<学習のポイント>

1. 炭水化物のうち，ヒトの消化管内で消化・吸収を受けるものを糖質とよぶ。
2. 糖質のうち，でん粉は唾液や膵液に含まれるアミラーゼによりマルトースなどの低分子の糖質となる。二糖類などの低分子の糖質は小腸で膜消化を受け，単糖の形で小腸から吸収される。
3. 小腸上皮細胞から吸収された単糖は，門脈を経て肝臓に運ばれ，血糖としてグルコースに転換される。血糖は血流を通じて全身に運ばれ，エネルギー源や生体構成素材として利用されるとともに，一部はグリコーゲンとして肝臓や筋肉に貯蔵される。
4. 血糖値は，自律神経とホルモンによる調節により，一定値に維持されている。
5. グルコースは，解糖，TCAサイクル，電子伝達系で代謝を受け，ATPエネルギーを産生して，水と二酸化炭素に分解される。
6. 1分子のグルコースから産生されるATPは総計38分子である。
7. 糖質は生体内での代謝過程を経て，他の栄養素，すなわち非必須アミノ酸，脂質などに転換される。また逆に，アミノ酸などの他の栄養素から糖質が合成される。これを糖新生という。

1．糖質の消化・吸収

　食品成分としての炭水化物のうち，消化管内で消化液中の消化酵素により**加水分解**を受け吸収される物質，あるいはそのまま吸収を受ける物質を一般に**糖質**とよんでいる。また，消化・吸収を受けない炭水化物を**食物繊維**とよんでいる。
　糖質には，そのまま小腸で吸収を受けるグルコース，フルクトース，ガラクトースなどの単糖類，スクロース（蔗糖），マルトース（麦芽糖），ラクトース（乳糖）などの二糖類，でん粉やグリコーゲンなどの多糖類が存在する（図3-1）。これらの二糖類と多糖類は，消化管内で消化酵素によって消化され，単糖類のかたちで小腸において吸収をされる（図3-2）。

（1）でん粉の消化・吸収

　摂取された食物は口腔で咀嚼され，唾液とよく混合される。この過程ででん粉は，唾液に含まれるでん粉加水分解酵素である**唾液アミラーゼ**によって低分子化され，一部は麦芽糖にまで加水分解される。ついで胃を経由して十二指腸に到達すると，膵液に含まれる**膵アミラーゼ**の作用でデキストリンとマルトース，イソマルトースはイソマルターゼにより α-1,6結合を切断される。これらの消化過程は口腔から小腸上部までの消化管内で行われるために**管腔内消化**とよばれる。アミラーゼの作用により生成したこれらの糖質は，小腸粘膜上皮細胞の膜組織に存在する二糖類加水分解酵素やマルターゼの作用により単糖類まで分解され小腸より吸収を受ける。

（2）二糖類の消化・吸収

　摂取された食物中に含まれるスクロース，マルトース，ラクトース，トレハロースなどの二糖類，でん粉の消化過程で生成したマルトースは，小腸粘膜上皮細胞の膜組織からなる微絨毛上（刷子縁）に存在する酵素によって加水分解され単糖類となり，分解と同時に上皮細胞内に吸収される。この過程を**膜消化**とよぶ。（図3-3）。
　小腸粘膜に到達した**二糖類**は，粘膜表面を覆っている**グリコカリックス（glycocalyx）**とよばれる粘液上に吸着され，上皮細胞膜上に露出している膜消化酵素による加水分解を受けたのち，微絨毛上に存在する輸送単体による能動輸送や受動輸送によって細胞内に取り込まれる。
　また，硬い結晶構造をもつ糖質や生でん粉や老化でん粉の一部（レジスタントスターチ：消化抵抗性でん粉），難消化オリゴ糖など小腸で完全に消化されなかった糖質は，そのまま大腸へと移動し，腸内細菌の発酵を受け，酪酸や酢酸などの有機酸（短鎖脂肪酸）を生じ，二酸化炭素や水素などのガスを発生させる。
　消化性糖質であっても，消化しきれず大腸に移行したものは食物繊維と同様の作用を示す。

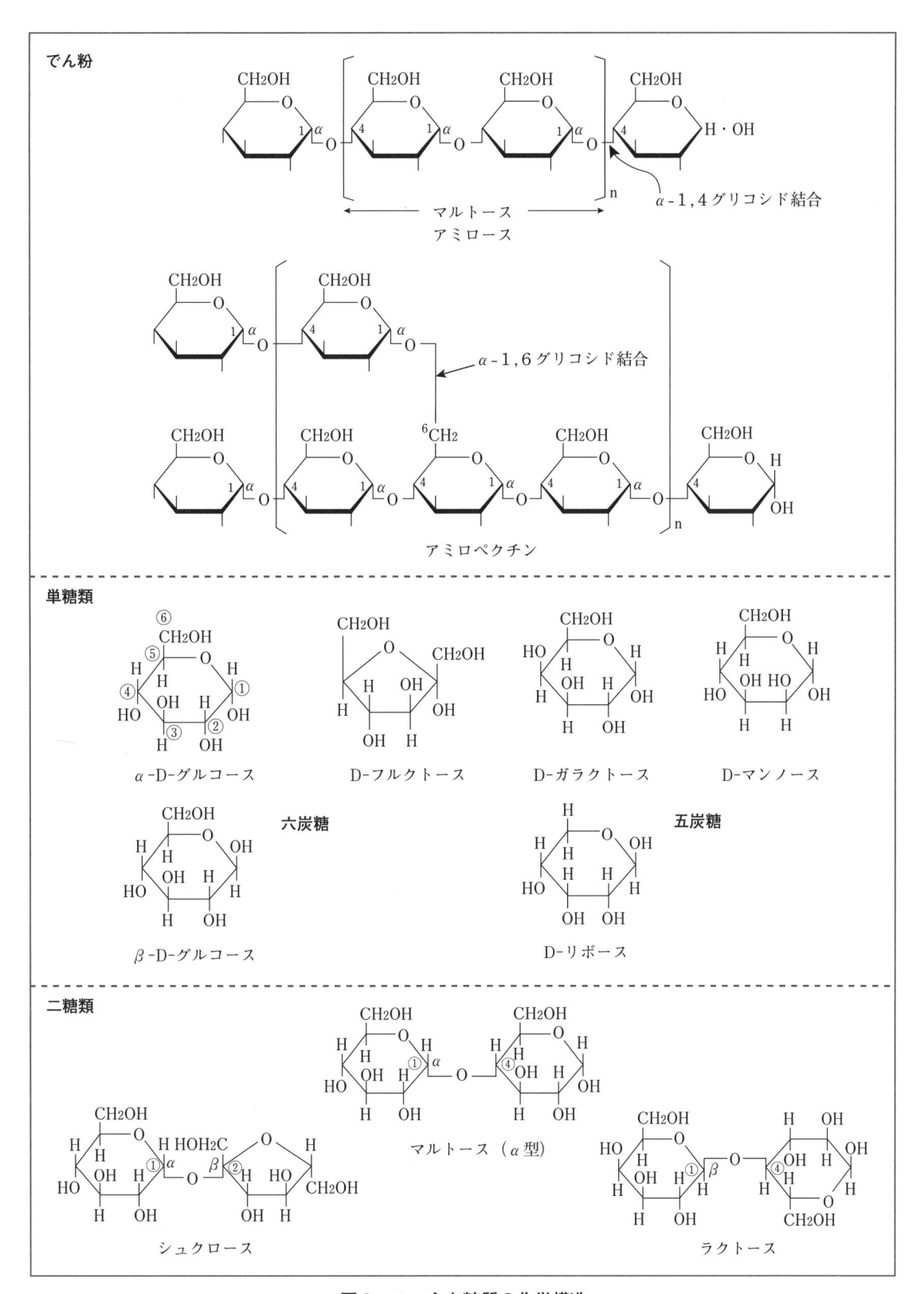

図3−1 主な糖質の化学構造

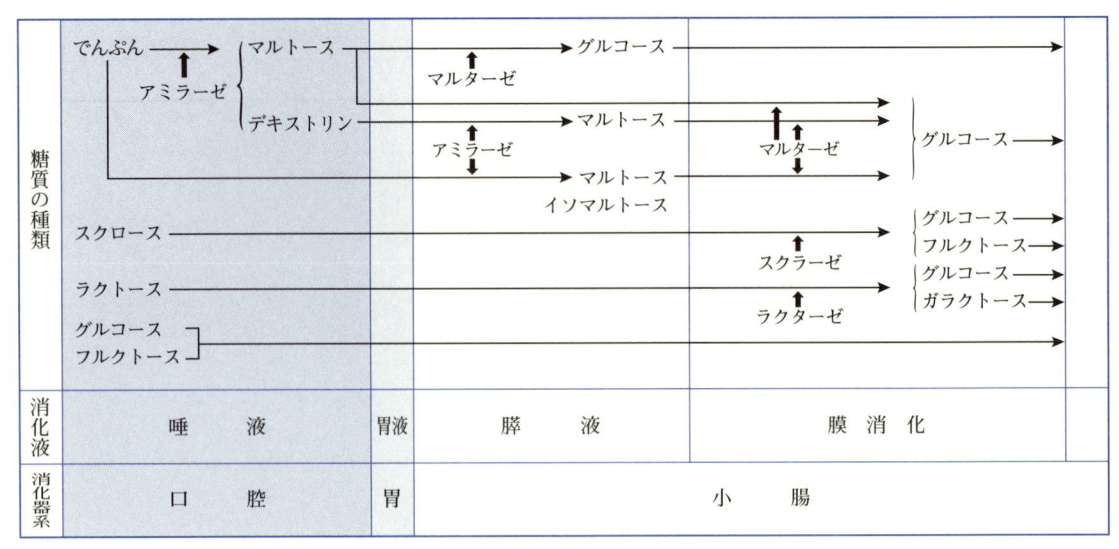

図3-2 糖質の消化・吸収過程

糖質の種類	口腔(唾液)	胃(胃液)	小腸(膵液)	小腸(膜消化)	
でんぷん → マルトース（アミラーゼ）			→ グルコース		→
→ デキストリン			→ マルトース（アミラーゼ）	→ マルトース（マルターゼ）→ グルコース	→
			→ マルトース イソマルトース		→
スクロース				→ グルコース＋フルクトース（スクラーゼ）	→
ラクトース				→ グルコース＋ガラクトース（ラクターゼ）	→
グルコース フルクトース					→

| 消化液 | 唾液 | 胃液 | 膵液 | 膜消化 |
| 消化器系 | 口腔 | 胃 | 小腸 | |

図3-2 糖質の消化・吸収過程

マルトース —[マルターゼ (α-グルコシダーゼ)]→ グルコース ＋ グルコース

イソマルトース —[イソマルターゼ]→ グルコース ＋ グルコース

スクロース —[サッカラーゼ (スクラーゼ)]→ グルコース ＋ フルクトース

ラクトース —[ラクターゼ]→ グルコース ＋ ガラクトース

トレハロース —[トレハラーゼ (グルコースのα1-1結合物)]→ グルコース ＋ グルコース

(消化管側)

微絨毛

小腸粘膜上皮細胞
(血管側)

微絨毛膜上に存在する加水分解酵素
(膜消化酵素)

栄養素の輸送担体

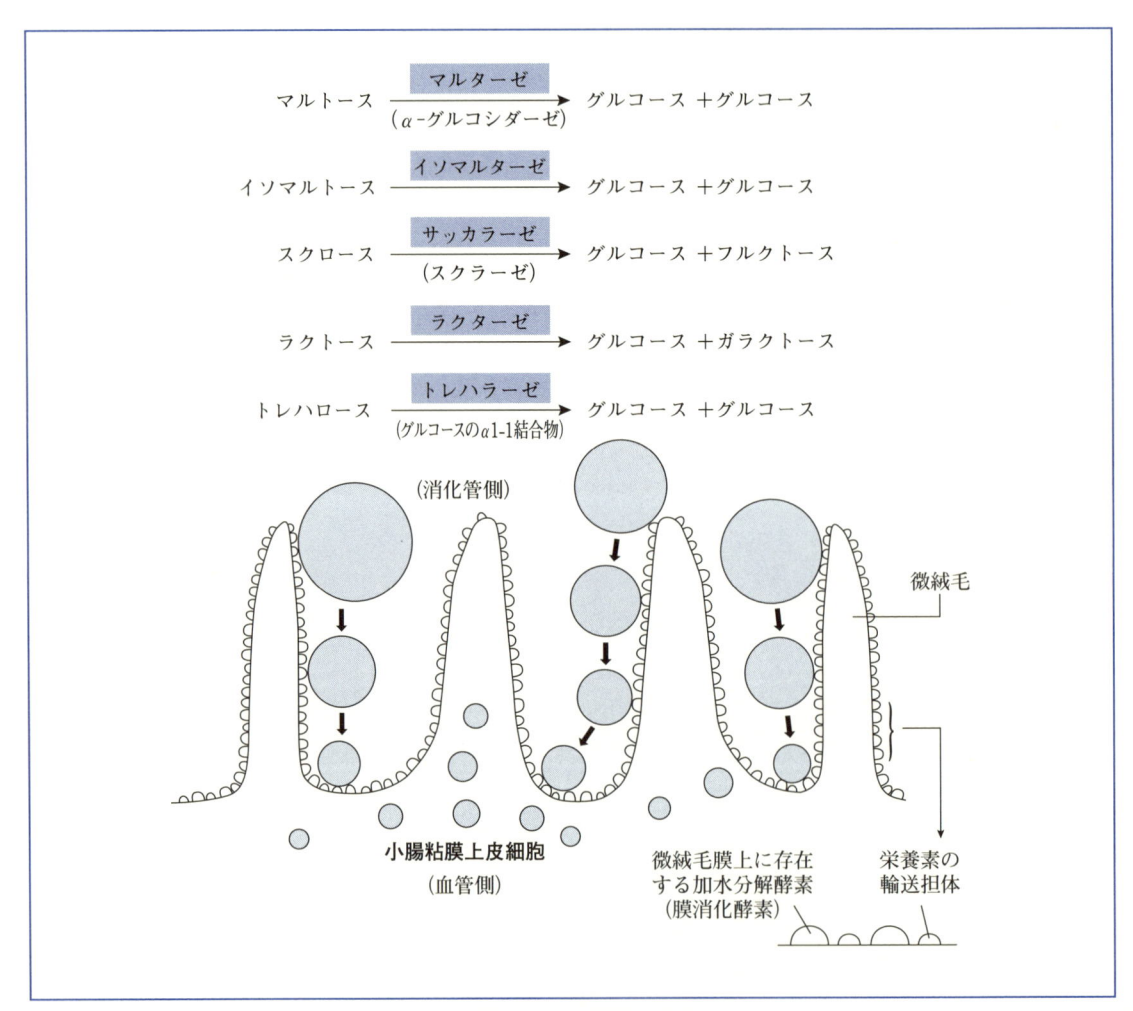

図3-3 二糖類の膜消化酵素と膜消化のようす

（3）単糖類の吸収

　管腔内消化により低分子化した糖質は，前項で述べたように小腸粘膜微絨毛上（刷子縁）における膜消化の過程を経て，単糖類として**小腸粘膜上皮細胞**へと吸収される。**単糖類の吸収**は，その種類によって吸収機構と吸収度合いが異なることが知られている。吸収機構には，**能動輸送**，**受動輸送（単純拡散と促進拡散）**があるが，**グルコース**や**ガラクトース**の大多数は**ATPエネルギー**を必要とする能動輸送により効率的に吸収される（図3－4）。**フルクトース**などの単糖類は単純拡散や促進拡散で吸収されるが，その種類によって吸収効率に差があり，マンノースやキシロース，アラビノース，糖アルコールなどは吸収を受けにくい。

　グルコースの能動輸送はおよそ次のような機構で行われる。小腸粘膜細胞がアデノシン三リン酸（ATP）を消費して酵素（Na^+，K^+-ATPase）の働きにより，細胞内Naイオン濃度を低下させることにより，消化管管腔側からのNaイオンの流入を促進させるが，このときNaイオンと共通の担体を介してグルコースが上皮細胞内に取り込まれる。これを**ナトリウム共輸送**とよんでいる。取り込まれたグルコースは別のグルコース輸送担体を介して血管側へと輸送される。

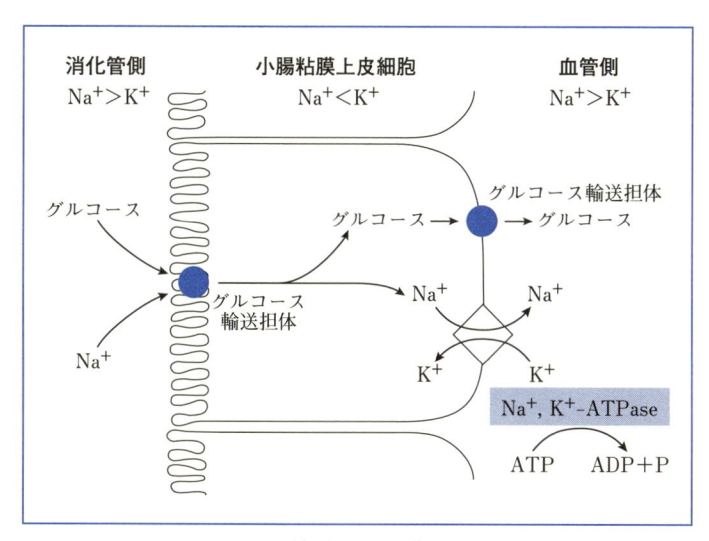

図3－4　能動輸送によるグルコースの吸収

2．糖質の体内運搬

　小腸粘膜上皮細胞から吸収された単糖類は，同じ絨毛中の毛細血管網へと移動し，最終的にその毛細血管網が集合して門脈を経て肝臓へと運ばれる。ここでフルクトースやガラクトースなどのグルコース以外の単糖の多くはグルコースに変換される。グルコースは，肝臓より**血糖**として循環血流を通じて全身の各組織に運搬されエネルギー源として利用される。血糖として利用される以外は肝臓内で**グリコーゲン**に合成されて一時的に貯蔵される。また，筋肉内においてもグルコースからグリコーゲンに変換され貯蔵される。これらの肝臓に貯蔵されたグリコーゲンは体内の必要に応じて再び血糖として動員される。また，必要以上の糖質は各組織において**トリグリセリド（中性脂肪）**に変換され体脂肪として蓄積される（図3－5）。

　これらの代謝の調節は内分泌系と自律神経系で厳密にコントロールされており，特に間脳の視床下部にある摂食中枢や飽食中枢の作用による血糖濃度の感知が中心になる。空腹時の**血糖値**は健康な成人で血液中60〜100mg/100mLであ

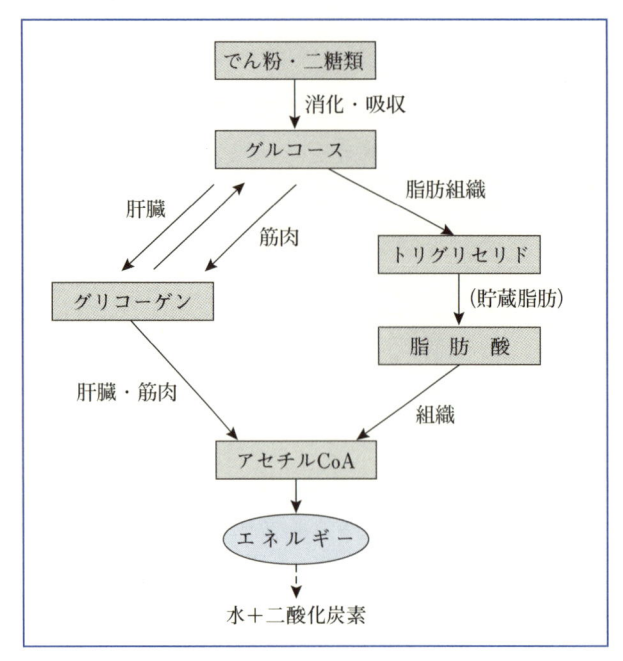

図3-5 グルコースのゆくえ

でん粉・二糖類 → (消化・吸収) → グルコース
グルコース ⇄ (肝臓) グリコーゲン
グルコース → (筋肉) グリコーゲン
グルコース → (脂肪組織) トリグリセリド → (貯蔵脂肪) 脂肪酸
グリコーゲン → (肝臓・筋肉) アセチルCoA
脂肪酸 → (組織) アセチルCoA
アセチルCoA → エネルギー → 水＋二酸化炭素

るが，血糖値はこの範囲になるよう調節されている（図3-6）。

　食事摂取後に血糖値は一時的に上昇するが，膵臓のB細胞から分泌されるホルモンであるインスリンの働きによって再び元の一定値に戻される。**インスリン**の分泌が不足したり，組織細胞のインスリン感受性が低下している場合は，血糖値は上昇したままとなり，160mg/100mLを超える状態となると尿中にグルコースが排泄されるようになる。この状態が**糖尿病**である。インスリン分泌不足による糖尿病を**インスリン依存性糖尿病（IDDM）**，インスリン感受性低下による糖尿病を**インスリン非依存型糖尿病（NIDDM）**とよんでいる。

　一方，**低血糖**状態になると，膵臓A細胞からのグルカゴンや副腎髄質からのアドレナリン，副腎皮質からの糖質コルチコイド，甲状腺ホルモンなどの作用により肝臓のグリコーゲンの分解や**糖新生**がおこり，あるいは食事の摂取によってグルコースが供給され血糖値が上昇する。

3．糖質の体内代謝

　血糖として組織に運ばれたグルコースは，各組織の細胞においてエネルギー源として利用されるほか，細胞表面に存在する**糖たんぱく質**の構成素材や**ムコ多糖類**，皮膚や軟骨に含まれる**多糖類**（ヒアルロン酸やコンドロイチン硫酸），脂質と結合した糖脂質などの**体組織構成成分**としても利用されている。**グルコース**は細胞内の酵素系によって酸化を受け，エネルギーを発生させ，最終的には水と二酸化炭素までに分解され体外に排泄される（図3-7）。この反応は，反応式 $C_6H_{12}O_6 + 6O_2 \rightarrow 6CO_2 + 6H_2O +$ エネルギーで示されるが，化学反応としては空気中における燃焼と同様である。空気中の燃焼では，エネルギーは熱や光のかたちで放出されてしまうが，生体内での反応（生理的燃焼）では，複雑な酵素反応の過程を経て生成エネルギーの大半はアデノシン三リン酸（ATP）の分子内に存在する高エネルギーリン酸結合のエネルギーに転換される。このエネルギー生成の過程は大まかに3つの過程にわけられている。第1段階は解糖とよばれ，グルコースをはじめとする単糖は共通の生成物であるグリセロアルデヒドリン酸を経てピルビン酸に代謝される。第2段階はTCAサイクルとよばれ，ピルビン酸はいくつかの有機酸に段階的に代謝されながら脱水素，脱炭酸される。第3段階は電子伝達系と呼ばれ，水素受容体に受けわたされた水素が酸化的リン酸

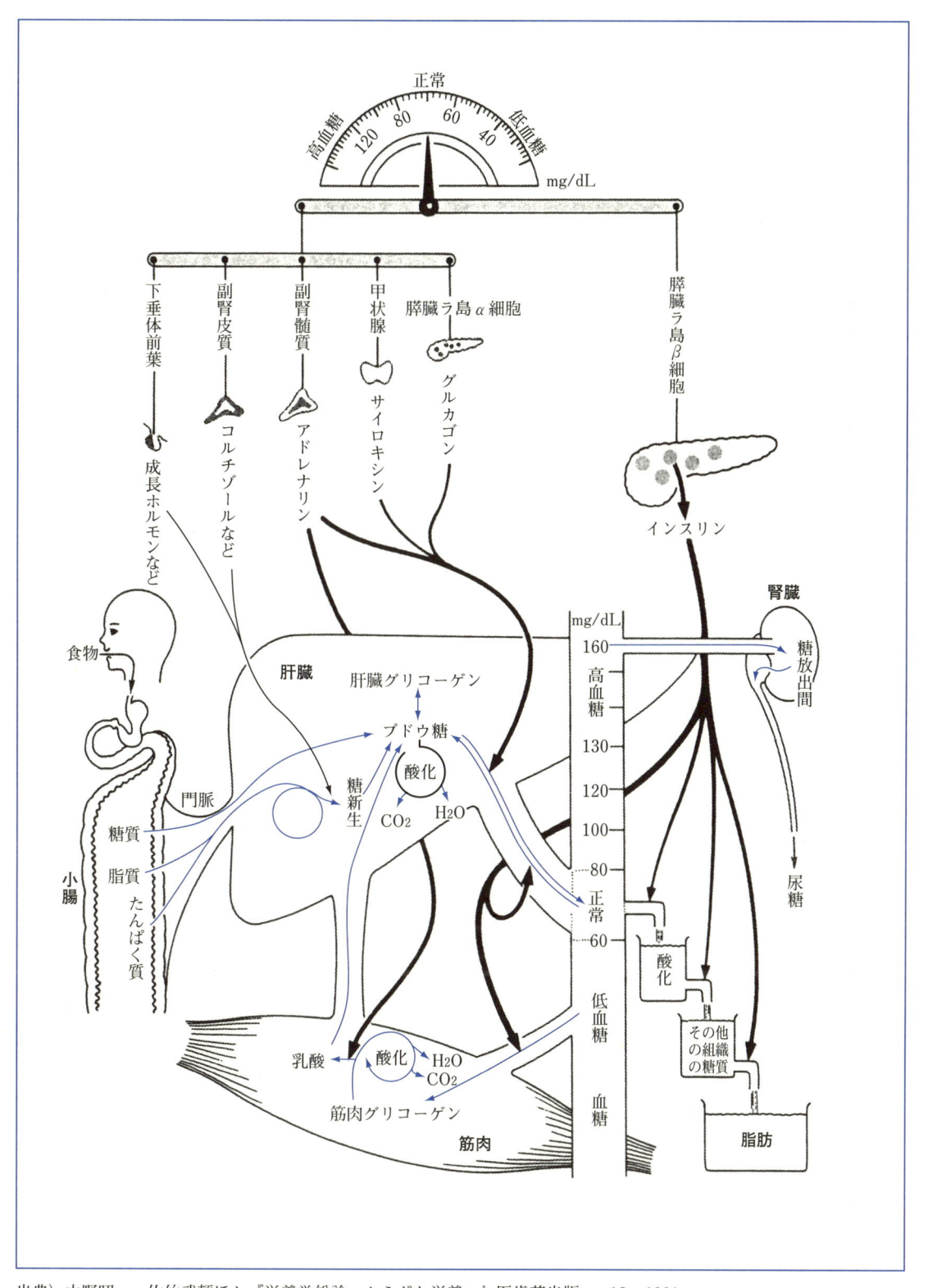

出典）中野昭一・佐伯武頼ほか『栄養学総論―からだと栄養―』医歯薬出版, p.13, 1991

図3－6　血糖の調節

第3章 糖質の栄養

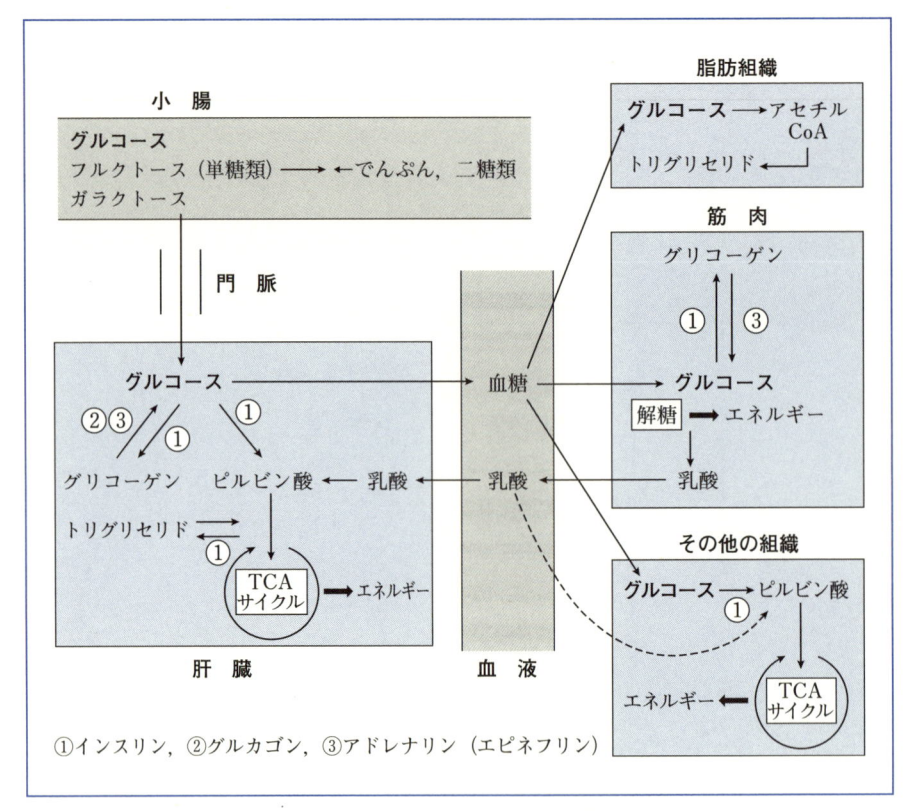

図3-7 グルコース代謝の概要

化反応で水に酸化される際に多量のエネルギーが生成される過程である。糖質のエネルギー源としての利用は次項で解説し，本項では血糖コントロールに関わる代謝など，エネルギー産生以外の代謝について解説する。

（1）グリコーゲン代謝

グリコーゲンはグルコースが α-1,4グリコシド結合した直鎖部分とα-1,6グリコシド結合により分岐した枝分かれ構造からなる多糖類で，でん粉のアミロペクチンと類似した構造をもつが，アミロペクチンよりは低分子である。肝臓と筋肉のグリコーゲンは糖代謝において重要な役割を担っている。肝臓のグリコーゲンは血糖値調節に重要な働きをしており，絶食など低血糖状態のとき血糖値を維持するために分解されグルコースを生成する。また，筋肉では運動のためのエネルギーを効果的に供給するためのエネルギー貯蔵物質として重要である（図3-8）。

1）グリコーゲンの分解

貯蔵されているグリコーゲンは，**グリコーゲンホスホリラーゼ（glycogen phosphorylase）**による加リン酸分解反応を受け，グルコース-1-リン酸に分解される。分解によって生じたグルコース-1-リン酸は，グルコース-6-リン酸に酵素的に転換され，解糖系を介して代謝されエネルギーを産生する。グリ

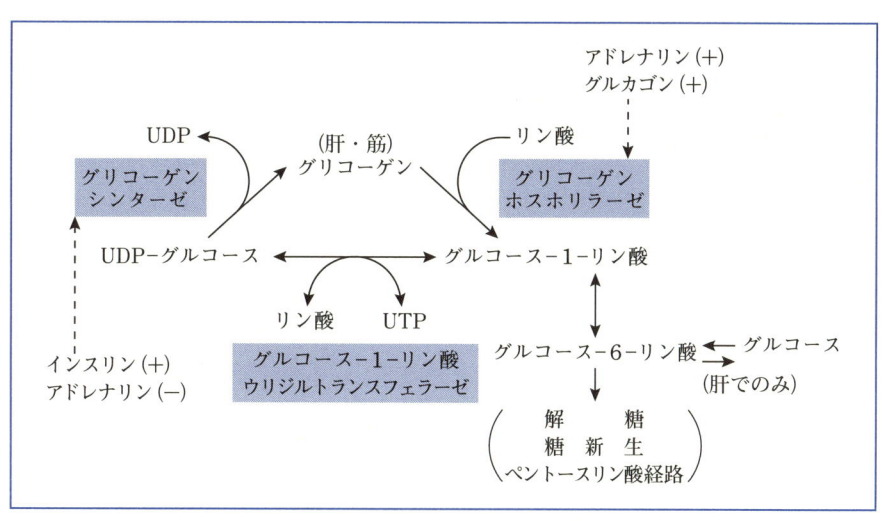

図3-8 グリコーゲン代謝

コーゲンのエネルギー代謝の場合，グルコースのリン酸化にATPを必要としないので，この場合は解糖系では通常より1分子多い3分子のATPが生成されるのが特徴である。グリコーゲンの分解に関与するホルモンとしては，肝臓ではグルカゴンとアドレナリン，筋肉ではアドレナリンが知られており，これらのホルモンの働きによって分解が促進される。

2）グリコーゲンの合成

グリコーゲンの合成は**グリコーゲンシンターゼ（glycogen synthase）**によって触媒される。グルコースは，グルコース-6-リン酸を経てグルコース-1-リン酸となり，ウリジン三リン酸（UTP）と反応してウリジン二リン酸（UDP）-グルコースとなる。UDP-グルコースはグリコーゲンの非還元性末端の4位水酸基にグルコースを転移してグリコーゲンの鎖長延長がおこなわれる。グリコーゲンシンターゼの活性は**アドレナリン**によって阻害され，インスリンによって活性化されることが知られている。

（2）糖 新 生

乳酸などの有機酸やグリセリン，アミノ酸などからグルコースが産生される一連の代謝過程を**糖新生（gluconeogenesis）**という（図3-9）。糖新生は基本的には解糖系と逆の反応過程であるが，ホスホエノールピルビン酸カルボキシラーゼ，フルクトース-1,6-ビスフォスファターゼ，グルコース-6-フォスファターゼの3つの酵素が糖新生を調節する酵素として知られている。これらの酵素は解糖系酵素とは異なる糖新生代謝のみに関わる酵素である。これらの酵素はグルカゴンやグルココルチコイドの分泌によりこれらの酵素たんぱく質の合成が増大し，糖新生代謝が亢進する。また，インスリンの分泌が低下すると解糖系酵素のたんぱく質合成が低下する。

糖新生反応の調節は，おもにピルビン酸カルボキシラーゼ，フルクトース-1,

6 - ビスフォスファターゼの2つの酵素とエネルギー代謝の反応生成物であるアセチルCoAとATPによる調節を受けている（図3-9）。ピルビン酸カルボキシラーゼはアセチルCoAが存在しないと活性を示さず，フルクトース - 1, 6 - ビスフォスファターゼはATPが十分存在するときはフルクトース1,6二リン酸からフルクトース6リン酸の反応を触媒する。すなわち，エネルギーが必要なときはピルビン酸生成，TCA回路の方向に代謝が進み，ATPやアセチルCoAが十分に存在するときは糖新生の方向に代謝が進む。

糖新生代謝のキーエンザイムとしては，フルクトース - 6 - リン酸からフルクトース - 1, 6 - 二リン酸への反応を触媒するフルクトース - 1, 6 - ビスフォスファターゼが重要な位置を占めており，逆反応を司る解糖系のホスフォフルクトキナーゼとは逆の調節を受けており，両者の活性調節が代謝の流れを解糖に進めるか糖新生に向かわせるかを決定する。

グルコース - 6 - フォスファターゼは，肝臓と腎臓のみに活性が認められ，特に肝臓において，グルコース - 6 - リン酸はグルコースに転換され，血糖として動員されている。また，筋肉などで生成された乳酸は肝臓に運ばれ糖新生代謝により再びグルコースとなる。この乳酸とグルコースを介した反応を**コリーサイクル**とよんでいる。

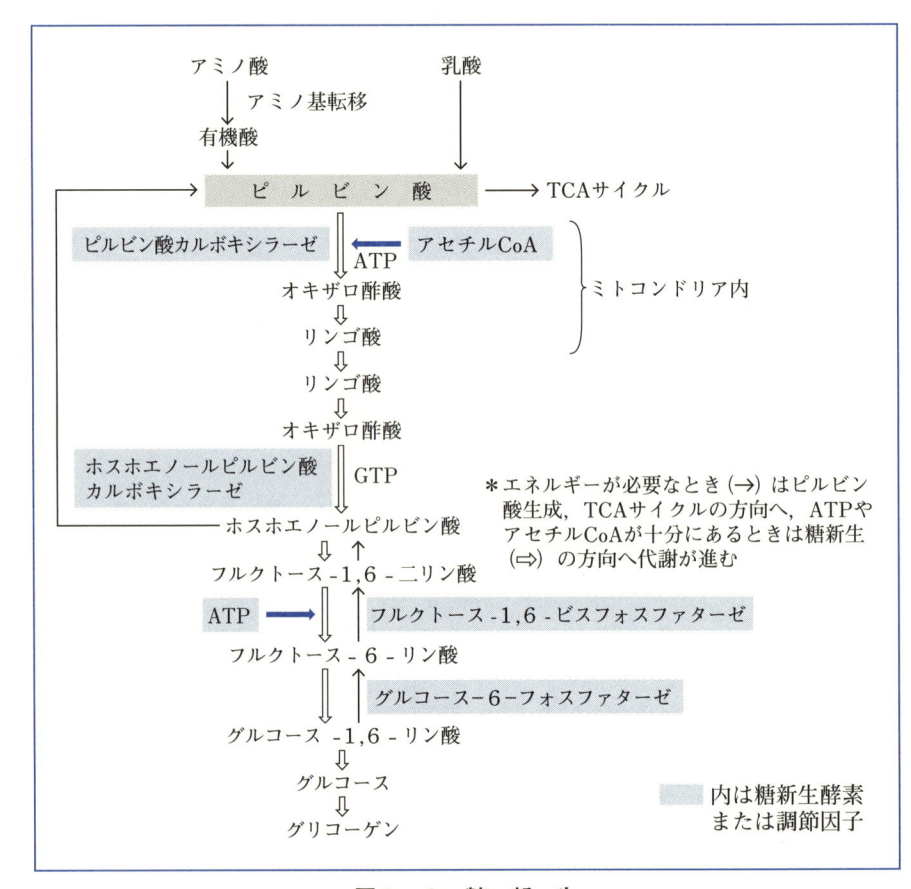

図3-9　糖新生

（3）ペントースリン酸経路

糖代謝過程で生成されるグルコース-6-リン酸からリボースなどの五炭糖を生成するとともに，脂肪酸合成やステロイド代謝に必要なニコチンアミドアデニンヌクレオチドリン酸（NADPH）の生成がおこなわれるのが**ペントースリン酸経路**である。核酸合成に必要な五炭糖（リボース-5-リン酸）はこの経路で合成されるが，さまざまな酸化還元酵素の補酵素となるNADPHは細胞内代謝における必要量が多いので，ペントースリン酸経路はおもにNADPH生成の反応として機能していると考えられる。

4．エネルギー源としての利用

糖質の酸化によってできるエネルギーは，ATPに高エネルギーリン酸結合のエネルギーとしていったん蓄えられ，いろいろな生体反応や機構のエネルギーとして利用される。細胞内でグルコースが酸化されATPが産生される過程は次の3つの段階にわけられる。第一段階は，グルコースがリン酸化を受け，さらにピルビン酸を経て乳酸になるまでの過程で，これを**解糖（glycolysis）**という。第二段階は，解糖によって生じたピルビン酸がアセチルCoAとなりミトコンドリアに存在する**TCAサイクル**という一連の反応系で代謝を受ける反応で，この反応系で脱炭酸と脱水素反応がおこなわれる。第三段階は，この水素が電子伝達系

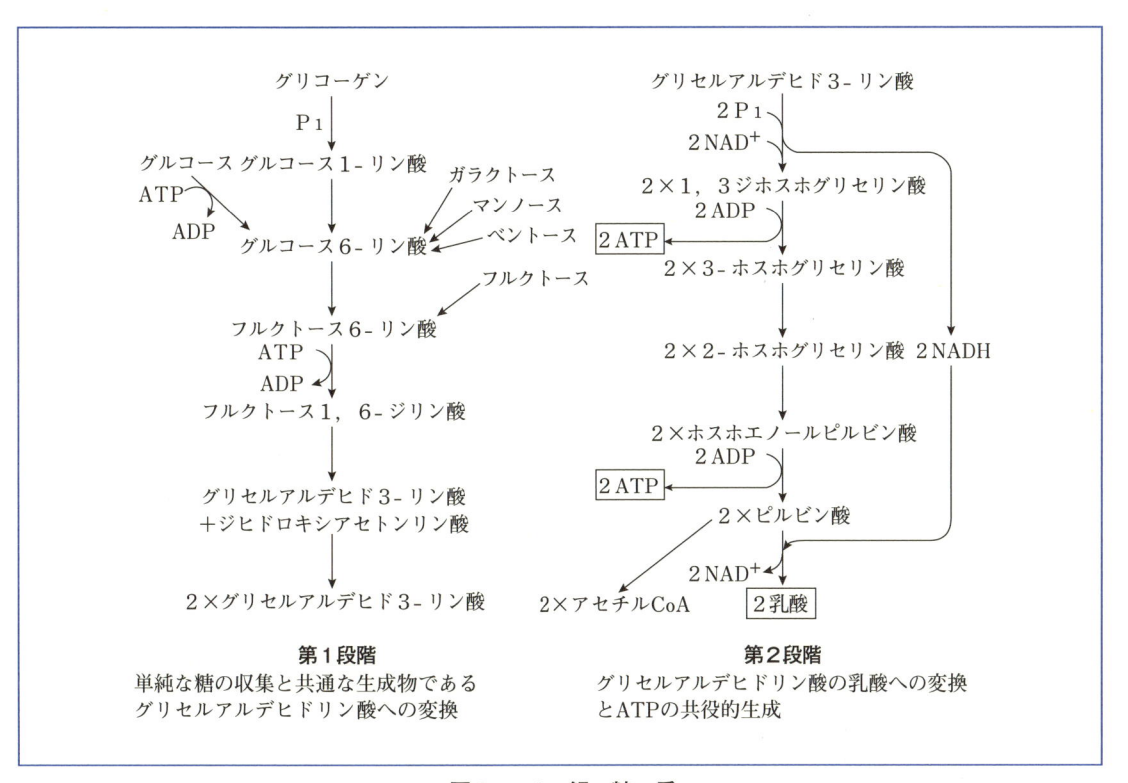

図3−10　解糖系

第1段階
単純な糖の収集と共通な生成物である
グリセルアルデヒドリン酸への変換

第2段階
グリセルアルデヒドリン酸の乳酸への変換
とATPの共役的生成

第3章 糖質の栄養

といわれる一連の酸化的リン酸化反応を受け **ATP** がつくられる反応である。これらの反応系でグルコースは最終的に水と二酸化炭素にまで分解される。

(1) 解　糖

　解糖は酸素を必要としない反応で，1分子のグルコースから2分子のピルビン酸を経て2分子の乳酸を生成する。この一連の反応系を**解糖系**とよんでいる（図3－10）。反応過程中で**酸化反応**（脱水素反応による$NADH_2$の生成）と**還元反応**（ピルビン酸から乳酸の生成，$NADH_2$の消費）が同時に起こるために酸素の供給がなくともエネルギーが供給されるが，生成されるATPの量は少ない。

　グルコースの解糖による分解には，まずリン酸化がおこなわれるが，グルコース－6－リン酸が生成される反応とフルクトース－1,6－二リン酸が生成される段階で1分子ずつ合計2分子のATPが使われる。その後の反応で合計4分子のATPが産生されるので，解糖では1分子のグルコースから2分子の乳酸が生成されるに当たり，差し引き2分子のATPが産生されることになる。グリコーゲンの場合はグリコーゲンホスホリラーゼの作用による加リン酸分解がおこなわれ，ATPを使わずにグルコース－6－リン酸が生成するために，差し引き3分子のATPが産生される。また，グルコース以外の単糖もグルコース－6－リン酸，フルクトース－1,6－リン酸を介して解糖系により代謝される。

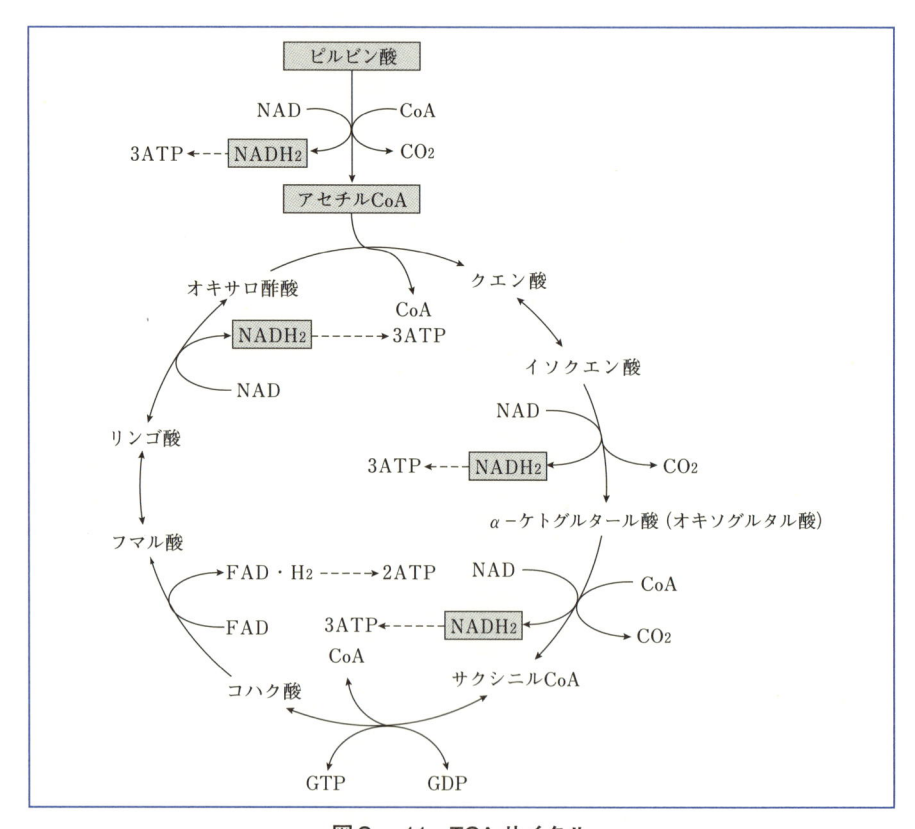

図3－11　TCAサイクル

(2) TCAサイクル

　解糖によって生じたピルビン酸は，ビタミンB_1を補酵素とする脱炭酸反応を経てアセチルCoAとなり，第二段階であるミトコンドリアに存在する酵素系である**TCAサイクル（トリカルボン酸回路）**に入る（図3－11）。乳酸もピルビン酸へ再び代謝されTCAサイクルに導入される。ここでピルビン酸は，アセチルCoAを経て，オキザロ酢酸と反応しクエン酸に代謝される。生じたクエン酸は，いくつかの有機酸に代謝されながら段階的に脱炭酸反応と脱水素反応を受け，最終的にオキザロ酢酸へと代謝される。このオキザロ酢酸は，また新たなアセチルCoAと反応してクエン酸となる。この経路は回路を形成し，次々と新しいピルビン酸を代謝していく。脱水素反応で生成した水素は，**水素受容体**（NADとFAD）と結合して第三段階である電子伝達系を経て，**ATPエネルギー**を生産する。

　TCAサイクルの過程により，水素受容体と結合した水素は，$NADH_2$が4分子，$FADH_2$が1分子生産される。また，サクシニルCoAからコハク酸への代謝過程で1分子のGDPが生産される。

(3) 電子伝達系

　TCAサイクルの一連の反応で生成した水素は，受容体と結合した形（$NADH_2$と$FADH_2$）で，同じミトコンドリア内に存在する電子伝達系（呼吸鎖）で酸化を受け，最終的に酸素と反応して水を生じる。この電子伝達系での反応を**酸化的リン酸化（Oxidative phosphorylation）**といい，この過程で大量のATPが産生される（図3－12）。電子伝達系では4分子の$NADH_2$と1分子の$FADH_2$が代謝され，合計14分子のATPが生産される。

　TCAサイクルと電子伝達系の代謝により生産されるATPエネルギーは，TCAサイクルでの代謝で1分子生成されるGTPもATPと換算すると，1分子のピルビン酸の分解により合計15分子のATPが生産されることになる。解糖により1分子のグルコースより2分子のピルビン酸が生成するので，1分子のグルコースからはTCAサイクルと電子伝達系で合計30分子のATPが生産される。さらに解糖系により生産されるATPも含めると，グルコース1分子からは総計38分子のATPが生産されることになる。

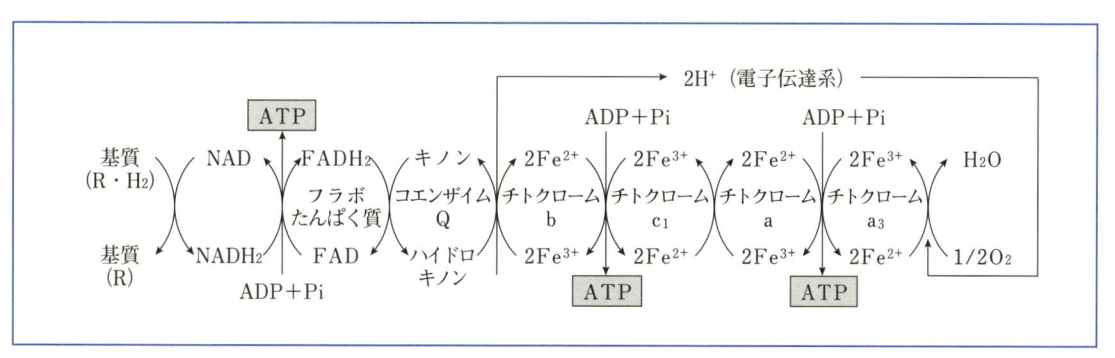

図3－12　電子伝達系と酸化的リン酸化

5．他の栄養素との関係

糖質の栄養素としての重要な役割はエネルギー源となることである。総摂取エネルギーにおける糖質エネルギーの望ましい割合（**炭水化物エネルギー比率**）は，研究上 57～68％とみなされており，『日本人の食事摂取基準 2005 年版』においても成人（18 歳以上）の目標量として炭水化物エネルギー比率は 50～70％であることが示されている。

糖質の摂取量が不足している場合，血糖値を維持するために，代謝の項で述べたように，糖新生によってアミノ酸などからグルコースが合成される。このような場合はたんぱく質がエネルギー源として利用されることになり，体たんぱくの分解などたんぱく質栄養に少なからず影響を与えることになる。糖質を十分に摂取すると，同時に摂取したたんぱく質がエネルギー源として利用されることが少なくなり，たんぱく質の節約となる。また，糖質の摂取量が少なく脂質の摂取量が多いと，血中のケトン体が増加し，アシドーシスを引き起こしやすくなる。一方，脂質エネルギー比が高い状態で，糖質を過剰に摂取した場合は，必要以上のものは体脂肪に転換され，皮下や腹腔などに蓄積されるので肥満の原因となる。

糖質代謝と他の栄養素の代謝は以上のように密接に関連している（図3－13）。まず，脂質との関係をみると，いずれも代謝の過程で**アセチル CoA** を生成しており，アセチル CoA が両者の代謝をつなぐ共通の中間体となっている。過剰に摂取された糖質は，アセチル CoA から脂肪酸に代謝され，トリグリセリドへと合成され脂肪組織に蓄積される。可欠アミノ酸も糖代謝の重要な反応である**TCA サイクル**の過程で生成する有機酸を中間体にして，**アミノ基転移反応**によっ

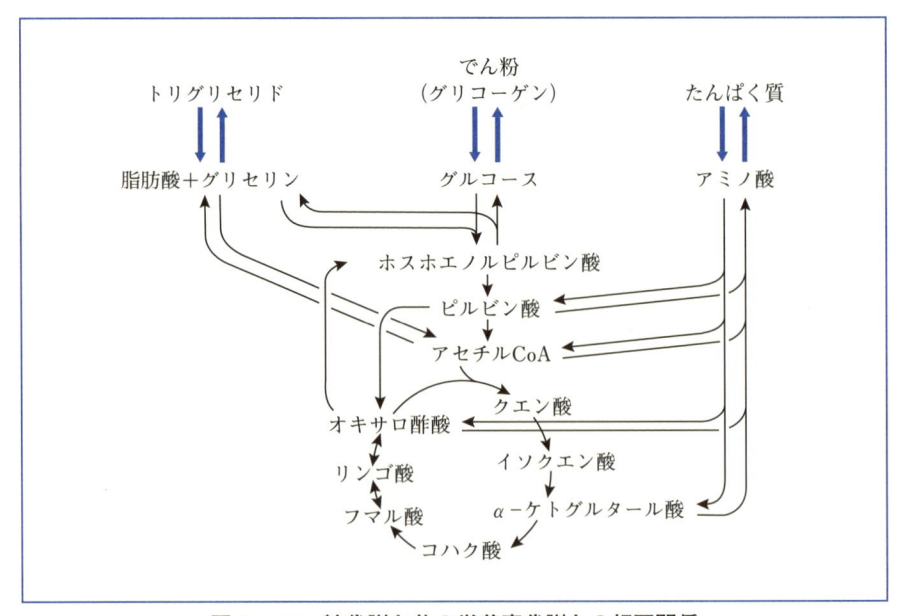

図3－13　糖代謝と他の栄養素代謝との相互関係

5. 他の栄養素との関係

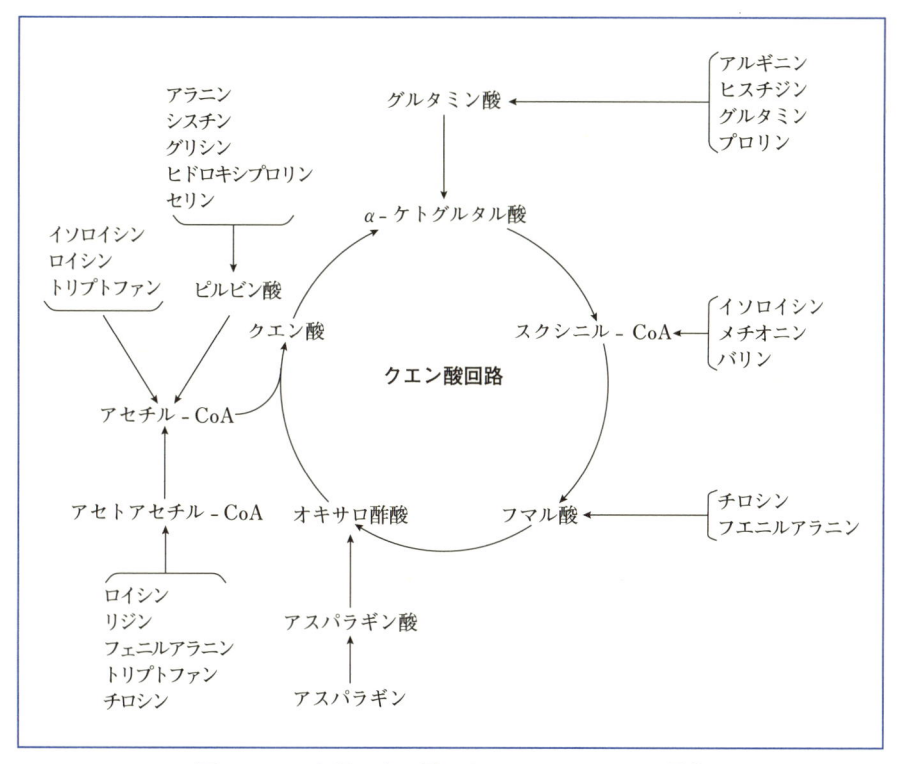

図3-14　各種アミノ酸からアセチルCoAへの異化

て糖から合成される。また，逆にアセチルCoAやアミノ基転移反応によってアミノ酸から生成した有機酸を材料にして糖質を合成することも可能である（糖新生）（図3-14）。このように糖質以外の栄養素も，共通の中間体を通じて代謝されることによって糖質に作り替えることが可能であり，糖質もまたアミノ酸や脂肪酸などの他の栄養素に変換することも可能である。また，これらの中間体を介してエネルギー源として互いに代替できる。

これらの栄養素のほかに，糖質の円滑な代謝を維持する栄養素としてビタミンが挙げられる。特に糖質代謝に関与するビタミンは，B群ビタミンで，ピルビン酸からアセチルCoAへの反応を触媒する酵素の補酵素として重要なビタミンB_1，各種酸化還元反応の補酵素であるNADやNADPの成分として重要なナイアシン，同様にFAD，FMNの成分として重要なビタミンB_2が挙げられる。その他，リポ酸，ビオチンなども糖代謝に関係するB群ビタミンである。また，脂質の摂取にはビタミンB_1（チアミン）の消費を節約する効果があり，エネルギー源として糖質を多く摂取すると，脂質を摂取するよりもビタミンB_1の消費が多くなる。

〔参考文献〕
1) 上代淑人監訳『原書24版　ハーパー・生化学』丸善
2) 山科郁男・山羽　力共訳『レーシンジャー　基本生化学』廣川書店
3) 中野昭一・佐伯武頼ほか『栄養学総論－からだと栄養－』医歯薬出版

第4章
脂質の栄養

＜学習のポイント＞

1. 脂質は生体構成成分として重要であるばかりでなく，エネルギー源として利用されることからも必須の栄養素である。体内の脂質量は糖質よりも多く，すべての組織に分布している。各細胞に存在するほか，貯蔵脂肪として皮下や腹腔に存在し身体を保護してもいる。
2. 必須脂肪酸は生体の機能調節を果たすプロスタグランジンなどの生理活性物質を生成することからも摂取が必要である。
3. 脂質は多くの食品に含まれ，発生するエネルギーが9kcal/gであるため少量で効率が良く，糖質に比べるとかさを減らすことができる。また味覚上のおいしさに大きく貢献している。
4. 脂質の食事摂取基準（2010年版）では，総脂質・飽和脂肪酸につき目標量（脂肪エネルギー比率の範囲）が，n-6系脂肪酸，n-3系脂肪酸，コレステロールにつき目安量（g/日）と目標量（％エネルギー，mg/日）などが示された。
5. 脂質の過剰摂取は脂質代謝異常をもたらし，高脂血症などの疾患から生活習慣病を引き起こすので注意しなければならない。

1. 脂質（Lipid）とは

食品の成分中，1）水や塩類水溶液に溶けず，クロロフォルムやエーテル，石油エーテルなどの有機溶媒に溶け，2）構造上，エステル結合やアミド結合の形で脂肪酸をもち，3）生体で利用される物質を総称して脂質という。

脂質は生体中で体構成成分をなすばかりでなく，生理活性物質やその前駆体としても重要である。

2. 脂質の分類

脂質はその構成成分の違いから，脂肪酸と各種アルコール類とのエステルである単純脂質，アルコールと脂肪酸のエステルでさらにリン酸，含窒素化合物，糖，硫酸などを含む複合脂質，およびこれらの加水分解物で溶剤に溶け，水に不溶な脂肪酸やいわゆる不ケン化物の主成分である誘導脂質がある（表4－1）。

単純脂質には三価アルコールであるグリセロールの水酸基に脂肪酸がエステル結合したアシルグリセロール（グリセリド）と高級アルコールやステロールと脂肪酸のエステルであるろうやワックスがある。

アシルグリセロールには脂肪酸が1分子結合のモノアシルグリセロール（モノグリセリド）（Monoacylglycerol, Monoglyceride），2分子結合したジアシルグリセロール（ジグリセリド）（Diacylglycerol, Diglyceride），3分子結合したトリアシルグリセロール（トリグリセリド）（Triacylglycerol, Triglyceride, TG）がある。このトリグリセリドが脂質の中では最も主要で中性脂肪というが，通常，脂肪と称すことが多い。これらのグリセリドは結合する脂肪酸が単一であったり，混合しているのでかなりの種類となり，単体に分けることは困難である。また，グリセリドの性質は結合している脂肪酸の性質が影響し，融点の低い不飽和脂肪

表4－1 脂質の分類

単純脂質	アシルグリセロール		グリセロールと脂肪酸とのエステル（トリグリセリド，ジグリセリド，モノグリセリド）
	ろう		高級アルコールと脂肪酸とのエステル
複合脂質	リン脂質	グリセロリン脂質	グリセロールに脂肪酸とリン酸が結合したフォスファチジン酸に塩基がついたもの
		スフィンゴリン脂質	スフィンゴシンに脂肪酸とリン酸が結合
	糖脂質	グリセロ糖脂質	グリセロールに脂肪酸と糖が結合
		スフィンゴ糖脂質	スフィンゴシンに脂肪酸と糖が結合
	その他		アミノ脂質，硫化脂質，リポたんぱく質など
誘導脂質	遊離脂肪酸 アルコール類 ステロール類 脂溶性ビタミン類 その他		単純脂質や複合脂質を加水分解したときに生成する物質で脂質の性質をもつもの

酸が結合しているグリセリドからなる植物油や魚油は常温で液体であるし，融点の高い飽和脂肪酸の多いラード・ヘッドなどの動物性油脂は常温で固体である。

ろうは生体内には少ないが，木ろうや鯨・深海魚の脂質で消化吸収されないので食用としては用いない。

ステロールエステルはステロールと脂肪酸がエステル結合したもので，生体内の**コレステロール（Cholesterol）**はエステル型が多い。

複合脂質にはリン酸が結合した**リン脂質**（Phospholipid, PL），糖が結合した糖脂質，硫黄を含む硫脂質，アミノ酸を含むアミノ脂質，たんぱくと結合した**リポたんぱく質**などがある。

リン脂質はグリセロールに脂肪酸とリン酸が結合したホスファチジン酸のリン酸部分にコリン，エタノールアミンやセリン，イノシトールなどが結合したものでグリセロリン脂質と総称する。すなわち，それぞれホスファチジルコリン（レシチン）・ホスファチジルエタノールアミン・ホスファチジルセリン・ホスファチジルイノシトールという。これらは生体膜を構成したり，代謝系や酵素系など生理活性を有している。

アルコールの一種であるスフィンゴシンに脂肪酸が結合したセラミドにリン酸などがついたスフィンゴリン脂質と総称されるものもあり，コリンが結合したスフィンゴミエリンは脳や神経組織に存在する。スフィンゴシンに糖やアミノ糖がついたセラミドやセレブロシドも脳や神経組織に存在している。

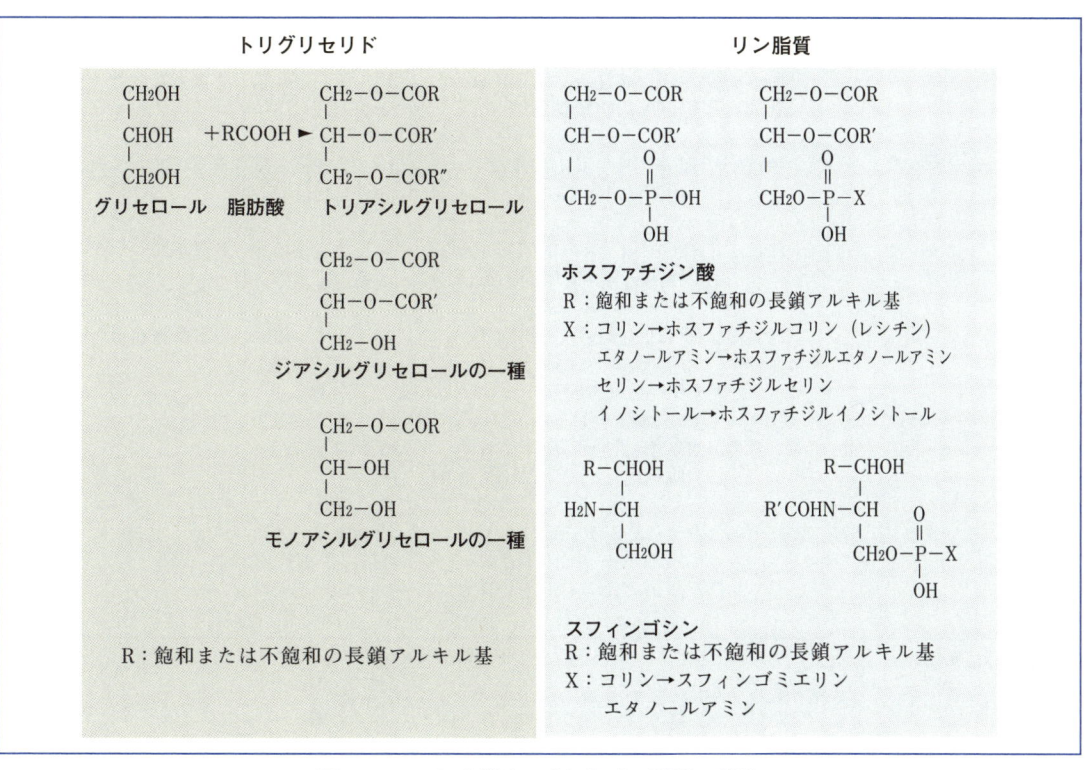

図4－1　トリグリセリドとリン脂質の構造

トリグリセリドとリン脂質の一部の構造を図4－1に示す。

誘導脂質は単純脂質や複合脂質を加水分解して生成した物質のうち，溶媒に溶け水に不溶な脂質の性質をもついわゆる不ケン化物をいう。脂肪酸，コレステロールのようなステロール類，脂溶性ビタミン類，脂肪族アルコール類，脂肪族炭化水素などがこの群に属する。

3．脂肪酸（Fatty Acid）

脂肪酸は中性脂肪や複合脂質に結合しており，その構造は炭素鎖が連なるカル

表4－2　代表的な脂肪酸

分類	名　称(慣用名)	分子式	示性式	炭素数と二重結合	所　在
飽和脂肪酸	酪酸	$C_4H_8O_2$	$CH_3(CH_2)_2COOH$	4：0	バター
	カプロン酸	$C_6H_{12}O_2$	$CH_3(CH_2)_4COOH$	6：0	バター
	カプリル酸	$C_8H_{16}O_2$	$CH_3(CH_2)_6COOH$	8：0	やし油
	カプリン酸	$C_{10}H_{20}O_2$	$CH_3(CH_2)_8COOH$	10：0	やし油
	ラウリン酸	$C_{12}H_{24}O_2$	$CH_3(CH_2)_{10}COOH$	12：0	やし油
	ミリスチン酸	$C_{14}H_{28}O_2$	$CH_3(CH_2)_{12}COOH$	14：0	一般動物油脂
	パルミチン酸	$C_{16}H_{32}O_2$	$CH_3(CH_2)_{14}COOH$	16：0	大豆油，他　一般動植物油脂
	ステアリン酸	$C_{18}H_{36}O_2$	$CH_3(CH_2)_{16}COOH$	18：0	牛脂，他　一般動物油脂
	アラキジン酸	$C_{20}H_{40}O_2$	$CH_3(CH_2)_{18}COOH$	20：0	落花生油
	ベヘン酸	$C_{22}H_{44}O_2$	$CH_3(CH_2)_{20}COOH$	22：0	落花生油
一価不飽和脂肪酸	ミリストレイン酸	$C_{14}H_{26}O_2$	$CH_3(CH_2)_3CH=CH(CH_2)_7COOH$	14：1　n-5系　$\Delta 9$	一般動物油脂
	パルミトレイン酸	$C_{16}H_{30}O_2$	$CH_3(CH_2)_5CH=CH(CH_2)_7COOH$	16：1　n-7系　$\Delta 9$	一般動物油脂
	オレイン酸	$C_{18}H_{34}O_2$	$CH_3(CH_2)_7CH=CH(CH_2)_7COOH$	18：1　n-9系　$\Delta 9$	大豆油，他　一般動植物油脂
多価不飽和脂肪酸	リノール酸	$C_{18}H_{32}O_2$	$CH_3(CH_2)_4CH=CHCH_2CH=CH(CH_2)_7COOH$	18：2　n-6系　$\Delta 9, 12$	サフラワ油，他　一般植物油
	α-リノレン酸	$C_{18}H_{30}O_2$	$CH_3CH_2CH=CHCH_2CH=CHCH_2CH=CH(CH_2)_7COOH$	18：3　n-3系　$\Delta 9, 12, 15$	あまに油，しそ油
	γ-リノレン酸	$C_{18}H_{30}O_2$	$CH_3(CH_2)_4CH=CHCH_2CH=CHCH_2CH=CH(CH_2)_4COOH$	18：3　n-6系　$\Delta 6, 9, 12$	月見草油
	アラキドン酸	$C_{20}H_{32}O_2$	$CH_3(CH_2)_4CH=CHCH_2CH=CHCH_2CH=CHCH_2CH=CH(CH_2)_3COOH$	20：4　n-6系　$\Delta 5, 8, 11, 14$	一般動物油脂
	イコサペンタエン酸	$C_{20}H_{30}O_2$	$CH_3CH_2CH=CHCH_2CH=CHCH_2CH=CHCH_2CH=CH(CH_2)_3COOH$	20：5　n-3系　$\Delta 5, 8, 11, 14, 17$	魚油
	ドコサヘキサエン酸	$C_{22}H_{32}O_2$	$CH_3CH_2CH=CHCH_2CH=CHCH_2CH=CHCH_2CH=CHCH_2CH=CH(CH_2)_2COOH$	22：6　n-3系　$\Delta 4, 7, 10, 13, 16, 19$	魚油

（例）リノール酸

$$\underset{\omega側}{} \underset{18}{CH_3}\underset{17}{CH_2}\underset{16}{CH_2}\underset{15}{CH_2}\underset{14}{CH_2}\underset{13}{CH}=\underset{12}{CH}\underset{11}{CH_2}\underset{10}{CH}=\underset{9}{CH}\underset{8}{CH_2}\underset{7}{CH_2}\underset{6}{CH_2}\underset{5}{CH_2}\underset{4}{CH_2}\underset{3}{CH_2}\underset{2}{CH_2}\underset{1}{C}\underset{}{\overset{O}{\underset{OH}{}}}$$

（n, n-1, n-2, n-3, n-4, n-5, n-6 側 … δ, γ, β, α 側）

炭素鎖の番号はカルボキシ基側からつける。また慣用的にカルボキシ基の隣の炭素からα，β，γ…とよび，反対側のメチル基をωとよぶ。

ボン酸で，多種類のものがある。表4－2に代表的な脂肪酸につき，分類，名称（慣用名；代表的な脂肪酸は正式な名称より慣用名で表すことが多い），分子式・示性式，炭素数と二重結合の慣用的な表記法，含有食品などを示した。

（1）脂肪酸の分類

脂肪酸は炭素の鎖長，二重結合の数，二重結合の位置，二重結合の立体配置などにより分類される。天然に存在する脂肪酸は炭素数が偶数であるものが殆どであるが，奇数鎖の脂肪酸，水酸基や炭素環を有するものもある。炭素数の長短により，短鎖・中鎖・長鎖脂肪酸に分けるが，炭素数2～4個を短鎖または低級脂肪酸，炭素数5～12個を中鎖脂肪酸，それ以上の炭素数のものを長鎖または高級脂肪酸という。炭素鎖に二重結合のない脂肪酸を飽和脂肪酸（Saturated Fatty Acid, SFA, S），二重結合のある脂肪酸を不飽和脂肪酸（Unsaturated Fatty Acid, UFA）という。不飽和脂肪酸のうち，二重結合が1個ある脂肪酸を一価不飽和脂肪酸（Monounsaturated Fatty Acid, MUFA, M）という。不飽和脂肪酸は二重結合が2個あるものは二価不飽和脂肪酸というが，一般的に2個以上の二重結合をもつものを多価不飽和脂肪酸（Polyunsaturated Fatty Acid, PUFA, P）または高度不飽和脂肪酸という。

（2）不飽和脂肪酸の種類と代謝系列

二重結合が2個以上ある脂肪酸では，$-CH=CH-CH_2-CH=CH-$のように二重結合と二重結合の間にはメチレン基（$-CH_2-$）をはさむ構造となっている。また二重結合が存在すると，立体異性体を生じる。すなわち二重結合に対して分子鎖が同じ側にあるシス型と反対側にあるトランス型（図4－2）である。天然の脂肪酸は殆どシス型であるが，植物油や魚油からマーガリンやショートニングを作るなどの加工時，不飽和脂肪酸を部分的に水素添加するとトランス型の脂肪酸（トランス酸）が生成する。トランス酸は対応するシス酸より融点が高く，酸化安定性も高い。

不飽和脂肪酸は二重結合の位置により分類される。脂肪酸の炭素鎖には末端にカルボキシル基（$-COOH$）とメチル基（CH_3-）があり，$-COOH$の炭素が1番，次いで2，3番となり，炭素数n個の脂肪酸では末端メチル基の炭素がn番となる。二重結合の位置をこの番号で示す（9番と10番の間にあれば$\Delta 9$）。

一方で，$-COOH$の隣にある炭素の位置をα位，次いでβ位といい，末端メチル基の炭素はω位という。そこで，メチル基から数えて初めての二重結合の位置を炭素の番号で表すとn-6番目（これは末端メチル基から数えるとω6番目），n-3番目に初めての二重結合のある脂肪酸（同じく末端

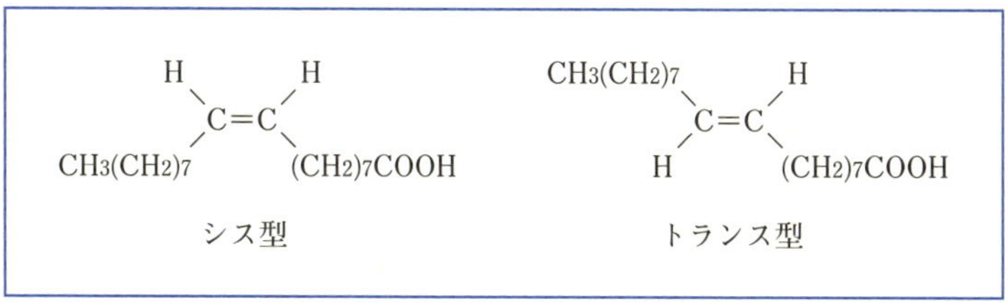

図4－2　シス・トランス異性体

第4章 脂質の栄養

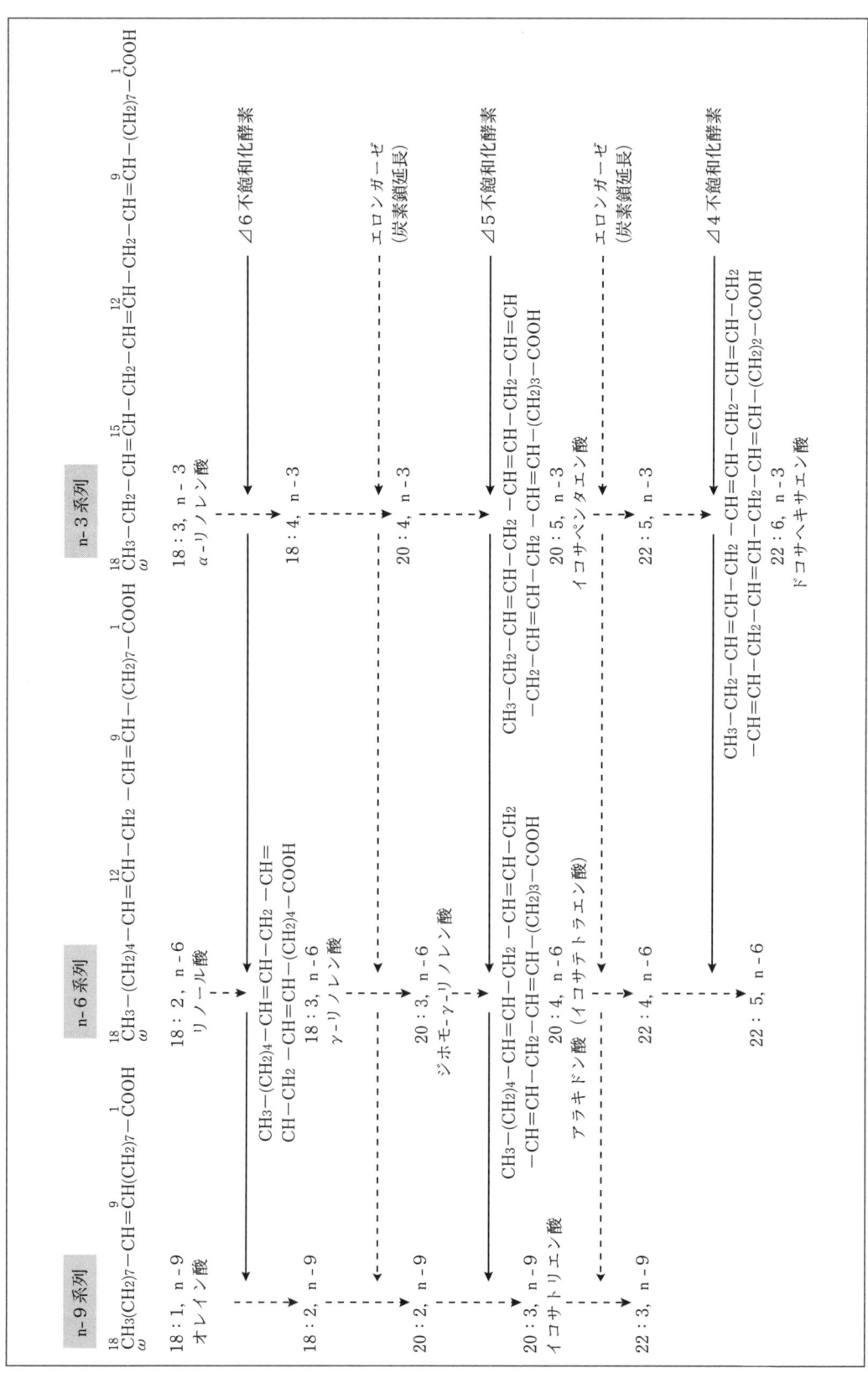

n-9系列

$\overset{18}{\underset{\omega}{CH_3}}(CH_2)_7-\overset{9}{CH}=CH(CH_2)_7-\overset{1}{COOH}$
18:1, n-9
オレイン酸

↓ Δ6不飽和化酵素

18:2, n-9

⇢ エロンガーゼ（炭素鎖延長）

20:2, n-9

↓ Δ5不飽和化酵素

$CH_3-(CH_2)_4-CH=CH-CH_2-CH=$
$CH=CH_2-CH=CH-(CH_2)_3-COOH$
20:3, n-9
イコサトリエン酸

⇢ エロンガーゼ（炭素鎖延長）

22:3, n-9

n-6系列

$\overset{18}{\underset{\omega}{CH_3}}-(CH_2)_4-\overset{12}{CH}=CH-CH_2-\overset{9}{CH}=CH-(CH_2)_7-\overset{1}{COOH}$
18:2, n-6
リノール酸

↓

$CH_3-(CH_2)_4-CH=CH-CH_2-CH=$
$CH-CH_2-CH=CH-(CH_2)_4-COOH$
18:3, n-6
γ-リノレン酸

⇢

20:3, n-6
ジホモ-γ-リノレン酸

↓

$CH_3-(CH_2)_4-CH=CH-CH_2 -CH=CH_2$
$-CH=CH-CH_2-CH=CH-(CH_2)_3-COOH$
20:4, n-6
アラキドン酸（イコサテトラエン酸）

⇢

22:4, n-6

↓

22:5, n-6

n-3系列

$\overset{18}{\underset{\omega}{CH_3}}-CH_2-\overset{15}{CH}=CH-CH_2-CH=CH-CH_2-\overset{9}{CH}=CH-CH_2-CH=CH-(CH_2)_7-\overset{1}{COOH}$
18:3, n-3
α-リノレン酸

↓ Δ6不飽和化酵素

18:4, n-3

⇢ エロンガーゼ（炭素鎖延長）

20:4, n-3

↓ Δ5不飽和化酵素

$CH_3-CH_2-CH=CH-CH_2-CH=CH-CH$
$-CH_2-CH=CH-CH=CH-(CH_2)_3-COOH$
20:5, n-3
イコサペンタエン酸

⇢ エロンガーゼ（炭素鎖延長）

22:5, n-3

↓ Δ4不飽和化酵素

$CH_3-CH_2-CH=CH-CH_2-CH=CH-CH_2$
$-CH=CH-CH_2-CH=CH-CH_2-CH=CH-(CH_2)_2-COOH$
22:6, n-3
ドコサヘキサエン酸

図4-3 脂肪酸の代謝系列

メチル基から数えるとω3番目),n-9番目に初めての二重結合のある脂肪酸（同じく末端メチル基から数えるとω9番目）に分けて，不飽和の位置を示している。炭素数18の脂肪酸を例に図示した（図4-3）。

なお，脂肪酸の生体内代謝の項で述べるが，この二重結合の位置は鎖長延長や二重結合の導入があってもメチル基末端から初めての二重結合の位置は変わらない。そこでメチル基側から数えて初めての二重結合が3番目，6番目，9番目にある脂肪酸をそれぞれ **n-3（ω3）系列，n-6（ω6）系列，n-9（ω9）系列脂肪酸** といい，それぞれ脂肪酸の慣用名から **リノレン酸系列，リノール酸系列，オレイン酸系列** ともいう。各系列の脂肪酸の生理機能は大きく異なっている。パルミトレイン酸はn-7（ω7）系列の脂肪酸であり，その他n-11（ω11）系列（ガドレイン酸など）もあるが，栄養学的には重要ではないとされる。

脂肪酸の性質として，飽和脂肪酸は化学的に安定であり，炭素の数が増えるほど融点が高くなり常温で固体となりやすい。不飽和脂肪酸は対応する飽和脂肪酸に比べ融点が低く，不飽和度が上がれば融点は低くなるので常温で液体となりやすい。動物性の油脂には飽和脂肪酸の結合したトリグリセリドが比較的多いので固体であり，植物性油脂や魚油には多価不飽和脂肪酸が比較的多いので液体であるなど，油脂の性質は結合している脂肪酸の性質が大きく影響する。

4．脂質の消化と吸収

（1）トリグリセリドの消化・吸収

脂質の消化は殆ど小腸の十二指腸で行われる。**脂肪分解酵素（リパーゼ）** により **加水分解** され，トリグリセリドから脂肪酸を放出する。

小腸以前の消化管では，胃液にリパーゼ（至適pH4.5～5）が分泌されるものの，胃内は酸性度が高い（pH1～2）ため作用し難い。しかし，乳児では胃内のpHは高いため，リパーゼの作用を受けて消化される。

消化されないまま酸性の消化粥が小腸の十二指腸に到達すると，セクレチンやコレシストキニン-パンクレオザイミンという消化管ホルモンが分泌され，本格的な消化・吸収が始まる。すなわち，セクレチンは膵臓からの重炭酸イオンの分泌を促進させてアルカリ性の膵液の分泌をさせ，胆汁分泌も促す。コレシストキニン-パンクレオザイミンは胆嚢の収縮を強くし，膵臓からの消化酵素の分泌を促進し，小腸の運動を亢進し，胃酸の分泌を抑制する。

脂質は胆嚢から放出された胆汁酸塩と混合して乳化され，ミセルを形成する。膵液から分泌された **リパーゼ（ステアプシン）** により，大部分がモノグリセリドに，一部が脂肪酸とグリセロールに分解される。

その後，モノグリセリドや脂肪酸と胆汁酸の結合ミセルとなって吸収される。グリセロールは水溶性なのでそのまま吸収されやすく，脂肪酸は小腸上皮細胞内でトリグリセリドに再合成された後，リポたんぱく質のキロミクロンとして，リンパ管から胸管に入り，大静脈系に入り全身に運ばれる。

```
CH2-O-CO-R1        CH2-O-CO-R1       CH2-OH           CH2-OH
|                  |                 |                |
CH-O-COR2    →     CH-OH       →    CH-OH       →    CH-OH       +コリン
|                  |                 |                |
CH2-O-Ⓟ-コリン     CH2-O-Ⓟ-コリン    CH2O-Ⓟ-コリン    CH2-O-Ⓟ
レシチン           リゾレシチン                        グリセロリン酸
```

図4-4　リン脂質の消化

なお，短鎖から中鎖脂肪酸の結合した**トリグリセリド（MCT）**は，胃内で分解され脂肪酸を遊離させることが知られている。ミリスチン酸などの多いMCTを含む乳汁の消化がよく知られているが，放出された中鎖（短鎖）脂肪酸は，そのまま小腸壁から拡散により吸収され，門脈を経て肝臓に入る。

(2) リン脂質の消化・吸収

各種のリン脂質は胆汁酸塩により可溶化されたミセルとなり，膵液中の**ホスフォリパーゼ A_2** により，2位のエステル結合が切断されてリゾ型のリン脂質と脂肪酸に分解され，吸収される（図4-4）。

その他，それぞれ特定の結合に特異性をもつ数種のホスフォリパーゼが知られ，脂肪酸，コリン，ホスファチジン酸，グリセロールなどを生ずる。

(3) コレステロールの消化・吸収

食品中に含まれるコレステロールはエステル型が多いが，これも胆汁酸塩により可溶化されてミセルとなり，膵液中の**コレステロールエステラーゼ**によりコレステロールと脂肪酸に分解される（図4-5）。

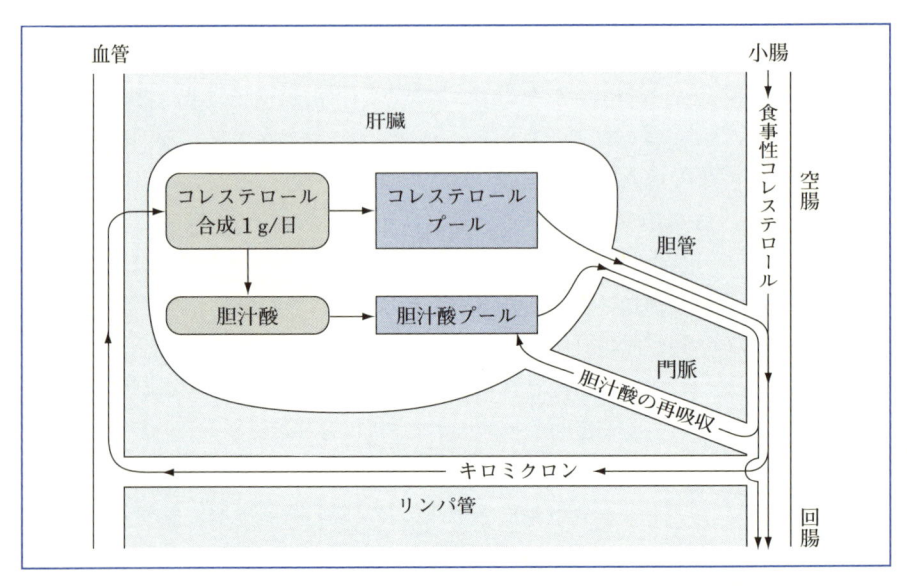

図4-5　コレステロールの消化・吸収と胆汁酸の腸肝循環

（4）胆汁酸の腸肝循環

胆汁酸はその構造に－OH や－COOH をもつため親水性に富むので，脂肪の可溶化に重要であるが，役割を果たした胆汁酸塩は腸管（回腸）で再吸収された後，門脈を経て肝臓に戻る。これを胆汁酸の**腸肝循環**という（図4－5）。

5．脂質の体内代謝

消化・吸収された脂質は特別なたんぱく質と結合したリポたんぱく質として生体内の各組織に運搬される。その後，代謝され，エネルギーに転換されるほか，各種の脂質が合成される。

（1）脂肪酸のβ酸化

吸収された脂肪酸はミトコンドリアで図4－6に示すように，**β酸化**により分解されて**アセチルCoA**（活性酢酸，炭素数2）となり**TCA回路**に入り，最終的には CO_2 と H_2O になる。不飽和脂肪酸は飽和化を受けた後，同じようにβ酸化を受ける。

一方，奇数酸は最後にアセチル CoA の代わりにプロピオニル CoA（活性プロピオン酸，炭素数3）となり，ビオチンやビタミン B_{12} の介在のもとにメチルマロニル CoA，スクシニル CoA またはピルビン酸に変化して，やはり TCA 回路に入る。

なお，β酸化1回転で $FADH_2$ と $NADH_2$ が1モルずつできるため，電子伝達系として ATP は5モル生成される。図4－6にあるが，最初の活性化で ATP を1モル消費する。一例をあげると，パルミチン酸1分子ではβ酸化が7回くり返され，アセチル CoA 8モルが生成される。このため ATP は総量としては130モル〔（5×7）＋（12×8）－1＝130，TCA 回路におけるアセチル CoA の酸化では ATP が12モル生成〕生成されることになり，グルコース1分子と比べると非常に大きいことがわかる。

（2）脂肪酸のω酸化とα酸化

哺乳動物では，数種の脂肪酸は，ω位の末端メチル基が酸化されてジカルボン酸となった後，両側からβ酸化を受ける。これを**ω酸化**というが，鳥類，両棲類，魚類，酵母や細菌でもこの酸化が報告されている。

また，α位が酸化されてα－ヒドロキシ酸が生じた後，脱炭酸により炭素数が1つ少ない脂肪酸ができる**α酸化**機構も知られる。

（3）脂肪酸の代謝と必須脂肪酸

体内では脂肪酸は，図4－3に示すように，

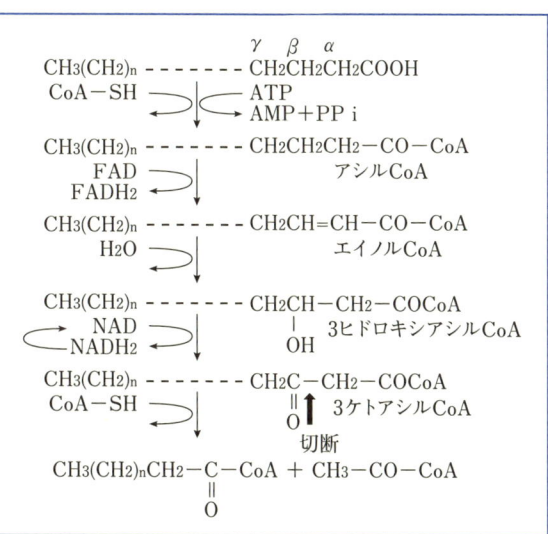

図4－6　脂肪酸のβ酸化

それぞれの系列の中で鎖長延長,不飽和化が行われる。すなわち,各系列とも同じ酵素が作用するが,鎖長延長も不飽和の導入も現存の二重結合の位置よりカルボキシル基側に行われるため,末端メチル基側から初めての二重結合の位置は常に変わらない。二重結合はメチレン基($-CH_2-$)をはさんで導入される（$-CH=CH-CH_2-CH=CH-$）。

なお,不飽和脂肪酸は動物,植物,微生物で生合成されるが,オレイン酸からリノール酸やリノレン酸の生成が行われる反応は動物では認められないため,**リノール酸**から生成される**アラキドン酸**は動物では食物として摂取する必要があり,**必須脂肪酸**である。また,**イコサペンタエン酸（IPA,EPA）**や**ドコサヘキサエン酸（DHA）**はα-リノレン酸から生成されるが最近では必須脂肪酸に入れることがある。

(4) トリグリセリドの合成

体内の脂質はほとんど**トリグリセリド**であり,摂取脂肪の消化による脂肪酸や,代謝されてできたアセチルCoAから脂肪酸が合成された後,トリグリセリドが合成される。なお,アセチルCoAは脂肪酸の代謝からできるほか,解糖系で糖質から生成したピルビン酸や,たんぱく質の代謝から生成したアミノ酸から脱アミノを受けた物質からも作られる。

すなわち,アセチルCoAからビオチン酵素の存在下で,マロニルCoAを経てパルミチルCoAが作られた後,パルミチン酸を基に図4-3のように不飽和化,鎖長延長が次々行われ各系列の脂肪酸が作られる。これらの脂肪酸が,リン酸化されたグリセロール（グリセロリン酸）に結合してグリセリドが生成する（図4-7）。

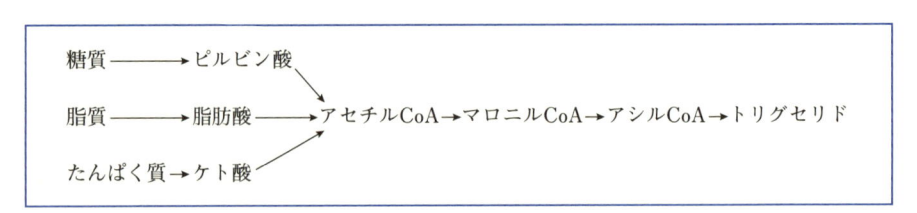

```
糖質 ―――→ ピルビン酸
                         ↘
脂質 ―――→ 脂肪酸 ――→ アセチルCoA→マロニルCoA→アシルCoA→トリグセリド
                         ↗
たんぱく質→ケト酸
```

図4-7　トリグリセリドの合成

```
コリン           ―――→    ホスホリルコリン              ホスファチジン酸
(エタノールアミン)          (ホスフォエタノールアミン)
         ATP  ADP
                           CDPコリン                      P1↓
                           (CDPエタノールアミン)
  レシチン ←―――                                         ジクリセリド
  (ホスファチジルエタノールアミン)
```

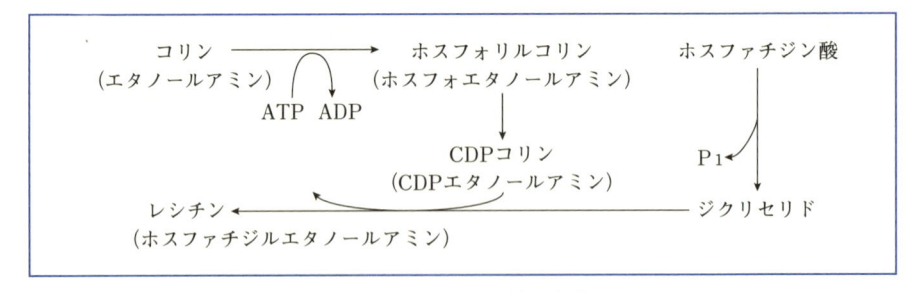

図4-8　リン脂質の合成

（5）リン脂質の合成

グリセロールリン酸に脂肪酸が2分子結合したホスファチジン酸を基に，コリン，セリン，エタノールアミンなどが結合して，それぞれホスファチジルコリン，ホスファチジルセリン，ホスファチジルエタノールアミンなどのリン脂質が生成される（図4-8）。

（6）コレステロールの合成

2分子のアセチルCoAからアセトアセチルCoA，3-ヒドロキシ-3-メチルグルタリルCoAを経て**メバロン酸**がミクロソームで作られる。このメバロン酸を合成するときの**3-ヒドロキシ-3-メチルグルタル酸デヒドロゲナーゼ**（脱水素酵素，**HMG-CoA還元酵素**）が反応の速さに関与し，コレステロール合成の律速酵素である。次いでメバロン酸がリン酸化，脱炭酸などを経て鎖状の**スクアレン**が作られ，これが閉環してラノステロールから**コレステロール**となる（図4-9）。

（7）リポたんぱく質の合成・代謝

体内には脂肪酸やトリグリセリドのほかリン脂質・コレステロールなどの複合脂質が存在する。これらはそれぞれ必要に応じて合成されているが，生体内を循環するに当たってはたんぱく質と結合した形のリポたんぱく質（Lipoprotein）となって血中に溶けている。リポたんぱく質に結合しているたんぱく質を**アポリポたんぱく質（アポたんぱく質）**といい，数種類あることが知られ，それらのペプチド構造も遺伝子配列もほぼ解明されている。

リポたんぱく質は数種類あるが，表4-3のように大きさ，比重（または密度），

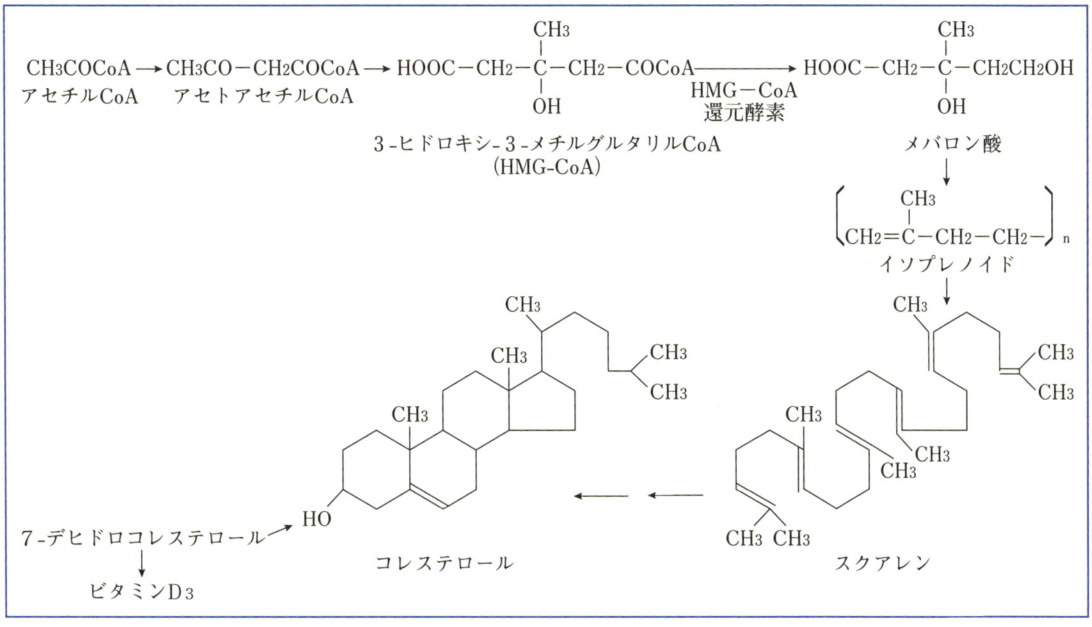

図4-9　コレステロールの合成

第4章 脂質の栄養

表4－3 リポたんぱく質の種類と組成

		キロミクロン	VLDL	IDL	LDL	HDL2	HDL3
	比　　　　重*	<0.96	0.96～1.006	1.006～1.019	1.019～1.063	1.063～1.125	1.125～1.21
	質　　　量	$1 \sim 19 \times 10^9$	$5 \sim 100 \times 10^6$	$3 \sim 4 \times 10^6$	$2 \sim 3 \times 10^6$	$18 \sim 36 \times 10^4$	$15 \sim 18 \times 10^4$
	直　　　径	800～10,000Å	300～750	220～300	190～220	85～100	70～85
	電 気 泳 動	原点	pre β	midband	β	α	α
脂質	トリグリセリド	85%	55	24	10	5	4
	コレステロール(エステル)	5%	12	33	37	18	12
	コレステロール(遊離)	2%	7	13	8	6	3
	リン脂質	6%	18	12	22	29	23
	たんぱく質	2%	8	18	23	42	58
	たんぱく質 (アポたんぱく)の組成	A (12%) B (23%) C (65%)	B (37%) C (50%) E (13%)	B (78%) (C) (E)	B (98%)	A (Ⅰ 67%) 　(Ⅱ 22%) C (8%) (E)	A C (E)
平均分子数一粒子当たり	たんぱく(アミノ酸)	102,000	15,656		4,830	1,467	963
	リン脂質	45,160	4,545		653	137	51
	コレステロール(遊離)	25,840	3,539		475	50	13
	コレステロール(エステル)	27,700	3,600		1,310	90	32
	トリグリセリド	507,000	11,500		298	19	10

注）*正しくは密度とよぶべきであるが日本では比重として通っている
出典）山本　章『血清脂質のやさしいみかた』p.52, ライフサイエンス・メディカ, 1994

構成成分が異なり，電気泳動で泳動される位置が異なる。**キロミクロン**（カイロミクロン，カイロマイクロン，Chylomicron, **CM**），**超低比重（密度）リポたんぱく質**（Very Low Density Lipoprotein, **VLDL**），**中間型比重（密度）リポたんぱく質**（Intermediate Density Lipoprotein, **IDL**），**低比重（密度）リポたんぱく質**（Low Density Lipoprotein, **LDL**），**高比重（密度）リポたんぱく質**（High Density Lipoprotein, **HDL**），**超高比重リポたんぱく質**（Very High Density Lipoprotein, **VHDL**）がある。

CM, VLDL, IDL, LDL, HDL の順にサイズは小さくなり，比重は重くなるが，これはトリグリセリドが少なくなりたんぱく質含量が多くなるためである。これらのリポたんぱく質は，トリグリセリドやコレステロールエステルをコア（芯）に，表面をリン脂質とコレステロールからなる被膜で覆われ，そこに水と脂質に親和性のあるたんぱく質がついた粒子の構造になっている（図4－10）。

リポたんぱく質は，小腸や肝臓で作られるが，全体像をまとめて図4－11に示した。食物由来の外因性脂質は消化され小腸で吸収されるものの，小腸上皮細胞内で再びトリグリセリドに合成される。同じく上皮細胞で合成されるたんぱく質のアポ B－48 の存在下に CM が生成される。

一方，肝臓では糖質などから合成された内因性の脂肪酸や，脂肪組織から常に動員されている遊離型脂肪酸をとりこんだものをもとにしてトリグリセリドが合成され，同じく肝細胞内で合成されたたんぱく質のアポ B－100 の存在下に VLDL が生成される。

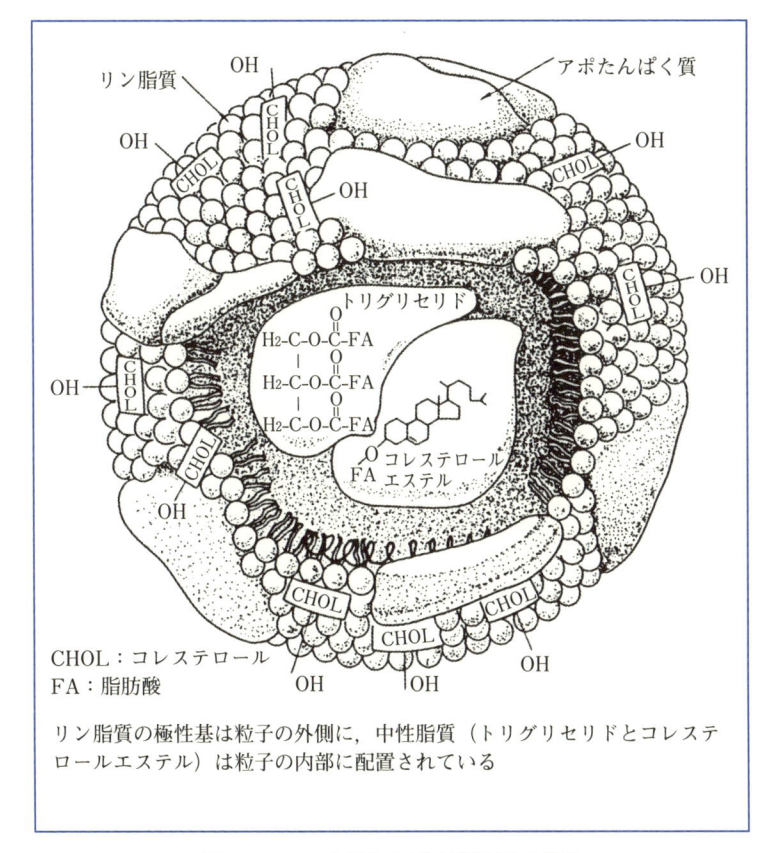

図4－10　リポたんぱく質粒子の構造
出典）H.B.Brewer, Jr., Klin.Wochenschr., 59, p.1023, 1981

CHOL：コレステロール
FA：脂肪酸

リン脂質の極性基は粒子の外側に，中性脂質（トリグリセリドとコレステロールエステル）は粒子の内部に配置されている

さらにHDLは小腸および肝臓で生成されるほか，一部はトリグリセリドの多いCMやVLDLの代謝からも作られる。

CM，VLDL，LDLの代謝運搬経路を図4－12に示した。

外因性のトリグリセリド，アポB－48の他アポAⅠ・AⅣ・C・Eから生成されたCMは**血中リポたんぱくリパーゼ**（Lipoproteinlipase, **LPL**）によりトリグリセリドが加水分解され，**遊離脂肪酸**を放出し，粒子の小さい**キロミクロンレムナント（CMR）**となる。この脂肪酸は筋肉や脂肪組織に取り込まれ，エネルギー源となる。CMRはアポEを認識するレムナント受容体から肝臓に取り込まれて処理される。

肝臓からは内因性のトリグリセリドにコレステロール，アポ

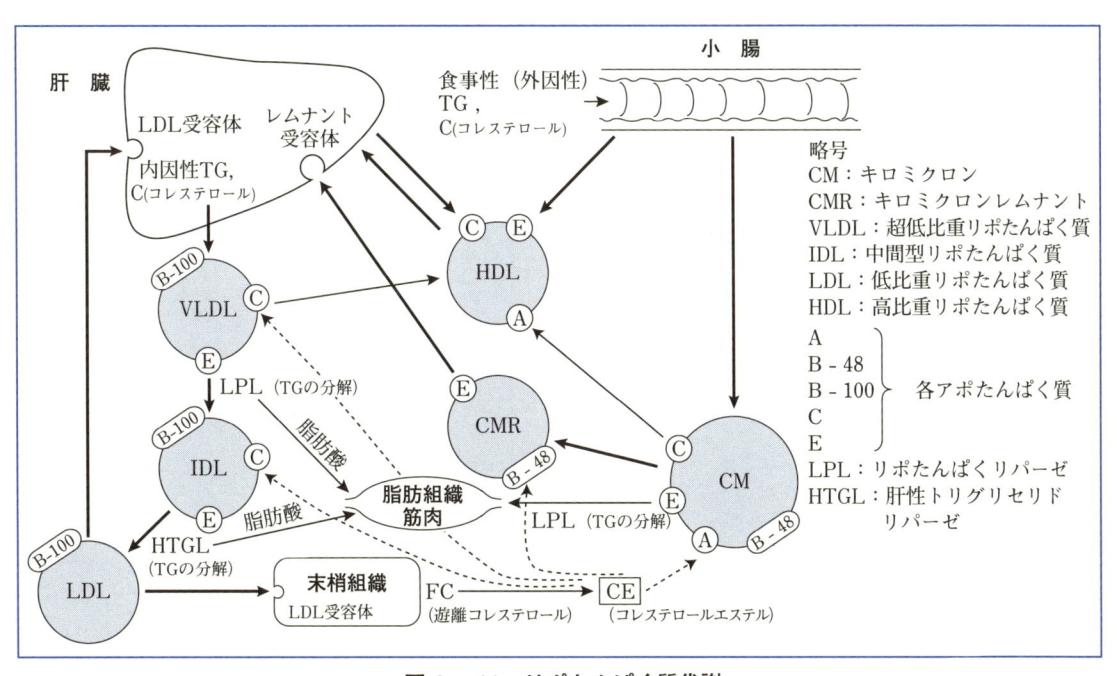

図4－11　リポたんぱく質代謝

略号
CM：キロミクロン
CMR：キロミクロンレムナント
VLDL：超低比重リポたんぱく質
IDL：中間型リポたんぱく質
LDL：低比重リポたんぱく質
HDL：高比重リポたんぱく質
A
B－48
B－100　各アポたんぱく質
C
E
LPL：リポたんぱくリパーゼ
HTGL：肝性トリグリセリドリパーゼ

B-100，アポC・Eを結合してVLDLが生成される。血中に分泌されたVLDLはLPLにより加水分解され，IDLに変化し，遊離脂肪酸を放出する。この脂肪酸は脂肪組織や肝外組織に取り込まれる。IDLの一部はレムナント受容体やアポB・Eを認識するLDL受容体から肝臓に取り込まれる。IDLの大部分は肝臓から分泌される**肝性トリグリセリドリパーゼ（HTGL）**によりトリグリセリドが分解されて，LDLに変化する。

このLDLはトリグリセリドが少なくなりコレステロールにとみ，アポB-100が主要なたんぱくであり，末梢組織や肝臓の**LDL受容体**から取り込まれる。このためLDLは末梢組織にコレステロールを運搬することになる。

HDLの代謝運搬経路を図4-13に示した。HDLは肝臓や小腸で合成されるほか，一部はCMやVLDLの代謝過程からコレステロール，リン脂質，アポA・Cが結合して未成熟な円盤状の**幼弱型（nascent）HDL**となる。この段階ではコレステロール含量は少ないが，末梢組織の表面から余剰のコレステロールを引抜いて**レシチンコレステロールアシル基転移酵素（LCAT）**の働きでエステル化され，コレステロールエステル量の多い球状のHDL$_3$ができる。

さらにコレステロールエステルや末梢組織細胞の**マクロファージ**由来のアポEを取り込み，HDL$_2$へと変わってゆく。HDLは血液中で**コレステロールエステル転送たんぱく（CETP）**の働きにより，IDLやLDLにコレステロールエステルを転送する。IDLやLDLは前述したように肝臓に取り込まれて処理されるが，HDLの一部はそのまま肝臓に取り込まれたり，コレステロールエステルのみが肝細胞に移行されることもあるとされている。

なお，これらのリポたんぱく質が代謝される**LDL代謝経路（LDL pathway）**やLDL受容体，後述のスカベンジャー受容体の構造もすでに解明されている。

出典）山本 章『血清脂質のやさしいみかた』p.61，ライフサイエンス・メディカ，1994

図4-12 キロミクロン（A）とVLDL（B）の代謝

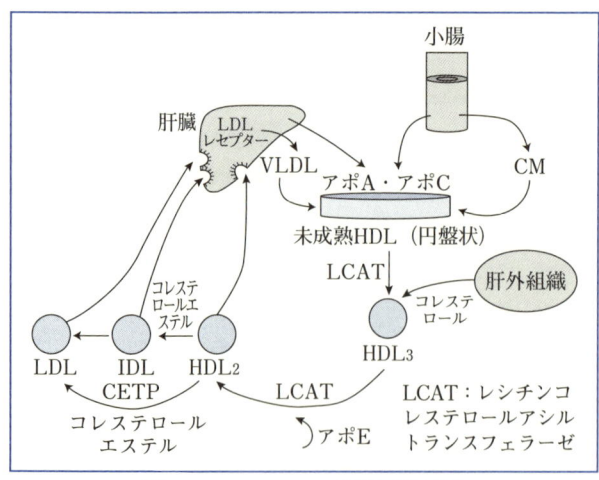

図4-13 HDLの代謝運搬経路

（8）ケトン体

　糖尿病や飢餓状態の時、糖利用が低下することから、ミトコンドリアでのオキザロ酢酸量の不足がおこることがある。そのため、脂肪酸から生成されたアセチルCoAが肝臓で完全に酸化されにくくなり、アセチルCoA 2分子からアセトアセチルCoAを生ずる。このアセトアセチルCoAから**アセト酢酸**、**β-ヒドロキシ酪酸**、**アセトン**が生成される。これらを総称して**ケトン体**という。ケトン体は肝臓では酵素がないため利用されないが、肝外組織では代謝され腎臓や心臓筋肉などではエネルギー源になる。また、長期の絶食や飢餓状態など糖質利用が低下した場合には脳のエネルギー源にもなる。

　このため、ケトン体が蓄積し、血中ケトン体（正常時の血中・尿中ケトン体は微量）が増加したり、尿中ケトン体排泄が増加する。

　この状態を**ケトン症**（ketosis）またはアシドーシスといい、血液pHが下がり、ケトン尿や呼気へのアセトン排出がみられる。

6. 脂質の機能と栄養学的意義

　脂質には次のような機能がある。

（1）エネルギー源としての利用

　ヒトはエネルギーを**三大栄養素**（**糖質**、**脂質**、**たんぱく質**）から得るが、これらのエネルギー源の中で脂肪は最も効率がよい。すなわち、脂質は1g当たり9 kcal（37.7kJ）のエネルギーを発生し、糖質やたんぱく質の4 kcal（16.7kJ）を上回っている。

（2）細胞構造と膜の機能

　脂質の大部分は、その他の物質と結合して細胞や組織内にある。すなわち、生体膜はリン脂質二重層とたんぱく質から構成され、物質に対し選択透過性を示している。リン脂質や糖脂質はコレステロールやたんぱく質とともに細胞膜に存在し、膜のイオン輸送や選択透過性などの重要な機能を果たしている。また、脳神経細胞を構成し、神経機能を正常に保っている。

（3）貯蔵脂肪

　皮下脂肪などの脂肪組織で代表される貯蔵脂肪はほとんどが**トリグリセリド**であるが、各臓器を保護し、身体の内外の温度差から保護する役目を果たしている。また、血中脂質の調整をしながら、エネルギー代謝の面で糖質、たんぱく質などの脂質以外のエネルギー源とバランスを保っている重要な部分である。

（4）必須脂肪酸およびプロスタグランジン合成源

　生体の全組織が正常な機能を果たす上で、必要かつ不可欠の**必須脂肪酸**は生体

内で合成されないため，食事から摂らなければならない。平滑筋の刺激，血圧に関与する**プロスタグランジン**などの生理活性物質は必須脂肪酸から合成される。

(5) 血中脂質調整機能
消化・吸収された脂質は，リポたんぱく質の形で血中を循環する。

(6) 脂溶性ビタミンの担体
ビタミンA・D・Eなどの脂溶性ビタミンは脂肪とともに混合ミセルに溶解して吸収，運搬される。また，脂溶性ビタミンは脂質の存在下で吸収が促進される。

(7) ビタミンB_1節約作用
脂肪中の脂肪酸は代謝されるとアセチルCoAを生じ，最終的にはTCA回路を経てCO_2とH_2Oとなる。すなわち，β酸化でアセチルCoAを生ずる反応にはチアミンピロリン酸（TPP）は必要でないため，ピルビン酸からアセチルCoAを生じる糖質の代謝と異なり，補酵素としてのビタミンB_1の消費を軽減することができる。これを，糖質に比較して脂質は**ビタミンB_1節約作用**があるという。

7．脂質代謝異常と動脈硬化

(1) 血中脂質と脂質代謝異常症
血中コレステロールが高い疾患を高コレステロール血症，血中トリグリセリドが高い疾患を高トリグリセリド血症といい，総称して**脂質代謝異常症**という。脂質代謝異常症のリスクファクターとしては遺伝的素因の他，食生活や運動などの生活習慣があげられ，動脈硬化性疾患や糖尿病などのいわゆる**生活習慣病**を惹起（じゃっき）しやすいために，注意しなければならない。

血中脂質は食事の影響を受けやすい。コレステロールは最も影響を受けやすく，食事中の飽和脂肪酸やコレステロールは血中コレステロールを増加させ，多価不飽和脂肪酸は減少させ，一価不飽和脂肪酸は殆ど影響しないということが，1950年代にKeys, Hegstedらにより研究された。このことから，動物性脂肪よりリノール酸を多く含む植物油の摂取が奨励されてきた。しかし，最近ではリノール酸は血中総コレステロールをも低下させるもののHDLコレステロールを低下させてしまうことが判明し，リノール酸の積極的な摂取は好ましくないとされている。

一方，**オレイン酸**はHDLコレステロールの低下なしに総コレステロールを低下させるという報告があり，オリーブ油を常食とする地中海沿岸地域で冠状動脈性心疾患が少ないことからも注目されるようになってきた。しかし，オレイン酸のコレステロール低下効果は日本人では判然としない。オレイン酸はオリーブ油以外にも多くの植物油に含まれるが，オレイン酸含量の多い（高オレイン酸／ハイオレイック）油脂も改良され普及している。**n-3系脂肪酸**にもコレステロール低下作用がある。

トリグリセリドも食事の影響を受けやすく，特に食後にはキロミクロンが増加する。血中トリグリセリドはエネルギー摂取過剰や糖質，特に果糖や蔗糖，およびアルコールにより増加が著しい。脂肪酸の影響としては，n-3系多価不飽和脂肪酸により血中トリグリセリドが低下する。EPAとDHAでは生理効果は少し異なるようで，EPAではトリグリセリドの低下効果がDHAより大きく，DHAでは血小板凝集抑制作用や血中コレステロール低下効果がEPAより大きい。α-リノレン酸にもトリグリセリド低下効果が認められている。

（2）酸化LDLとマクロファージ

これまで動脈硬化はコレステロールを多く含むLDLの増加によるとされてきた。最近の研究では，なんらかの原因で酸化または変性したLDL（酸化LDL，変性LDL）が，動脈血管壁へ進入した単球が分化して変化したマクロファージに取り込まれるためとされる。

もともとマクロファージは生体内の異物を認識し，貪食して処理する働きをもつ。マクロファージは血中の酸化LDLやβVLDLを表面のスカベンジャー受容体からとりこむ。マクロファージの細胞質内で遊離型コレステロールの放出，エステル化が行われて，細胞質内に脂肪滴が蓄積し続け，最終的に泡沫細胞となる。ここに多くの生理活性物質の産生が誘導され，更に細胞破壊やフリーラジカルの産生，平滑筋の増殖などを起こして動脈硬化病変が進展していくとされている。

8．多価不飽和脂肪酸と生理活性物質およびその機能

n-6系とn-3系多価不飽和脂肪酸の生理機能と過剰摂取による障害を表4-4にまとめた。植物油に多いn-6系と，魚油に多いn-3系脂肪酸では血中脂質に対する作用が異なるが，その他にも多くの作用が認められている。

多価不飽和脂肪酸からプロスタグランジン（Prostaglandin, PG），ロイコトリエン（Leukotriene, LT），トロンボキサン（Thromboxane, TX）という生理活性をもつ物質が多数生成される。総称してイコサノイドとかエイコサノイドという（図4-14）。

n-6・n-3系それぞれから異なる構造のものができるが，n-6系から生成されるものとn-3系から生成されるものとは，お互いの生理作用や，生成を抑制しあうことが知られる。このことからn-6系とn-3系多価不飽和脂肪酸の摂取は偏らず，バランスをとることが重要とされている。特に，アラキドン酸由来の物質は炎症反応で多量に放出されるが，イコ

表4-4　多価不飽和脂肪酸の多量摂取による作用および代謝障害

n-6系	n-3系
LDLの酸化（動脈硬化）	ビタミンEの消費（脂質過酸化）
プロスタグランジン産生のインバランス	心筋壊死
発がん促進	肝臓障害
免疫抑制	リンパ球増殖抑制
感染増加	n-6系多価不飽和脂肪酸の代謝干渉
生体防御機能低下	
HDLコレステロール低下	
胆石形成	
細胞の老化促進	

出典）菅野道廣『「あぶら」は訴える』p.43，講談社，2000

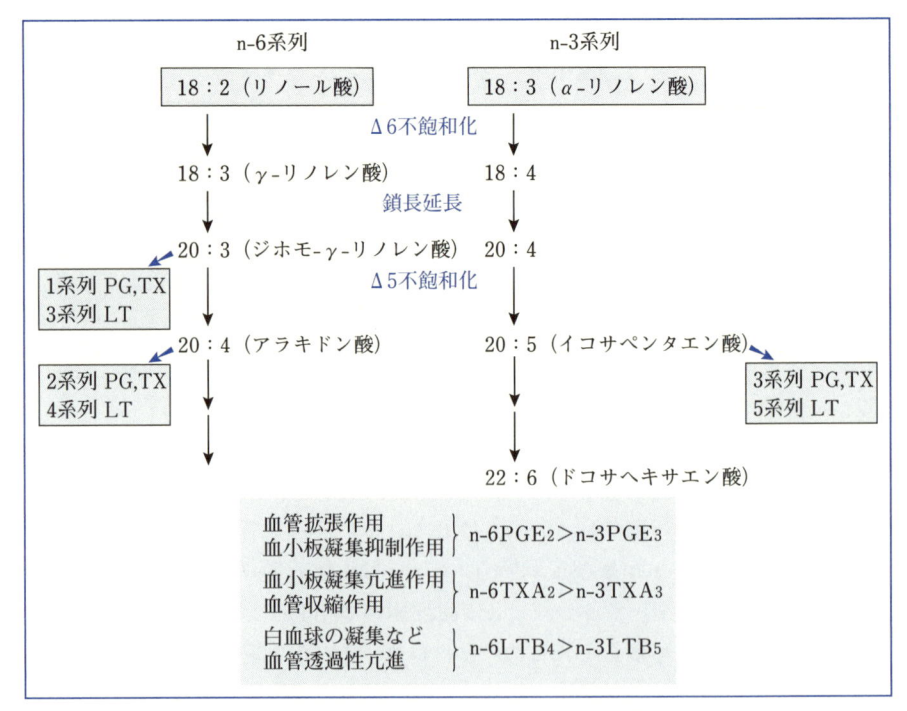

```
                    n-6系列              n-3系列
                18:2（リノール酸）    18:3（α-リノレン酸）
                          ↓   Δ6不飽和化   ↓
                18:3（γ-リノレン酸）       18:4
                          ↓   鎖長延長    ↓
              20:3（ジホモ-γ-リノレン酸）  20:4
   1系列 PG,TX         ↓   Δ5不飽和化
   3系列 LT     
               20:4（アラキドン酸）   20:5（イコサペンタエン酸）
   2系列 PG,TX                                         3系列 PG,TX
   4系列 LT                     ↓                       5系列 LT
                          22:6（ドコサヘキサエン酸）

    血管拡張作用       }
    血小板凝集抑制作用   n-6PGE₂ > n-3PGE₃
    血小板凝集亢進作用  }
    血管収縮作用        n-6TXA₂ > n-3TXA₃
    白血球の凝集など   }
    血管透過性亢進      n-6LTB₄ > n-3LTB₅
```

図4－14 イコサノイドの生成と作用

サペンタエン酸由来の物質が炎症を抑制することが知られる。

9. 脂質食事摂取基準

表4－5，4－6，4－7に示すように，脂質食事摂取基準は2005年版から大きく変わり，多価不飽和脂肪酸では条例ごとに具体的な数値が示された。

これまで，脂質摂取に際しては，各種の**脂肪酸のバランス**をとることが必要で，飽和・一価不飽和・多価不飽和脂肪酸の望ましい摂取割合は概ね3：4：3，n－6・n－3系多価不飽和脂肪酸は，n－6/n－3比で4程度という目安が示されていた。動脈硬化やアレルギー疾患のためにはn－3系多価不飽和脂肪酸の摂取量増加が望ましいこと，妊娠期，授乳期には胎児および乳児の適正な発育のため，DHAを不足なく適量摂取することが望ましいとされる。2010年版食事摂取基準では，表のごとく目安量や目標量が数値として示されている。

さらに，脂質摂取時に配慮すべき要因として，コレステロール，**脂質過酸化物**，トランス酸，中鎖トリグリセリド，構造脂質などをあげている。

魚介類や動物性脂質摂取時にはコレステロールの摂取も問題となる。コレステロールは生体に必要なものであり，適量摂取は問題ないが，過剰摂取は動脈硬化を促進させる可能性が高くなるからである。食事摂取基準2010年版ではコレステロールについても目標量が示されている（表4－8）。

また，多価不飽和脂肪酸の摂取は体内での過酸化物を生成し，動脈硬化性疾患

や悪性腫瘍など健康障害を起こす可能性がある。過酸化物の生成を抑えるために，ビタミンE・Cやカロテノイドなどの**抗酸化性ビタミン**や**抗酸化物**を摂取することが望ましいと考えられる。

脂質の食事摂取基準（一部）　　　表4－5

	総脂質 (総脂質の総エネルギーに占める割合（脂肪エネルギー比率）；％エネルギー)			
	男性		女性	
	目安量	目標量	目安量	目標量
0～5（月）	50	―	50	―
6～11（月）	40	―	40	―
1～2（歳）	―	20以上30未満	―	20以上30未満
3～5（歳）	―	20以上30未満	―	20以上30未満
6～7（歳）	―	20以上30未満	―	20以上30未満
8～9（歳）	―	20以上30未満	―	20以上30未満
10～11（歳）	―	20以上30未満	―	20以上30未満
12～14（歳）	―	20以上30未満	―	20以上30未満
15～17（歳）	―	20以上30未満	―	20以上30未満
18～29（歳）	―	20以上30未満	―	20以上30未満
30～49（歳）	―	20以上25未満	―	20以上25未満
50～69（歳）	―	20以上25未満	―	20以上25未満
70以上（歳）	―	20以上25未満	―	20以上25未満
妊婦			―	―
授乳婦			―	―

表4－6

	飽和脂肪酸 (％エネルギー)	
	男性	女性
	目標量（範囲）	目標量（範囲）
0～5（月）	―	―
6～11（月）	―	―
1～2（歳）	―	―
3～5（歳）	―	―
6～7（歳）	―	―
8～9（歳）	―	―
10～11（歳）	―	―
12～14（歳）	―	―
15～17（歳）	―	―
18～29（歳）	4.5以上7.0未満	4.5以上7.0未満
30～49（歳）	4.5以上7.0未満	4.5以上7.0未満
50～69（歳）	4.5以上7.0未満	4.5以上7.0未満
70以上（歳）	4.5以上7.0未満	4.5以上7.0未満
妊婦		―
授乳婦		―

飽和脂肪酸：C4：0, C6：0, C8：0, C10：0, C12：0, C14：0, C15：0, C16：0, C17：0, C18：0, C20：0, C22：0, C24：0。

注；10歳以上で，血中LDL-コレステロール値が高い場合，動脈硬化が進行する可能性があるので，飽和脂肪酸摂取量の制限を含めた対策が望まれる。

表4－7

	n-6系脂肪酸				n-3系脂肪酸			
	(g／日)	(エネルギー)	(g／日)	(%エネルギー)	(g／日)			
	男性		女性		男性		女性	
	目安量	目標量	目安量	目標量	目安量	目標量	目安量	目標量
0～5（月）	4.0	—	4.0	—	0.9	—	0.9	—
6～11（月）	5.0	—	5.0	—	0.9	—	0.9	—
1～2（歳）	5.0	—	5.0	—	0.9	—	0.9	—
3～5（歳）	7.0	—	6.0	—	1.2	—	1.2	—
6～7（歳）	8.0	—	7.0	—	1.6	—	1.3	—
8～9（歳）	9.0	—	8.0	—	1.7	—	1.5	—
10～11（歳）	10	—	9.0	—	1.8	—	1.7	—
12～14（歳）	11	—	10	—	2.1	—	2.1	—
15～17（歳）	13	—	11	—	2.5	—	2.1	—
18～29（歳）	11	10未満	9.0	10未満	—	2.1以上	—	1.8以上
30～49（歳）	10	10未満	9.0	10未満	—	2.2以上	—	1.8以上
50～69（歳）	10	10未満	8.0	10未満	—	2.4以上	—	2.1以上
70以上（歳）	8.0	10未満	7.0	10未満	—	2.2以上	—	1.8以上
妊婦			+1	—			1.9	—
授乳婦			0	—			1.7	—

n-6系脂肪酸：C18：2, C18：3, C20：2, C20：3, C20：4, C22：4, C22：5。

n-3系脂肪酸：C18：3, C18：4, C20：4, C20：5, C21：5, C22：5, C22：6。

注；小児については，目標量を算定しなかったが，成人の値を参考にして過度な摂取は避けることが望ましい。

表4－8

	コレステロール (mg／日)	
	男性	女性
	目標量	目標量
0～5（月）	—	—
6～11（月）	—	—
1～2（歳）	—	—
3～5（歳）	—	—
6～7（歳）	—	—
8～9（歳）	—	—
10～11（歳）	—	—
12～14（歳）	—	—
15～17（歳）	—	—
18～29（歳）	750未満	600未満
30～49（歳）	750未満	600未満
50～69（歳）	750未満	600未満
70以上（歳）	750未満	600未満
妊婦		—
授乳婦		—

注；10歳以上で，血中LDL-コレステロール値が高い場合，動脈硬化が進行する可能性があるので，コレステロール摂取量の制限を含めた対策が望まれる。

10. 最近注目される脂質

（1）ジアシルグリセロール（ジグリセリド）

　グリセロールに脂肪酸が2分子結合した**ジグリセリド**が最近注目を浴びている。天然油脂にもジグリセリドは存在するが少量で、生理効果もあまり知られなかった。最近工業的に合成されるようになり、血中トリグリセリド低下作用、肥満防止作用があるとして、特定保健用食品として認可されたものもある。ジグリセリドが小腸で吸収される時、トリグリセリドに再合成されず、門脈を経由して肝臓に運ばれ、エネルギー源として燃焼されやすいことが報告されている。

（2）トランス酸

　構造上通常のシス型の不飽和脂肪酸の幾何異性体であるトランス型（trans：t）不飽和脂肪酸を**トランス酸**と称している。代表的なものはオレイン酸（9c - 18：1）の異性体であるエライジン酸（9t - 18：1）が知られる。トランス酸は対応するシス型酸より融点が高く、酸化安定性もよい。不飽和脂肪酸を含む植物油や魚油の部分水素添加（硬化という）の際生じるため、天然には少ない。マーガリンやショートニングのような半固体状の油脂の加工や食用加工油脂に応用されている。

　しかし、トランス酸は反芻動物にも含まれることが知られ、肉や牛乳摂取の多い人では摂取量がかなり多いと考えられる。一般的に欧米では数エネルギー％の摂取であるが、日本人では1％以下である。トランス酸は血中コレステロール（LDLの増加）を上げ、動脈硬化を促進させるとされる。

（3）共役リノール酸

　共役結合をもつリノール酸を**共役リノール酸**（Conjugated Linoleic Acid, CLA）という。リノール酸は二重結合を9位と12位にシス型で有しているが、9位と11位（9c, 11t）に、または10位と12位（10t, 12c）に共役二重結合をもっている。リノール酸の過酸化により作られる他、反芻動物の体脂や乳脂に含まれている。この脂肪酸は抗変異原性や抗発ガン性、抗動脈硬化性、抗アレルギー性があることが知られ、体たんぱく質を減らすことなく体脂肪だけを減らすために肥満改善作用も報告されている。

（4）構造脂質

　グリセロールの特定の位置に特定の脂肪酸を結合させたものを**構造脂質**（Structured lipids）という。これは合成でも作られるが、天然にもカカオ脂やパーム油、魚油、乳汁中にも存在している。グリセロールに結合した脂肪酸が、特定の位置では吸収されやすく、すなわちエネルギーに転換されやすい。そのため低エネルギー脂質であったり、摂食を抑えるなどの生理活性をもっている。今後多

```
CH₂O-COR            CH₂OH
|                   |
CHO-COR  + 3NaOH →  CHOH  + 3RCOONa
|                   |
CH₂O-COR            CH₂OH
```

図4-15 脂肪酸の鹸化

くの生理活性を有する構造脂質が開発されていく可能性がある。

(5) 不ケン化物

トリグリセリドをアルカリと加熱するとグリセロールと脂肪酸のアルカリ塩を生じる（図4-15）。この反応を**ケン化**といい，生じた脂肪酸のアルカリ塩を石鹸という。

しかし，アルカリと反応させてもケン化されない物質を**不ケン化物**という。脂肪酸の他ステロール類（動物体中のコレステロール，植物体中の植物ステロール；β-シトステロール，シトスタノールなど），ビタミンEであるトコフェロール，その異性体のトコトリエノールなど，米油に含まれるフェルーラ酸やそのエステルであるオリザノールなど多数知られる。それらにはそれぞれコレステロール低下作用，抗酸化作用などの特有な生理活性のあることが知られている。

(6) 抗酸化性物質

植物油にはもともといろいろな抗酸化性物質が含まれているために安定性が保たれている。しかし，精製中に除去されることも多い。ビタミンEであるトコフェロールはよく知られるところであり，油脂中の多価不飽和脂肪酸の酸化を防止しているが，植物油の種類により含量は異なる。酸化安定性を保つため精製後にあらためて添加することもある。

前にも述べたように，脂質は過酸化を受けやすく，精製された過酸化物による障害が知られるので，ビタミンEのほかビタミンCやカロテノイドなどの抗酸化性ビタミンや抗酸化性のある物質の摂取が必要になる。

なお，**過酸化脂質**は種々の反応により生成する。**リポキシゲナーゼ，シクロオキシゲナーゼ**などの酵素反応の他，非酵素的な脂質過酸化反応によっても生成する。特に食品や生体にとり，影響が大きいと考えられる**ラジカル連鎖反応**による過酸化脂質の生成を，図4-16に記した。

(7) 中鎖脂肪酸トリグリセリド（中鎖脂肪，MCT）

中鎖脂肪酸の結合したトリグリセリドを**中鎖脂肪**（Medium chain triglyceride, **MCT**）というが，これは長鎖脂肪酸からなるトリグリセリド（**LCT**）に比べ，消化・吸収されやすくβ酸化を受けやすい。そのため，胆嚢や肝臓の障害などで脂肪を利用できない病者のエネルギー源として利用される。最近ではMCTの抗菌作用も知られる。

1．思春期とは

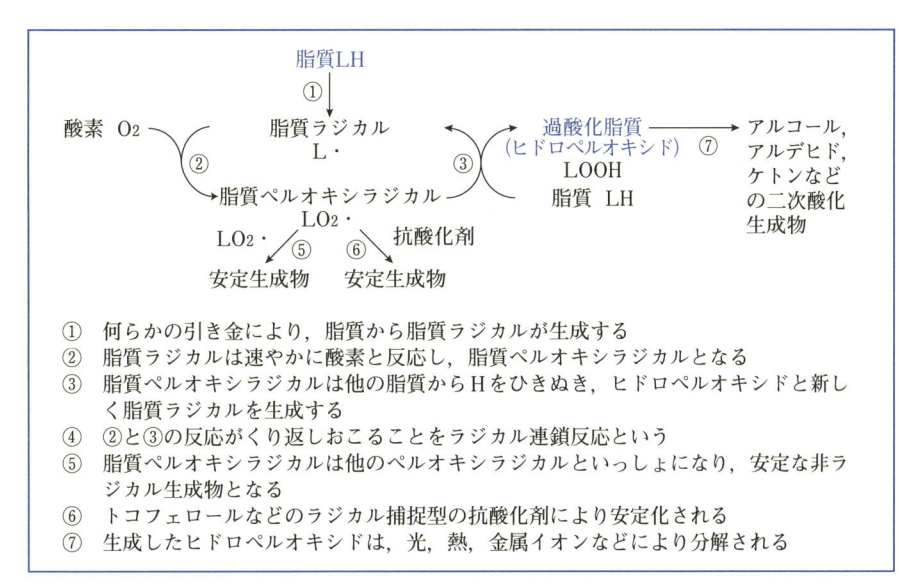

```
                    脂質LH
                      ①↓
    酸素 O₂ ╲        脂質ラジカル    ╱→ 過酸化脂質  ────→ アルコール，
            ② ╲       L・        ③        (ヒドロペルオキシド)  ⑦    アルデヒド，
              ╲→ 脂質ペルオキシラジカル              LOOH              ケトンなど
                     LO₂・                         脂質 LH             の二次酸化
                 LO₂・╲    ╱ 抗酸化剤                                  生成物
                      ⑤    ⑥
                    安定生成物  安定生成物
```

① 何らかの引き金により，脂質から脂質ラジカルが生成する
② 脂質ラジカルは速やかに酸素と反応し，脂質ペルオキシラジカルとなる
③ 脂質ペルオキシラジカルは他の脂質からHをひきぬき，ヒドロペルオキシドと新しく脂質ラジカルを生成する
④ ②と③の反応がくり返しおこることをラジカル連鎖反応という
⑤ 脂質ペルオキシラジカルは他のペルオキシラジカルといっしょになり，安定な非ラジカル生成物となる
⑥ トコフェロールなどのラジカル捕捉型の抗酸化剤により安定化される
⑦ 生成したヒドロペルオキシドは，光，熱，金属イオンなどにより分解される

図4－16　ラジカル連鎖反応による過酸化脂質の生成

〔参考文献〕
1）健康・栄養情報研究会編『第六次改定　日本人の栄養所要量－食事摂取基準－』第一出版，1999
2）菅野道廣・今泉勝巳『コレステロール』三共出版，1986
3）原　一郎監修，島崎弘幸・町田芳章編『油脂の栄養と疾病』幸書房，1990
4）五十嵐　脩・金田尚志・福場博保・美濃　真編『過酸化脂質と栄養』光生館，1986
5）FAO/WHO合同専門家委員会報告『人間の栄養における食用油脂の役割』医歯薬出版，1980
6）板倉弘重・菅野道廣・石川俊次・池田郁男・近藤和雄『脂質研究の最新情報　適正摂取を考える』第一出版，2000
7）菅野道廣『「あぶら」は訴える　油脂栄養論』講談社，2000
8）板倉弘重編『脂質の科学』朝倉書店，1999
9）山本　章『血清脂質のやさしいみかた』ライフサイエンス・メディカ，1994
10）厚生労働省『日本人の食事摂取基準（2005年版）』，2004

第5章
たんぱく質の栄養

＜学習のポイント＞

1. たんぱく質は，からだを構成する細胞の細胞質の主成分であり，約20種類のアミノ酸が特定の配列順序でペプチド結合した高分子化合物である。
2. アミノ酸は分子内にアミノ基とカルボキシル基をもち，構成元素として炭素，水素，酸素のほか，窒素，イオウなどを含む。
3. たんぱく質は胃液のペプシン，膵液のトリプシンなどにより消化されてジペプチドなどになり，さらに小腸粘膜の膜消化酵素によってアミノ酸にまで分解されて吸収され，毛細血管から門脈を経て肝臓に運ばれる。
4. たんぱく質は，体内において組織たんぱく質，酵素，ホルモン，抗体などの合成材料となるほか，体液の浸透圧の調節やpHの調節，エネルギー源となるなど重要な働きをしている。
5. 体たんぱく質などの合成に使われなかったアミノ酸は肝臓においてアミノ基と炭素骨格部分に分解され，アミノ基は尿素に変換されて尿中に排泄される。炭素骨格部分は燃焼してエネルギーを生じるか，またはグルコースや脂肪酸の合成に使われる。
6. たんぱく質の栄養価判定法には，生物学的方法（生物価など）と化学的方法（アミノ酸スコアなど）がある。動物性たんぱく質や大豆たんぱく質は良質たんぱく質であり，植物性たんぱく質の栄養価は劣る。

1. たんぱく質とは

たんぱく質は，からだを構成する細胞の細胞質の主成分であり，人体では，水分を除いた部分の約50％を占める。たんぱく質は，遺伝子の情報に基づいて，**アミノ酸**が特定の配列順序で**ペプチド結合**した高分子化合物であり，約20種類のアミノ酸の結合順序と量によって無数ともいえる種類のたんぱく質が存在する。

たんぱく質は筋肉，臓器，血液などの構成成分であるほか，体内組織の合成や分解を触媒する酵素の本体であり，**代謝**の調節機能をつかさどるホルモン，病気に対する抵抗力にかかわる免疫反応の**抗体**などの成分となっている。また，体液の浸透圧の調節，酸塩基平衡の調節，栄養素の運搬などの働きや，エネルギー源になるなどの働きもしている。

体内のたんぱく質はたえず新しく作り替えられているので，それを補充するために食物としてたんぱく質を摂取する必要があり，成長期では体内にたんぱく質を蓄積するために十分な量をとる必要がある。

2. たんぱく質およびアミノ酸の化学

たんぱく質を構成するアミノ酸の一般構造式は図5－1に示す通りで，分子内に**アミノ基（NH_2）**と**カルボキシル基（COOH）**をもち，アミノ酸の種類によって側鎖（R）が異なる。水溶液中では，カルボキシル基（COOH）はH^+を放って$-COO^-$となり，アミノ基（NH_2）はH^+を得て$-NH_3^+$となっている（図5－2）。このように分子中に陽イオン，陰イオンの両方をもった化合物を**両性電解質**といい，酸性溶液中ではH^+を得て陽イオンとなり，アルカリ性ではH^+を失って陰イオンとなる性質をもつ。

天然のたんぱく質を構成するアミノ酸は表5－1に示した20種であるが，自然界にはこの他にも多数のアミノ酸が存在している。アミノ酸の中には，体内で合成できないか，あるいは合成速度が遅いため，食物から摂取しなければならないものがあり，**必須アミノ酸**とよばれている。ヒトでは，表5－1で●を付した9種が必須アミノ酸である。

たんぱく質の主な種類を表5－2に示した。**単純たんぱく質**はアミノ酸のみから構成されるもので，各種溶液に対する溶解性によりアルブミン，グロブリン，グルテリン，プロラミン，硬たんぱく質などに分類されている（表5－3）。**複**

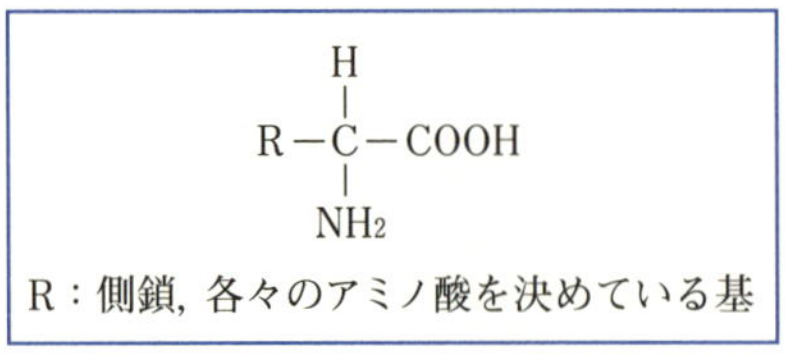

図5－1　アミノ酸の構造

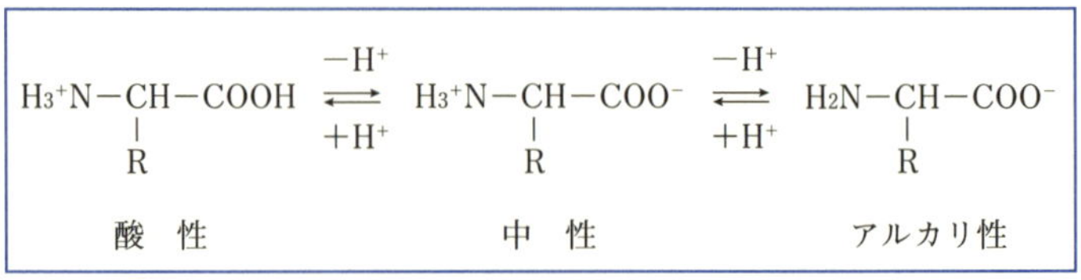

図5－2　電解質としてのアミノ酸

2. たんぱく質およびアミノ酸の化学

表5-1 たんぱく質を構成するアミノ酸

名称（略号）	構造式	名称（略号）	構造式
脂肪族アミノ酸		**酸性アミノ酸およびその酸アミド**	
グリシン (Gly)(G)	$H-CH-COOH$ $\quad\;\; |$ $\quad\;\; NH_2$	アスパラギン酸 (Asp)(D)	$HOOC-CH_2-CH-COOH$ $\qquad\qquad\qquad\; |$ $\qquad\qquad\qquad NH_2$
アラニン (Ala)(A)	$H_3C-CH-COOH$ $\qquad\;\; |$ $\qquad\;\; NH_2$	アスパラギン (Asn)(N)	$O=C-CH_2-CH-COOH$ $\quad\; |\qquad\quad\; |$ $\; NH_2\qquad\; NH_2$
●バリン (Val)(V)	$H_3C\!\!>\!\!CH-CH-COOH$ $H_3C\qquad\quad |$ $\qquad\qquad\; NH_2$	グルタミン酸 (Glu)(E)	$HOOC-(CH_2)_2-CH-COOH$ $\qquad\qquad\qquad\quad |$ $\qquad\qquad\qquad\quad NH_2$
●ロイシン (Leu)(L)	$H_3C\!\!>\!\!CH-CH_2-CH-COOH$ $H_3C\qquad\qquad\quad |$ $\qquad\qquad\qquad\; NH_2$	グルタミン (Gln)(Q)	$O=C-(CH_2)_2-CH-COOH$ $\quad\; |\qquad\qquad\; |$ $\; NH_2\qquad\qquad NH_2$
●イソロイシン (Ile)(I)	$H_3C-CH_2\!\!>\!\!CH-CH-COOH$ $H_3C\qquad\qquad\;\; |$ $\qquad\qquad\qquad NH_2$	**含硫アミノ酸**	
(ヒドロキシアミノ酸)		●メチオニン (Met)(M)	$S-(CH_2)_2-CH-COOH$ $|\qquad\qquad\quad |$ $CH_3\qquad\qquad NH_2$
セリン (Ser)(S)	$HO-CH_2-CH-COOH$ $\qquad\qquad |$ $\qquad\qquad NH_2$	システイン (Cys)(C)	$HS-CH_2-CH-COOH$ $\qquad\qquad |$ $\qquad\qquad NH_2$
●スレオニン (Thr)(T)	$H_3C-CH-CH-COOH$ $\qquad\; |\quad\;\; |$ $\quad\;\; OH\;\; NH_2$	**芳香族アミノ酸**	
塩基性アミノ酸		●フェニルアラニン (Phe)(F)	⌬$-CH_2-CH-COOH$ $\qquad\qquad\;\; |$ $\qquad\qquad\; NH_2$
●リジン (lys)(K)	$CH_2-(CH_2)_3-CH-COOH$ $|\qquad\qquad\quad |$ $NH_2\qquad\qquad NH_2$	チロシン (Tyr)(Y)	$HO-$⌬$-CH_2-CH-COOH$ $\qquad\qquad\qquad\;\; |$ $\qquad\qquad\qquad\; NH_2$
アルギニン (Arg)(R)	$NH-(CH_2)_3-CH-COOH$ $|\qquad\qquad\quad\; |$ $HN=C-NH_2\;\;\; NH_2$	●トリプトファン (Trp)(W)	(インドール)$-CH_2-CH-COOH$ $\qquad\qquad\qquad |$ $\qquad\qquad\qquad NH_2$
●ヒスチジン (His)(H)	(イミダゾール)$-CH_2-CH-COOH$ $\qquad\qquad\qquad\;\; |$ $\qquad\qquad\qquad\; NH_2$	**イミノ酸**	
		プロリン (Pro)(P)	(ピロリジン)$-COOH$

（　）：略号の左は三文字表記，右は一文字表記，●必須アミノ酸
注）：イミノ酸は正確にはアミノ酸ではないが，通常アミノ酸に含める。
　　チロシンは芳香族アミノ酸であると同時にヒドロキシアミノ酸である。

表5-2 たんぱく質の分類

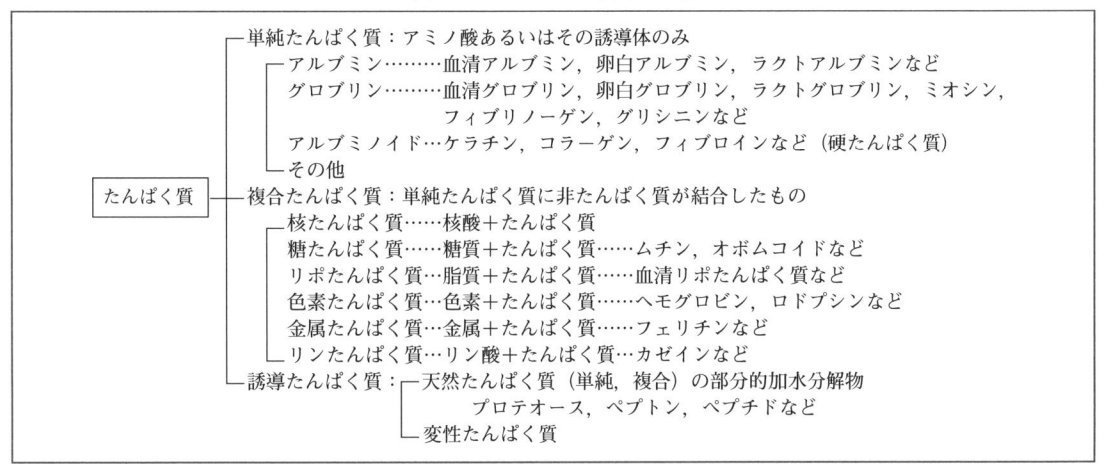

```
たんぱく質─┬─単純たんぱく質：アミノ酸あるいはその誘導体のみ
          │   ├─アルブミン………血清アルブミン，卵白アルブミン，ラクトアルブミンなど
          │   ├─グロブリン………血清グロブリン，卵白グロブリン，ラクトグロブリン，ミオシン，
          │   │                  フィブリノーゲン，グリシニンなど
          │   ├─アルブミノイド…ケラチン，コラーゲン，フィブロインなど（硬たんぱく質）
          │   └─その他
          ├─複合たんぱく質：単純たんぱく質に非たんぱく質が結合したもの
          │   ├─核たんぱく質……核酸＋たんぱく質
          │   ├─糖たんぱく質……糖質＋たんぱく質……ムチン，オボムコイドなど
          │   ├─リポたんぱく質…脂質＋たんぱく質……血清リポたんぱく質など
          │   ├─色素たんぱく質…色素＋たんぱく質……ヘモグロビン，ロドプシンなど
          │   ├─金属たんぱく質…金属＋たんぱく質……フェリチンなど
          │   └─リンたんぱく質…リン酸＋たんぱく質……カゼインなど
          └─誘導たんぱく質：┬─天然たんぱく質（単純，複合）の部分的加水分解物
                              │    プロテオース，ペプトン，ペプチドなど
                              └─変性たんぱく質
```

合たんぱく質はアミノ酸以外の化合物を含むたんぱく質で，生理的に重要な役割を果たしているものが多い。誘導たんぱく質は，単純たんぱく質や複合たんぱく質が変性したり分解したものである。

たんぱく質を構成するアミノ酸はペプチド結合（図5－3）によりつながっている。通常，アミノ酸が2～10個結合したものをオリゴペプチド，それ以上結合したものをポリペプチドという。アミノ酸が数十個以上結合したものをたんぱく質というが，ポリペプチドとたんぱく質の区別に厳密な定義はない。

図5－4に示したように，アミノ酸の結合順序をたんぱく質の1次構造とよび，さらにα－ヘリックス構造，β－構造などの2次構造，立体的な3次構造がつくられている。多くのたんぱく質は3次構造がさらに偶数個（おもに4個）集合して形成されており，これを4次構造という。図5－5に，たんぱく質の3次構造（ミオグロビン），4次構造（ヘモグロビン）の例を示した。

たんぱく質は，炭水化物や脂質と異なり，構成元素として炭素，水素，酸素のほか，窒素，イオウなどを含有する。窒素の含有割合はたんぱく質の種類によって多少異なるが，平均16％である。100/16すなわち6.25を窒素－たんぱく質換算係数といい，窒素量を測定してこれに6.25を乗ずることによりたんぱく質量を求めることができる。

表5－3　種々のたんぱく質の溶解特性

たんぱく質名	水	希塩類溶液	希酸 pH4～5	希アルカリ pH8～9	60～80％エタノール
アルブミン（例：オボアルブミン，ラクトアルブミンなど）	可溶	可溶	可溶	可溶	不溶
グロブリン（例：ミオシン，ラクトグロブリンなど）	不溶	可溶	可溶	可溶	不溶
グルテリン（例：オリゼニン，グルテニンなど）	不溶	不溶	可溶	可溶	不溶
プロラミン（例：グリアジン，ツェインなど）	不溶	不溶	可溶	可溶	可溶
ヒストン（例：細胞核中のヒストンなど）	可溶	可溶	可溶	不溶	不溶
プロタミン（例：魚の精子のプロタミンなど）	可溶	可溶	可溶	可溶	不溶
硬たんぱく質（例：毛髪，爪など）	不溶	不溶	不溶	不溶	不溶

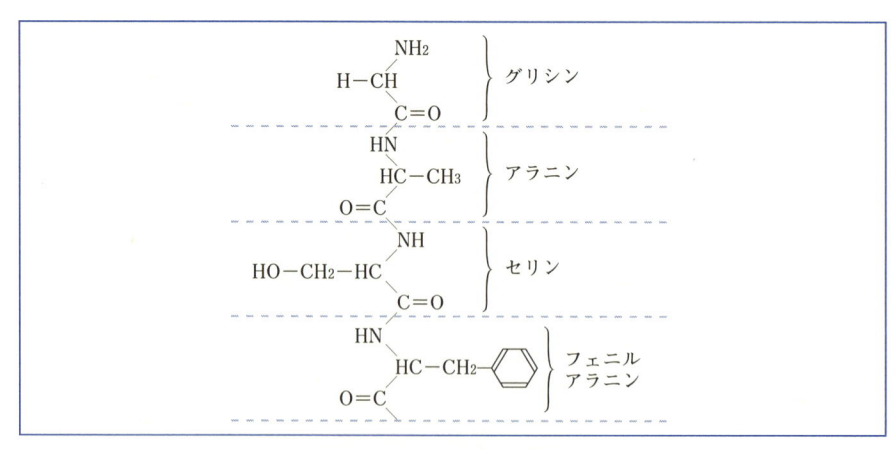

図5－3　ペプチド結合

なお，各種食品たんぱく質の窒素−たんぱく質換算係数について，五訂日本食品標準成分表では表5−4の数値が用いられている。

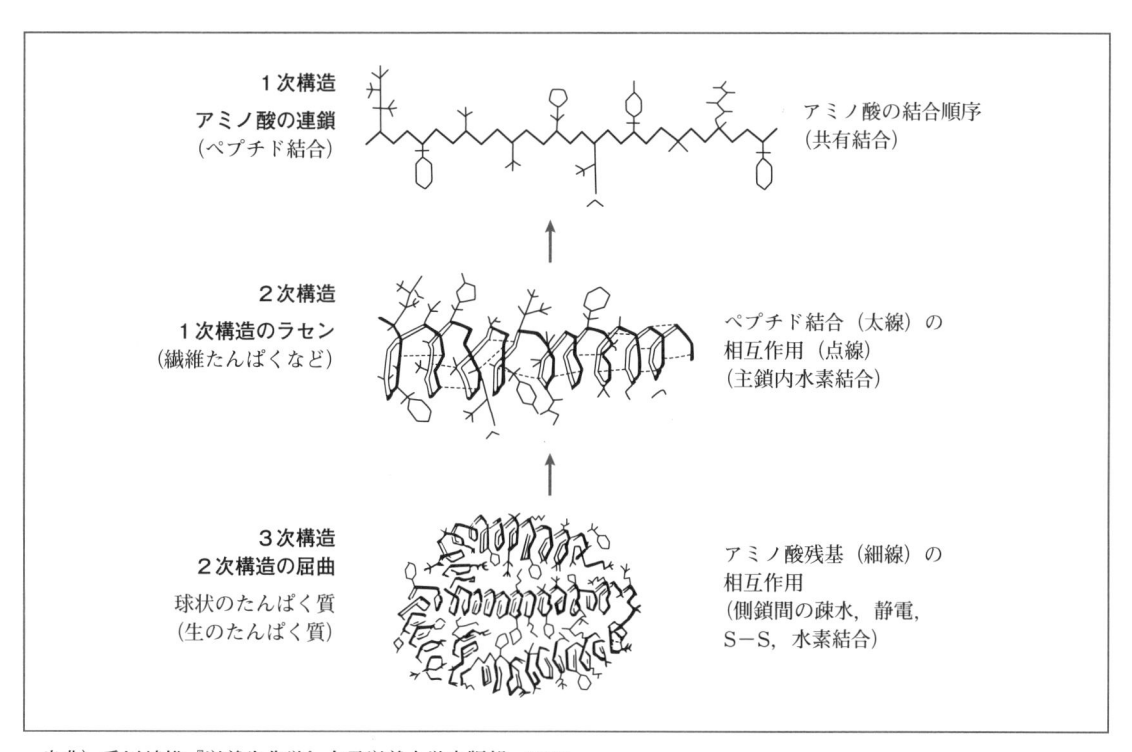

出典）香川靖雄『栄養生化学』女子栄養大学出版部，1975

図5−4　たんぱく質の構造

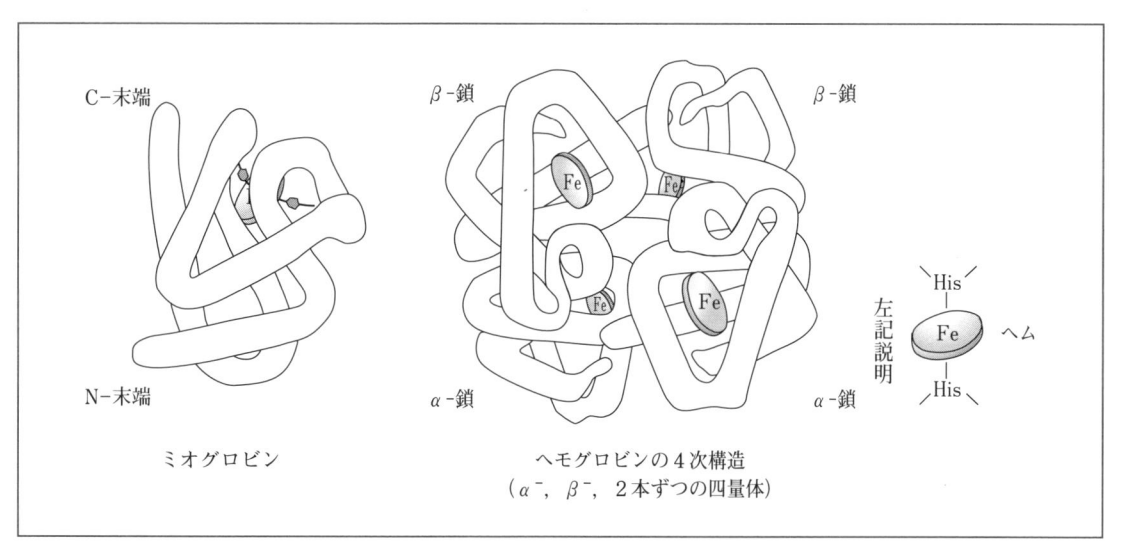

出典）大森正司　他著『生活の中の有機化合物』建帛社，1991

図5−5　たんぱく質の3次構造（ミオグロビン），4次構造（ヘモグロビン）

表5－4　窒素―たんぱく質換算係数

食品群		食品名	換算係数
1	穀類	アマランサス	5.30
		えんばく	
		オートミール	5.83
		おおむぎ	5.83
		こむぎ	
		玄穀, 全粒粉	5.83
		小麦粉, フランスパン, うどん・そうめん類, 中華めん類, マカロニ・スパゲッティ類, ふ類, 小麦たんぱく, ぎょうざの皮, しゅうまいの皮	5.70
		小麦はいが	5.80
		こめ, こめ製品（赤飯を除く）	5.95
		ライ麦	5.83
4	豆類	大豆, 大豆製品（豆腐, ちくわを除く）	5.71
5	種実類	アーモンド	5.18
		ブラジルナッツ, らっかせい	5.46
		その他のナッツ類	5.30
		あさ, えごま, かぼちゃ, けし, ごま, すいか, はす, ひし, ひまわり	5.30
6	野菜類	えだまめ, 大豆もやし	5.71
		らっかせい（未熟豆）	5.46
10	魚介類	フカヒレ	5.55
11	肉類	ゼラチン, 腱（うし）, 豚足, 軟骨（ぶた, にわとり）	5.55
13	乳類	乳, チーズを含む乳製品, その他（シャーベットを除く）	6.38
14	油脂類	バター類, マーガリン類	6.38
17	調味料及び香辛料類	しょうゆ類, みそ類	5.71
		上記以外の食品	6.25

3．たんぱく質の消化・吸収

　摂取した食物は口の中で噛み砕かれ，唾液と混ぜられ，胃に送られる。唾液はたんぱく質の消化には直接関与せず，胃においてたんぱく質の消化酵素であるペプシンの作用をうける。たんぱく質は，胃粘膜から分泌される塩酸により変性して消化酵素の作用を受けやすくなり，**ペプシン**によりペプチド結合が部分的に切断され，アミノ酸数の少ないたんぱく質（プロテオースやペプトン）やポリペプチドになる。

　十二指腸に入ると内容物は膵液によって中和され，たんぱく質は膵液中の**トリプシン**，**キモトリプシン**，**カルボキシペプチダーゼ**の作用によってペプチド結合が切断されてオリゴペプチドになり，さらに小腸粘膜の膜消化酵素であるアミノペプチダーゼやトリペプチダーゼなどにより分解されてアミノ酸や**ジペプチド**（アミノ酸が2つ結合したもの），**トリペプチド**（アミノ酸が3つ結合したもの）

になり吸収される。近年では，アミノ酸よりジペプチドやトリペプチドの形での吸収が主体であり，**微絨毛**や上皮細胞に存在する**ジペプチダーゼ**や**トリペプチダーゼ**によりそこでアミノ酸にまで分解されると考えられている。

　小腸粘膜でのアミノ酸の吸収はナトリウムイオンが関与した**能動輸送**によって行われ，ジペプチドやトリペプチドの吸収は，アミノ酸の経路とは異なる水素イオン（プロトン）が関与した能動輸送である。吸収されたアミノ酸は，毛細血管に入り，**門脈**を経て肝臓に運ばれる。肝臓に入ったアミノ酸は，

① たんぱく質に再合成されて，肝細胞のたんぱく質や血漿たんぱく質となる。
② アミノ酸の一部は肝臓で分解され，アミノ基は尿素になり腎臓から排泄される。炭素骨格部分からは糖質またはケトン体がつくられる。
③ 肝臓を通って血液中に入ったアミノ酸は全身の組織に運ばれ，そこで各組織たんぱく質の合成などに利用される。

4．たんぱく質，アミノ酸の代謝

（1）たんぱく質の代謝

　血液や肝臓などの組織には，食品たんぱく質が消化・吸収されてアミノ酸が入ってくるととともに，体組織などを構成していたたんぱく質が分解して生じたアミノ酸が混ざり合って存在している。このような状態を「**アミノ酸プール**」とよんでいる（図5－6）。「アミノ酸プール」中のアミノ酸は，筋肉や臓器などの組織たんぱく質の合成に使われたり，酵素，ホルモン，抗体，血中たんぱく質などの

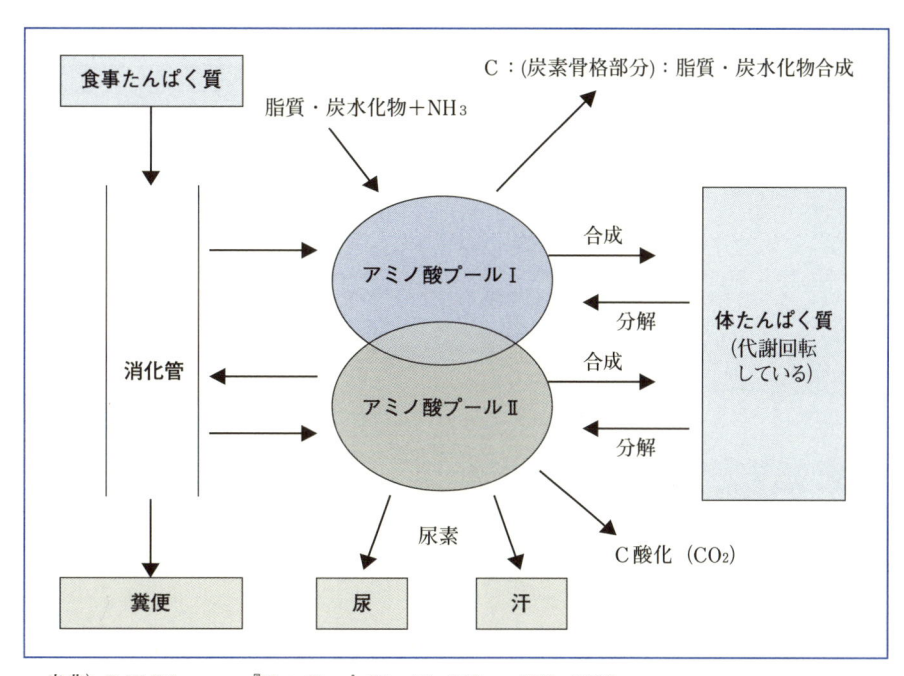

出典）P.W.R.Lemon『Nutr.Rev.』54，(4) s169～s175，1996
図5－6　アミノ酸プール

表5-5　ヒトの年齢別の1日当たり体たんぱく質合成量

年齢層	人数	体重（kg）	年齢	合成量 (g/kg/day)
新生児	10	1.94 + 0.59	1～46日	17.4 + 7.9
幼児	4	9.0 + 0.5	10～20月	6.9 + 1.1
成人	4	71 + 15	20～30歳	3.0 + 0.2
老年	4	56 + 10	69～91歳	1.9 + 0.2

出典）Young, V.R. et al.,『Nature』253, pp.192～194, 1975

合成材料となっている。

　体たんぱく質は，図5-6に示したように常に分解されると同時に合成されており，代謝回転している。**代謝回転速度**は体たんぱく質の種類によって異なり，数分から数ヵ月とさまざまである。構成アミノ酸の半分が入れ替わるのに要する時間は，肝臓で約12日，筋肉約80日，骨約240日とされる。

　血漿たんぱく質は肝臓で合成され，代謝回転の速いたんぱく質である。食事たんぱく質を多く摂取すると肝臓におけるアルブミン合成が増し，血中アルブミン濃度は上昇するが，その範囲は4～5g/dLに保たれる。血中アルブミンは組織たんぱく質と常に動的平衡を保っており，その交換量は1日当たり100～140gである。栄養状態が低下すると，肝臓におけるアルブミン合成が減少して，血中アルブミン濃度に鋭敏に反映するため，たんぱく質栄養状態の指標として用いられている。また，血漿プレアルブミン，トランスフェリン，レチノール結合たんぱく質は半減期が短いためRapid Turnover Protein（RTP）とよばれ，栄養状態を鋭敏に反映する栄養指標とされている。

　V. R. ヤングら（1975年）は新生児から老年期までの**体たんぱく質合成量**を測定している（表5-5）。成人の1日の体たんぱく質合成量は体重1kg当たりで3.0gであり，成人の平均的な体重を65kgとすると1日当たり約200gの体たんぱく質が合成されていると同時に分解されていることになる。食事によるたんぱく質摂取量が約80gであることを考えると，体たんぱく質の分解により生じたアミノ酸が体内で効率よく再利用されているといえる。特に必須アミノ酸の再利用が高いことがわかっている。

　アミノ酸からたんぱく質が生合成されるのは細胞内のリボソームにおいてであり，それぞれのたんぱく質固有の遺伝情報にしたがってアミノ酸が選択結合されたんぱく質となる。一方，たんぱく質の分解機構についてはまだ十分にわかっていない。細胞内の小器官であるリソゾーム中に含まれるたんぱく質分解酵素によってたんぱく質がアミノ酸に分解される。

　たんぱく質の合成と分解は供給されるアミノ酸プールの影響やホルモンによる調節を受け，各組織により特異的である。また，1日の内でも，摂食時には一時的なたんぱく質の蓄積が起こり，食間の空腹時にはその蓄積が消費されるという日内変動があると考えられている。Millwardら（1990年）は，食事後に一時的

なたんぱく質（易動性貯蔵たんぱく質，labile protein reserve）の蓄積が起こり，食間にはこれが分解消費されて，結果として体たんぱく質の動的平衡が維持されるという体たんぱく質代謝モデルを提唱している。

（2）アミノ酸の代謝

体たんぱく質などの合成に利用されなかった過剰のアミノ酸は肝臓においてアミノ基と炭素骨格部分に分解される。

アミノ基の離脱は，アミノ基転移反応と酸化的脱アミノ反応が協同して行われる。アミノ基転移反応ではα-ケトグルタル酸が，他のアミノ酸からアミノ基を

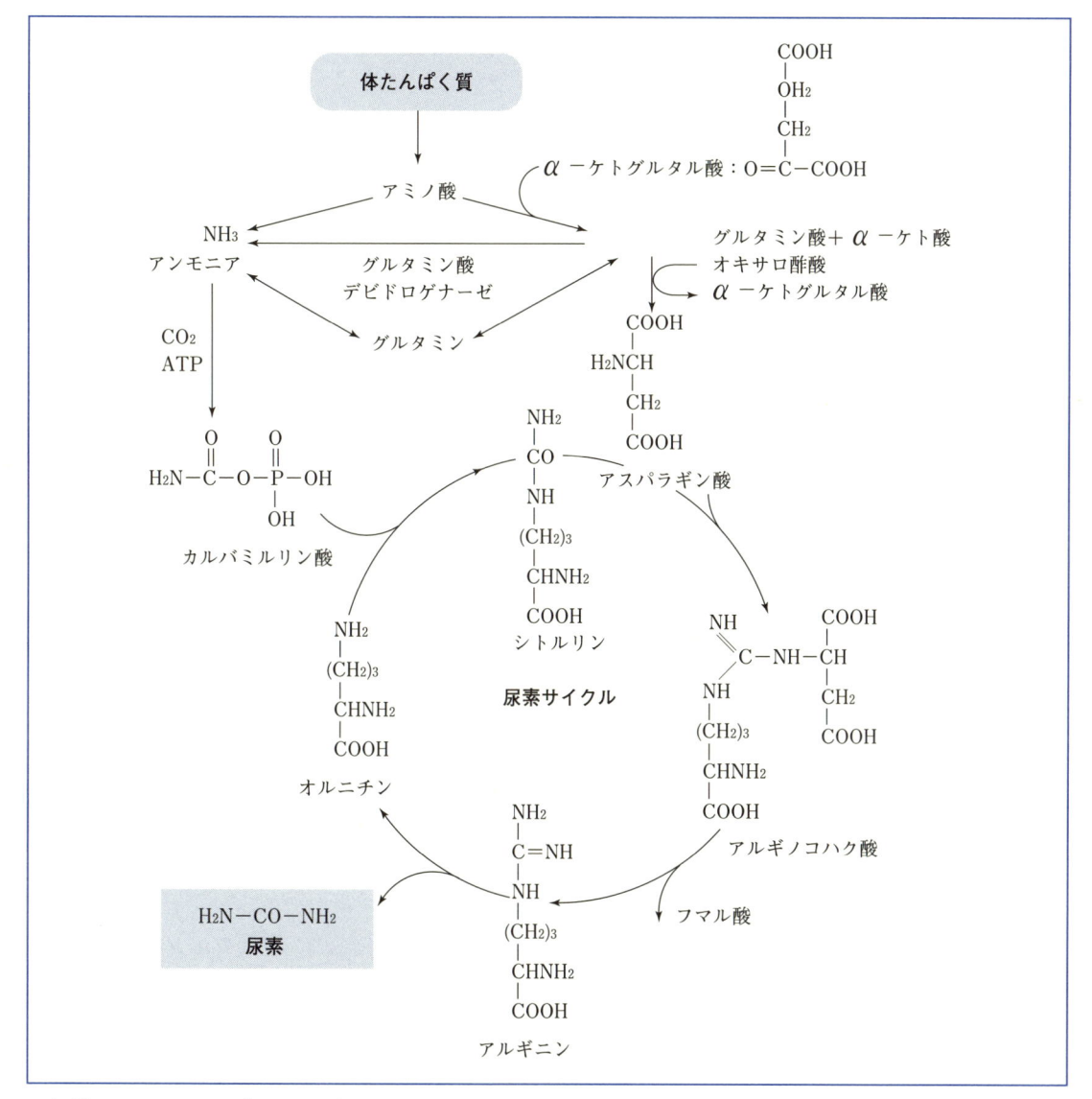

出典）P.W.R.Lemon 『Nutr.Rev.』54，(4) s169～s175，1996

図5-7　アミノ酸のアミノ基から尿素の生成

第5章　たんぱく質の栄養

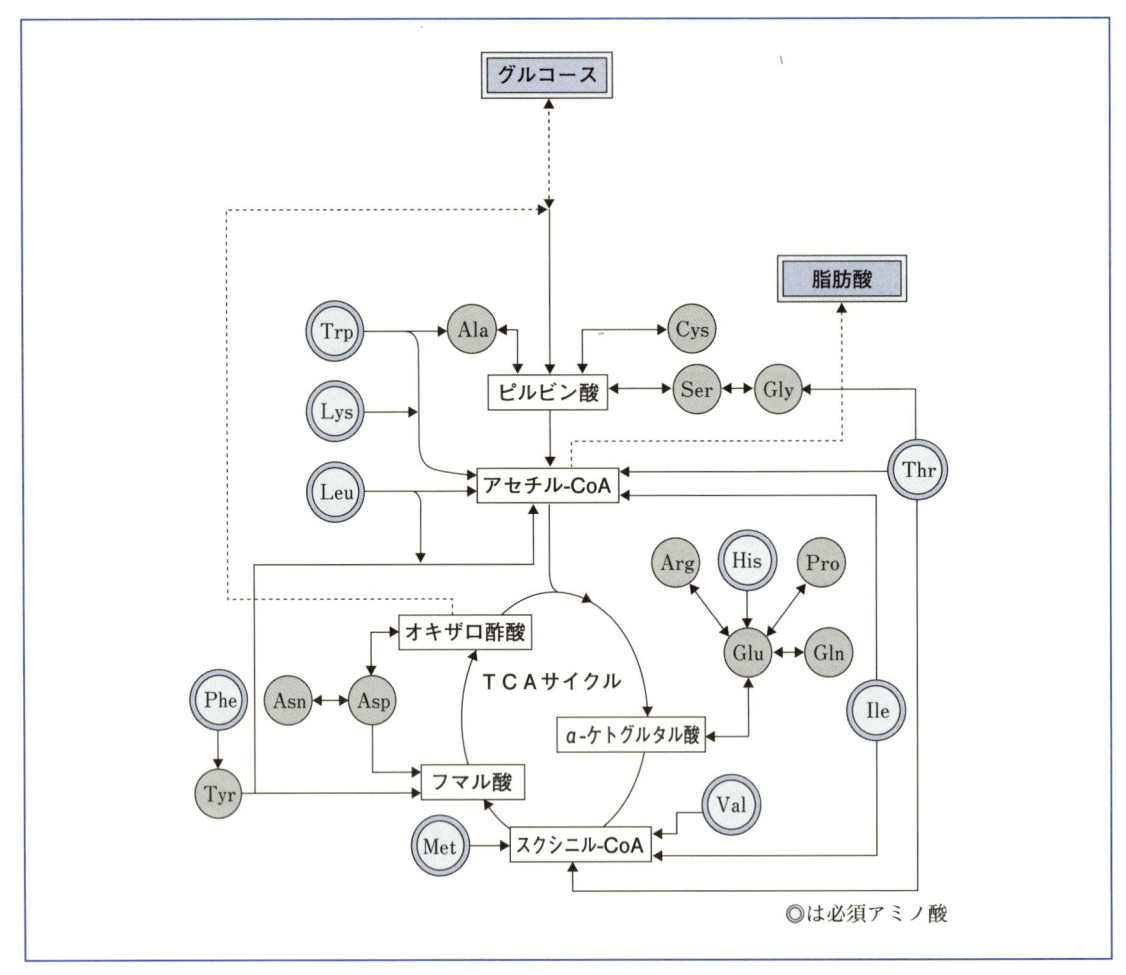

出典）今井悦子「たんぱく質とアミノ酸」五十嵐　脩・今井悦子『食物の特性とその役割』（財）放送大学教育振興会，1996
図5－8　アミノ酸の炭素骨格の代謝の概略

　　受け取ってグルタミン酸になる。この反応はアミノ基転移酵素（トランスアミナーゼ）の作用によるもので，ピリドキサルリン酸が補酵素となっている。
　　酸化的脱アミノ反応では，グルタミン酸は脱水素されて α－ケトグルタル酸とアンモニアに分解する。

$$\begin{array}{r}アミノ酸 + α\text{-ケトグルタル酸} \rightarrow α\text{-ケト酸} + グルタミン酸 \\ \underline{グルタミン酸 + O \rightarrow α\text{-ケトグルタル酸} + NH_3} \\ アミノ酸 + O \rightarrow α\text{-ケト酸} + NH_3 \end{array}$$

　　アミノ酸からはずれたアミノ基はアンモニアとなり，グルタミン酸と反応してグルタミンとなり血中を運ばれる。肝臓においてアンモニアは**尿素サイクル**に入って**尿素**に変換されて尿中に排出される（図5－7）。
　　炭素骨格部分は，解糖系や**TCAサイクル**に入り，燃焼してエネルギーを生じるか，またはグルコースや脂肪酸の合成に使われる（図5－8）。ロイシン，イソロイシン，フェニルアラニン，チロシンはケトン体を生ずるので，**ケト原性ア**

ミノ酸とよばれ，その他のアミノ酸は糖原性アミノ酸とよばれる。

非必須アミノ酸は体内で，必須アミノ酸から合成されたり，図5－8のように分解の逆の経路で合成される。

（3）アミノ酸代謝の臓器相関性

アミノ酸代謝の中心は肝臓であるが，筋肉，腎臓，小腸などとの間に，図5－9に示すような相互関連性のあることが知られている。特に筋肉は体内遊離アミノ酸プールの50％以上をしめているので，肝臓と筋肉におけるアミノ酸代謝の変動が循環血中アミノ酸濃度に大きな影響を及ぼす。

大部分のアミノ酸の代謝は肝臓で行われるが，分岐鎖アミノ酸（バリン，ロイシン，イソロイシン）は筋肉などの末梢組織で代謝され，生成した分岐鎖ケト酸が肝臓へ移動して代謝される。絶食時や運動時には，筋肉からアラニンが多く放出され，肝臓に運ばれてピルビン酸を経てグルコースが作られる。このグルコースが肝臓から筋肉に運ばれてエネルギー源として利用される。これをグルコース

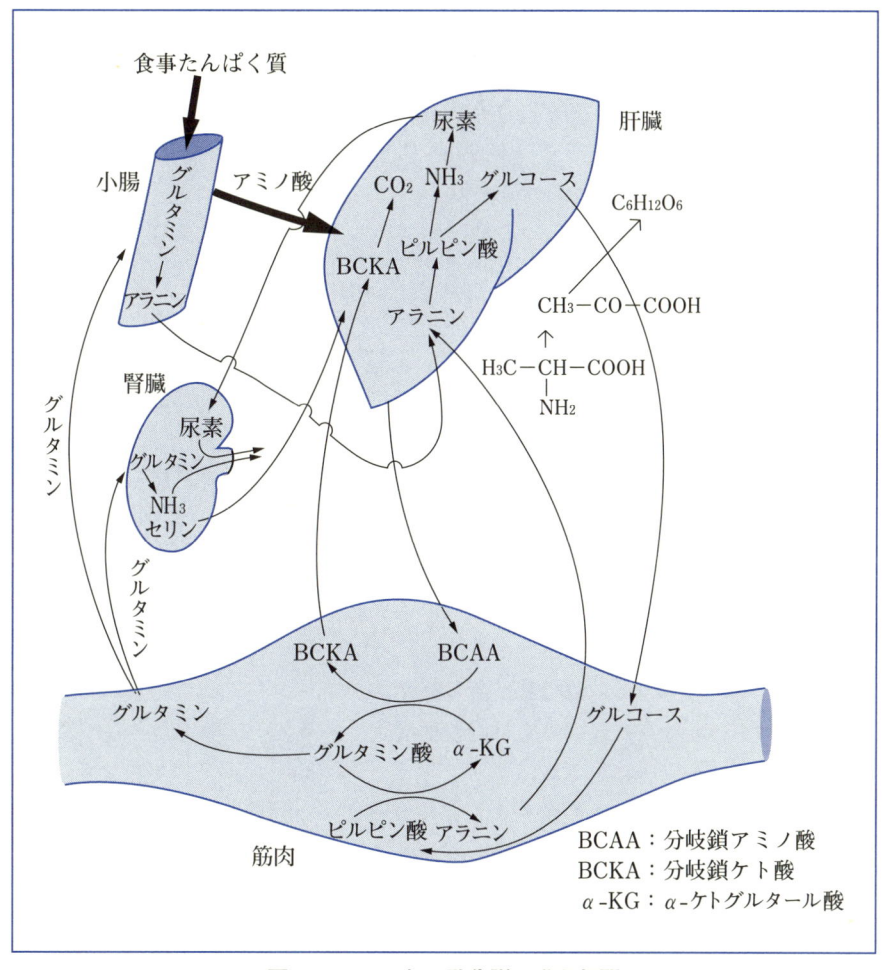

図5－9　アミノ酸代謝の臓器相関

―アラニンサイクルという。

グルタミンは，肝臓以外の組織でアンモニア固定の主要な役割を担っている。小腸ではグルタミンが多く代謝され，腎臓ではグルタミンをグルタミン酸に転換することにより生成したアンモニアを酸塩基平衡に利用している。

脳では，神経伝達物質（セロトニンなど）の前駆体となるチロシンやトリプトファン（芳香族アミノ酸）の供給が必要であるが，脳内への輸送の際に中性アミノ酸（主に分岐鎖アミノ酸）との競合が起こる。そのため，血中の分岐鎖アミノ酸／芳香族アミノ酸（フィッシャー比）が脳の機能に重要な役割を果たしていると考えられている。

5．たんぱく質，ペプチド，アミノ酸の働き

（1）たんぱく質の働き

生体内においてたんぱく質は次のように重要な働きをしている。

1）生体の構成成分となる

筋肉（アクチン，ミオシン），骨（コラーゲン），髪や爪（ケラチン），結合組織（コラーゲン）などの構成成分となっている。

2）酵素となる

生体内での大部分の化学反応を触媒するさまざまな酵素の本体である。

3）ホルモンとなる

インスリンや脳下垂体ホルモンなど，代謝の調節機能をつかさどるホルモンとなる。

4）免疫反応にかかわる

免疫反応の抗体となる免疫グロブリンや，免疫反応にかかわるサイトカイン（インターロイキン，インターフェロンなど）となる。

5）体液の浸透圧の調節

アルブミンなどの血漿（けっしょう）たんぱく質は，分子が大きいので毛細血管壁を通り抜けることができないため，組織液に対して血液の浸透圧が高くなる（膠質浸透圧）。この圧によって，毛細血管の静脈側では水分子が組織細胞から血液中に移動する。たんぱく質欠乏などにより血漿たんぱく質が減少すると膠質浸透圧が低下し，組織間隙に水分が貯留して，むくみを生ずる。これを**栄養性浮腫**という。

6）酸塩基平衡の調節

たんぱく質は両性電解質であるアミノ酸が結合して構成されているため，分子内にプラス（陽）とマイナス（陰）の両方の電荷をもっている。それによって，血液中の酸やアルカリ（塩基）を捕捉して中和する働きがあり，血液のpHを弱アルカリ性に保つのに役だっている。

7）酸素や栄養素の運搬

酸素を運搬するヘモグロビン，脂肪を運搬するリポたんぱく質，鉄を運搬するトランスフェリンなどの本体である。

5. たんぱく質, ペプチド, アミノ酸の働き

表5-6 食品たんぱく質起源の主な生理活性ペプチド

ペプチド	主な生理活性	主な食品たんぱく質
ミネラル吸収促進ホスホペプチド	ミネラル吸収促進	カゼイン
胆汁酸吸収阻害ペプチド	胆汁酸吸収阻害	大豆たんぱく質
オピオイドペプチド	鎮痛	カゼイン, グルテン, 血清アルブミン
アンジオテンシン転換酵素阻害ペプチド	血圧降下	ゼラチン, 卵たんぱく質, カゼイン, 魚肉たんぱく質
ファゴサイトシス促進ペプチド	抗感染, 抗腫瘍	カゼイン, 乳清たんぱく質, 大豆グロブリン
胃液分泌抑制ペプチド	胃液分泌抑制	カゼイン
血小板凝集阻害ペプチド	血小板凝集阻害	カゼイン
細胞増殖促進ペプチド	細胞増殖促進	カゼイン

8) エネルギー源となる

前述したように、アミノ酸はアミノ基と炭素骨格部分に分解され、炭素骨格部分は、解糖系やTCAサイクルに入り、燃焼してエネルギーを生じる。

(2) 生理活性ペプチド

食品中のたんぱく質は、消化酵素により分解されて中間的にいろいろなペプチドになるが、このペプチドの中にさまざまな生理活性をもつものがあることがわかってきた。比較的分子量が大きく、吸収されないで消化管内で機能を発揮するものや、オリゴペプチドのままで吸収され、体内で生理活性を示すものがある（表5-6）。

(3) アミノ酸の働き

1) 遊離アミノ酸の生理機能

細胞内や血漿中の遊離アミノ酸がさまざまな生理機能の維持に重要な役割を果たしている。これらのアミノ酸は非必須アミノ酸であることが多い。

分岐鎖アミノ酸は、骨格筋のたんぱく質合成を促進し、たんぱく質分解を抑制することから、術後侵襲期のたんぱく質栄養状態を改善する目的で輸液などに用いられている。

表5-7 筋のたんぱく質合成と分解に及ぼすアミノ酸の影響

添　　加	たんぱく質の分解	たんぱく質の合成
対照	－％	－％
血漿アミノ酸組成混合	-26 ± 2.9	$+23 \pm 7.5$
Leu + Ile + Val	-28 ± 7.5	$+33 \pm 5.9$
Leu	-25 ± 10.6	$+25 \pm 8.3$
Ile	-8 ± 5.0	$+14 \pm 8.1$

(Goldberg AL. et al. Pegulation and significance of amino acid metalism in skeletal muscle. Federation Proc 37:2301, 1978)

アルギニンは内分泌系を刺激して，成長ホルモンなどの分泌を促進することが知られている。また，血圧や血流の調節，血中アンモニア濃度低下作用，免疫機能の増進などについても報告がみられる。

グルタミンはリンパ球や腸粘膜細胞のような急速に増殖している細胞の機能維持に関与しており，免疫機能の維持増進に役立っている。骨格筋に蓄えられているグルタミンは，術後の侵襲期に動員されて腸管のエネルギー源や組織の修復に利用され，消化管から生体内へのバクテリア移行を防ぐ働きをしている。

2）含窒素生理活性物質を生成する

アミノ酸は，種々の**含窒素生理活性物質**を生成する（表5－8）。例えば，ポ

表5－8　アミノ酸から生成する生理的に重要な物質

アミノ酸	生成物
グリシン	ポルフィリン，プリン塩基，グルタチオン，クレアチン
メチオニン	コリン，カルニチン，クレアチン
ヒスチジン	ヒスタミン
トリプトファン	セロトニン，ニコチン酸，NAD，NADP
チロシン	
フェニルアラニン	エピネフリン，ノルエピネフリン，チロキシン，ドーパミン

ルフィリンは鉄と結合してヘムとなり，さらにたんぱく質と結合してヘモグロビンとなる成分である。クレアチンはクレチンリン酸として，筋肉収縮のエネルギー源として重要な役割を果たしている。

最近，脳の機能に約30種類の**神経伝達物質**が重要な役割を果たしていることが明らかにされているが，ドーパミン，セロトニン，カテコールアミン，ヒスタミン，アセチルコリンはアミノ酸から生成される神経伝達物質である。

また，グリシン，グルタミン酸，アスパラギン酸，γ-アミノ酪酸はアミノ酸であるが，それ自身が情報物質として機能していることもわかっている。

3）DNAやRNAの構成成分を生成する

DNAやRNAの構成成分である**プリン塩基**（アデニン，グアニン）や**ピリミジン塩基**（チミン，シトシン，ウラシル）は，アスパラギン酸，グリシン，グルタミンなどから合成される。

4）旨味を呈する

グルタミン酸ナトリウム，5-イノシン酸，5-グアニル酸（図5－10）は**旨味の呈味物質**であり，昆布やかつおぶしに含まれる。近年では，調味料として大量に生産されており，グルタミン酸ナトリウムに5-イノシ

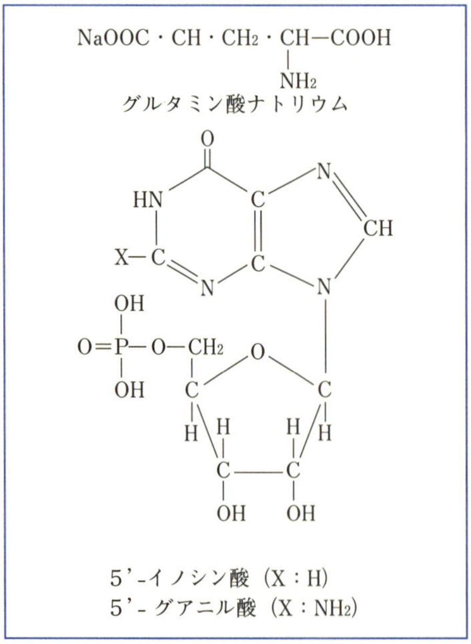

$NaOOC \cdot CH \cdot CH_2 \cdot CH-COOH$
　　　　　　　　$|$
　　　　　　　NH_2
グルタミン酸ナトリウム

5'-イノシン酸（X：H）
5'-グアニル酸（X：NH_2）

図5－10　グルタミン酸ナトリウム，呈味ヌクレオチドの構造

ン酸，5-グアニル酸を配合すると相乗作用により旨味が増強されるので，複合調味料として用いられる。

6．たんぱく質の栄養価

　たんぱく質のもっとも大きな働きは生体の構成材料となることである。食品に含まれるたんぱく質は，その種類によって生体内で利用される割合（利用率）が異なることがわかっている。各食品のたんぱく質を構成する必須アミノ酸の量および組成が人体の必要に適っているものが利用率が高く，**良質たんぱく質**とよばれる。動物性たんぱく質や大豆たんぱく質は良質たんぱく質であり，大豆以外の植物性たんぱく質は栄養価が劣る。

　食品たんぱく質の栄養価を評価する方法には，**生物学的評価方法**と**化学的評価方法**がある。生物学的評価法は，ヒトや動物を対象として，摂取した食品たんぱく質が体内にどれだけ保留されるかを測定する方法である。化学的評価法は，食品たんぱく質を構成する必須アミノ酸の量および組成を分析し，基準のアミノ酸パターンと比較して求める方法である。

　生物学的評価法は，たんぱく質の摂取量，消化・吸収率，排泄量を測定して（実際には窒素量を測定する），生体内への保留量（率）を算出するので，上記したたんぱく質の栄養価判定の理論に則ったものであるが，実験が煩雑であり，現実問題として数多くの食品たんぱく質すべてについて，この方法で測定することは不可能に近い。それに対し，化学的評価法は食品たんぱく質のアミノ酸分析だけで算出できるという利点をもつものの，基準となるアミノ酸パターンの設定をどうするかにより算出される栄養価が異なるなどの問題点がある。

（1）生物学的評価法

　生物学的評価法には，**体重増加法**や**窒素出納法**などがある。

1）たんぱく質効率（Protein Efficiency Ratio, PER）

　成長期の動物を対象として，体重増加より求める方法である。たんぱく質摂取量の違いを考慮するため，摂取たんぱく質1g当たりの体重増加量で示される。

たんぱく質効率（PER）＝体重増加量／摂取たんぱく質量

　食餌中のたんぱく質レベルや摂取エネルギーレベルなどによって影響されるので，これらを一定にした条件で測定したものでないと数値を互いに比較することはできない。

2）生物価（Biological Value, BV），正味たんぱく質利用率（Net Protein Utilization, NPU）

　食餌中の窒素は主としてたんぱく質に由来し，体内では過剰のアミノ酸が分解して窒素分は尿中に排泄されることから，たんぱく質の出納は実質的に窒素出納で置き換えることができる。成人の場合は通常，摂取した窒素と排泄される窒素とが平衡状態を保っている。成長期，妊娠期，病後の回復期などには，体たんぱ

く質が蓄積することにより，窒素出納は正（プラス）の状態となる。また，絶食，外傷，骨折，摂取たんぱく質の不足，ストレスなどでは，体たんぱく質の分解が多くなり，窒素出納が負（マイナス）の状態となる。

　　窒素出納＝摂取窒素量－排泄窒素量
　　　　　　＝摂取窒素量－（尿中窒素量＋糞中窒素量）

　生物価　**生物価**は，吸収された窒素のうち体内に保留された窒素の割合（％）を示したものである。たんぱく質を摂取しない時（無たんぱく食）にも，糞中や尿中に窒素が排泄されるので，これら内因性の窒素排泄量を補正して算出する。

内因性窒素排泄（無たんぱく食摂取時の窒素排泄）
├─内因性糞中窒素排泄：消化液や腸粘膜の脱落，腸内細菌などに由来
└─内因性尿中排泄：体たんぱく質が常に合成，分解されていることによる

　正味たんぱく質利用率　食品たんぱく質の消化・吸収率は同じではないので，消化・吸収率が低ければ実際の栄養価は低くなる。正味たんぱく質利用率は，生物価に消化・吸収率を加味したものである。

生物価（BV）＝（体内保留N／吸収N）×100　　　　N：窒素
　吸収N＝摂取N－（試験食摂取時の糞中N－無たんぱく食摂取時の糞中N）
　体内保留N＝吸収N－（試験食摂取時の尿中N－無たんぱく食摂取時の尿中N）
正味たんぱく質利用率（NPU）＝（体内保留N／摂取N）×100
　　　　　　　　　　　　　　　＝生物価×消化吸収率×1／100

　生物価や正味たんぱく質利用率は食餌たんぱく質レベルによって影響され，高たんぱく条件では値が低くなるので，低たんぱく条件で測定される。また，エネルギー摂取レベルによっても影響されるので，通常は体重維持レベルのエネルギー摂取レベルで測定する。

（2）化学的評価法

　化学的評価法は，基準とする必須アミノ酸パターンと各食品たんぱく質中の必須アミノ酸の比率を比較して，もっとも少ないアミノ酸（**第一制限アミノ酸**という）の比率を評価値とする方法である。図5－11に示したように，桶を構成する板の1枚でも基準に満たないと，水が一番低いところまでしか入らないように，たんぱく質中のもっとも不足するアミノ酸が栄養価を決定すると理解される。

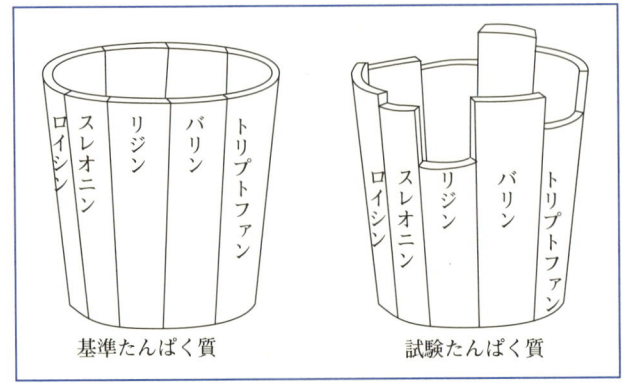

出典）中村延生蔵『必須アミノ酸研究』No.81，1979
**図5－11　化学的評価法で使われる桶の模型
（ノービッヒの桶）**

基準となる必須アミノ酸パターンについては多くの研究がなされ，いくつものパターンが発表されてきた。1995年にFAOが提唱した数値をもとに計算された各食品中の必須アミノ酸との比率（％）をたんぱく価，1973年にFAOとWHOの合同専門委員会が発表した数値をもとに計算された各食品中の必須アミノ酸との比率（％）をアミノ酸スコアという。また，1985年には，年齢区分別の望ましい必須アミノ酸の量とその比率（必須アミノ酸パターン）が示され，2007年にも新たな数値が公表された。これらの数値をもとに求められたアミノ酸スコアは，各食品のたんぱく質の栄養価を評価するために利用されている。アミノ酸評点パターンの考え方は共通であり，原則としてヒトを対象とした実験により得られた各必須アミノ酸必要量をたんぱく質必要量1g当たりとして表したもの（mg

表5-9　アミノ酸評点パターン

アミノ酸	たんぱく質当たりの必須アミノ酸 (mg/g たんぱく質)													
	1973年 (FAO/WHO)				1985年 (FAO/WHO/UNU)				2007年* (FAO/WHO/UNU)					
	乳児	10〜12歳 学齢期	成人	一般用	乳児	2〜5歳 学齢期	10〜12歳 学齢期	成人	0.5歳	1〜2歳	3〜10歳	11〜14歳	15〜18歳	成人
ヒスチジン	14	—	—	—	26	19	19	16	20	18	16	16	16	15
イソロイシン	35	37	18	40	46	28	28	13	32	31	31	30	30	30
ロイシン	80	56	25	70	93	66	44	19	66	63	61	60	60	59
リシン	52	75	22	55	66	58	44	16	57	52	48	48	47	45
含硫アミノ酸 (メチオニン＋システイン)	29	34	24	35	42	25	22	17	28	26	24	23	23	22
芳香族アミノ酸 (フェニルアラニン＋チロシン)	63	34	25	60	72	63	22	19	52	46	41	41	40	38
トレオニン	44	44	13	40	43	34	28	9	31	27	25	25	24	23
トリプトファン	8.5	4.6	6.5	10	17	11	9	5	8.5	7.4	6.6	6.5	6.3	6.0
バリン	47	41	18	50	55	35	25	13	43	42	40	40	40	39

*WHO Technical Report Series 935, "Protein and amino acid requirements in human nutrition" より引用

表5-10　アミノ酸スコアの計算法（精白米） (mg/gN)

必須アミノ酸	基準パターン (A)	アミノ酸組成 (B)	$\frac{(B)}{(A)} \times 100$
イソロイシン	180	250	139
ロイシン	410	500	122
リジン	360	220	61*
含硫アミノ酸**	160	290	181
芳香族アミノ酸***	390	580	149
スレオニン	210	210	100
トリプトファン	70	87	124
バリン	220	380	173
ヒスチジン	120	160	123

(A) 1985年の窒素当たりの必須アミノ酸（mg/gN）算定用評点パターン，学齢年歳（2〜5歳）使用
(B) 精白米のアミノ酸組成

* リジンが第一制限アミノ酸で精白米のアミノ酸スコアは対となる。
** 含硫アミノ酸：メチオニン＋シスチン
*** 芳香族アミノ酸：フェニルアラニン＋チロシン

表5－11　各種の栄養評価法による食品たんぱく質の質的比較

食品名	たんぱく質(%)	消化吸収率(%)	BV(%)	NPU(%)	1973年アミノ酸スコア	2007年アミノ酸スコア
鶏卵	13	99	94	94	100	100
牛乳	3.5	97	84	82	100	100
魚（あじ）	19	98	83	81	100	100
牛肉	18	99	74	73	100	100
大豆	38	90	73	66	86	100
らっかせい	26	87	54	48	62	78 (Lys)
小麦粉（強力粉）	11	99	52	51	38	51 (Lys)
とうもろこし	10	90	59	53	32	39 (Lys)
こめ（玄米）	8	96	73	70	68	87 (Lys)
こめ（精白米）	7	98	64	63	65	80 (Lys)

出典）今井悦子「たんぱく質とアミノ酸」五十嵐　脩・今井悦子『食物の特性とその役割』（財）放送大学教育振興会，1996　をもとに2007年スコア部分のみを著者らが計算した。カッコ内は第一制限アミノ酸（Lys：リジン）

必須アミノ酸/gたんぱく質）である。

　1973年のものは乳児，学齢期，成人の3つの区分で示されたほかに，乳児，学齢期を参考にして一般用の数値も示されている。

　1985年のものは4つの年齢区分のものが示され，一般用は示されていない。2007年のものには1973年のものと同様の数値が示されているが，一般用は示されていない。アミノ酸スコア計算の例を表5－10に，また成人用のアミノ酸評点パターンを基準にした（2007年のみ）各種食品のアミノ酸スコアを図5－11に示した。また，代表的な食品たんぱく質の栄養価を生物学的評価法，化学的評価法で求めた結果を表5－11にまとめた。

（3）アミノ酸の補足効果とアミノ酸インバランス

　植物性たんぱく質の制限アミノ酸は，リジン，スレオニン，トリプトファン，含硫アミノ酸（メチオニンとシスチン）などである場合が多い。一方，動物性たんぱく質にはこれらのアミノ酸が多く含まれる。したがって，動物性たんぱく質と植物性たんぱく質を組み合わせて摂取すると，互いに不足を補い合ってたんぱく質の栄養価が改善される。これを**アミノ酸の補足効果**という。通常，**動物性たんぱく質比**（総たんぱく質摂取量を100とした時の，動物性たんぱく質摂取量の%）が40%以上であればたんぱく質の栄養価は十分に高いと考えてよい。

　制限アミノ酸を補足しようとして単一のアミノ酸を多量摂取するとかえって栄養価が低下したり，過剰毒性がみられることがある。また，複数のアミノ酸が同程度不足している場合に，ひとつのアミノ酸だけを添加するとかえって栄養価が低下してしまい，別の制限アミノ酸を添加することによって回復することがある。このような現象を**アミノ酸インバランス**という。

7. 他の栄養素との関連

たんぱく質・アミノ酸と関連の深い栄養素には次のものがある。

(1) エネルギー

食品たんぱく質の生体内における利用効率は、エネルギー摂取量によって変動する。たんぱく質摂取量が同じであっても、エネルギー摂取量が低い場合は窒素出納は負に傾き、エネルギー摂取量が十分な場合は窒素出納が回復する（図5－13）。これをエネルギーのたんぱく質節約作用という。

(2) ビタミンB_6

ビタミンB_6は、アミノ酸（アミノ基）の代謝に関与する酵素であるトランスアミナーゼ、デカルボキシラーゼの補酵素であり、摂取たんぱく質量が増すとビタミンB_6の必要量が増大する。

(3) 鉄

血液中の鉄はヘモグロビンと結合して酸素の運搬に重要な役割を果たしており、そのほかにもたんぱく質と結合した酸化酵素としてエネルギー産生などに関

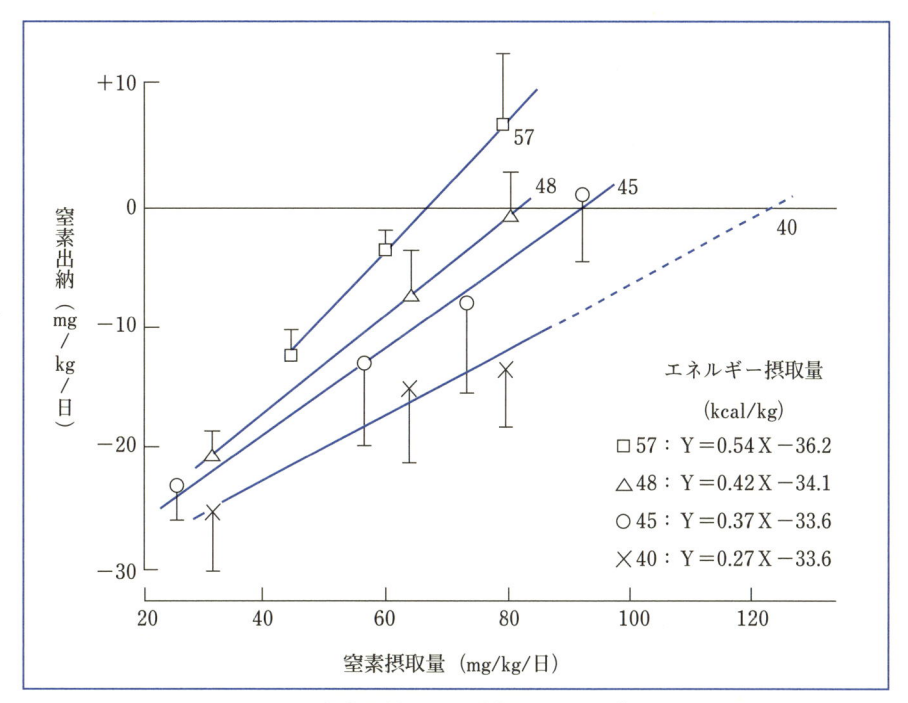

図5－13　窒素出納に及ぼす摂取エネルギーの効果
（成人男子，全卵たんぱく質）

与している。肝臓中の鉄貯蔵や血液中での鉄運搬にもたんぱく質が不可欠である。また，食品中の非ヘム鉄の吸収にも食事中のたんぱく質の影響が大きいことも報告されており，肉などのたんぱく質が多い食事で鉄の吸収率が高い。

（4）カルシウム

たんぱく質摂取量が多いと尿中カルシウム排泄量が増大することが知られている。たんぱく質中のイオウやリンが代謝されて硫酸やリン酸が産生され，これを中和，排泄するためにカルシウムが使われると考えられている。したがって，カルシウム代謝の面から考えるとたんぱく質の摂り過ぎは好ましくないことであり，適切な摂取が望まれる。

必須アミノ酸の必要量

FAO/WHO（1973）の「暫定的アミノ酸評点パターン」，FAO/WHO/UNU（1985）の「アミノ酸評点パターン」は，原則としてヒトを対象とした実験により各必須アミノ酸必要量を測定して，たんぱく質必要量1g当たり（mg必須アミノ酸/gたんぱく質）として表されている。

各必須アミノ酸必要量を測定するには，まず，そのアミノ酸以外の必須アミノ酸および可欠アミノ酸（非必須アミノ酸）を十分に含んだ実験食を被検者に摂取させ，窒素出納を測定すると，内因性窒素排泄量の分だけ出納が負になる。

次に，そのアミノ酸の量を徐々に増加させた実験食を摂取させて窒素出納を測定すると，アミノ酸の量が増大するにつれて窒素出納が改善される。

窒素出納が平衡を保つようになる量がそのアミノ酸の最低必要量であり，10人程度の人について実験を行い，最低必要量がもっとも高かった値をそのアミノ酸の必要量としている。幼児の場合は，出納がある程度正になる点を求めたものである。

表5-9に示したアミノ酸評点パターンは，このような実験をすべての必須アミノ酸について行った結果をもとに作成されている。表に見るように，発育期にある乳児や学齢期は，成人に比べて各必須アミノ酸の必要量が大きい。

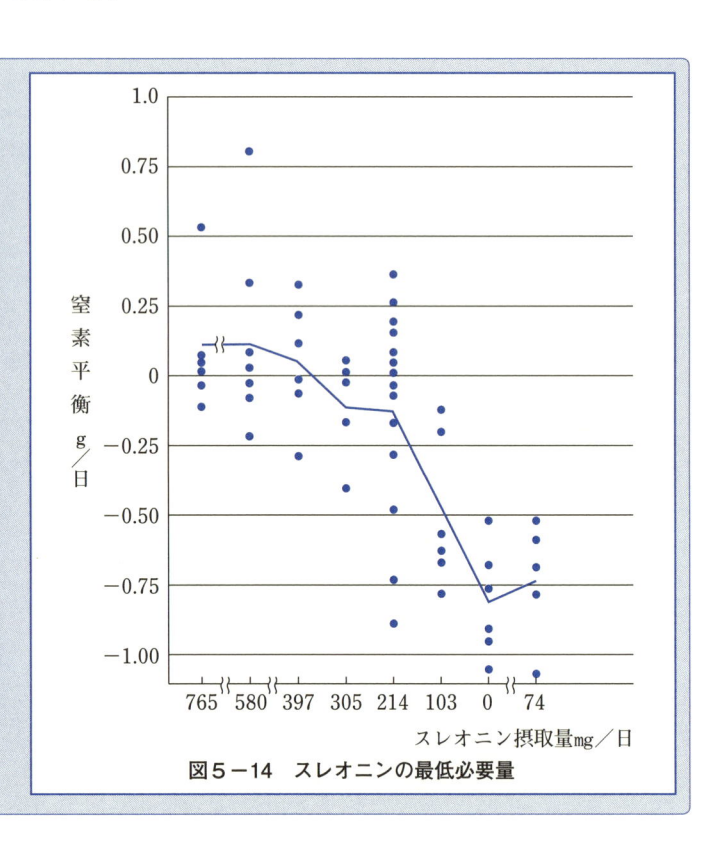

図5-14 スレオニンの最低必要量

〔参考文献〕

1）FAO/WHO：Energy and protein requirements. WHO, Genova, 1973
2）FAO/WHO/UNU：Energy and protein requirements. WHO, Genova, 1985

…第6章…
ビタミンの栄養

＜学習のポイント＞

1. ビタミンは，微量で生体内の代謝に補酵素や調節因子として作用する有機化合物であり，健康を維持し，正常な成長のために必須な栄養素である。
2. ビタミンには，脂溶性ビタミン（ビタミンA, D, E, K）と，ビタミンB群（ビタミンB_1, B_2, B_6, ナイアシン，パントテン酸，葉酸，ビオチン，ビタミンB_{12}）とビタミンCの水溶性ビタミンがある。
3. 脂溶性ビタミンは胆汁酸とミセルを形成し小腸から吸収され，吸収後はリポたんぱく質や特定の結合たんぱく質と結合して体内を輸送される。
4. ビタミンの摂取が不足すると，それぞれのビタミンの生理作用や関連する代謝機能に応じて，それぞれのビタミンに特有な欠乏症状を呈する。
5. ビタミンを過剰に摂取すると，過剰症状が発生するビタミンがあるが，脂溶性ビタミンに多い。
6. 水溶性ビタミンは過剰に摂取されても，尿中に排泄されるので過剰症状はでにくい。
7. ビタミンのなかには腸内細菌により合成され，通常の食生活では欠乏しにくいビタミンがある。

1. ビタミンの定義と分類

(1) ビタミンの定義

ビタミンとは，生体の機能を正常に維持するために必須な微量栄養素であり，体内代謝に補酵素や調節因子として生理活性を示す有機化合物をいう。生体内では合成されないか，または十分量合成されないため体外から食物の成分として摂取する必要のあるものをいう。ヒトでは，必要とされる量はμg～mgオーダーの微量である。

しかし，不足すると，それぞれのビタミンに特徴的な欠乏症状があらわれる。反対に過剰摂取した場合に，過剰症におちいるビタミンもあるが，これは脂溶性のビタミンに多い。

ビタミンのなかには，ビタミンDのように紫外線に照射すると皮膚で合成されるもの，ナイアシンのように体内でアミノ酸（トリプトファン）から合成されるもの，また腸内細菌が合成したものを利用している場合もある。またビタミンCのようにヒト，サル，モルモットでは摂取する必要があるが，ほかの動物では体内で合成が可能なものもある。

さらに，ビタミンBには種々のビタミンが含まれていることが明らかになり，それぞれB_1，B_2‥‥などに区別されビタミンB群とよばれている。その後，各ビタミンの化学構造が明らかになり，最近ではその物質の化学名でよぶものが多くなってきた。

(2) ビタミンの分類

ビタミンはその溶解性から，**脂溶性ビタミン**と**水溶性ビタミン**に分けられる（表6－1）。脂溶性ビタミンには，ビタミンA, D, E, Kがあり，水溶性ビタミンにはビタミンB群（B_1, B_2, B_6, ナイアシン，パントテン酸，葉酸，B_{12}, ビオチン）とビタミンCがある。

このほかに，コリン，リポ酸，イノシトール，ビタミンP，パラアミノ安息香酸など，ビタミン類似作用のある物質が報告されているが，ビタミンとして，ヒトに必要なものかどうかは確認されていない。

2. ビタミンの構造と機能

(1) ビタミンA

ビタミンAには，A_1（レチノール）とA_2（デヒドロレチノール）があり，それぞれにアルコール型，アルデヒド型，カルボン酸型がある（図6－1）。このほかに，体内でビタミンAに変換されるものをプロビタミンAとよび，α-，β-，γ-カロテンとクリプトキサンチンがある。なかでも，**β-カロテン**は食品中に最も多く含まれ，生理効果が高い。ビタミンAは動物性食品に含まれ，プ

表6-1 ビタミンの概要

ビタミンの種類	生理作用	欠乏症状	食事摂取基準と給源（例示）
脂溶性ビタミン			
ビタミンA（レチノール）	ロドプシン（視色素）の成分、上皮組織の維持、細胞増殖・分化の制御	夜盲症、感染抵抗力の低下、角膜乾燥症、上皮細胞の角化	推奨量：男性18～49歳850μgRE/日、50～69歳850μgRE/日、女性15～29歳650μgRE/日、耐容上限量：男女とも18歳以上2,700μgRE/日、肝臓、ウナギ、緑黄色野菜
ビタミンD（カルシフェロール）	CaとPの吸収と代謝に関与、骨の石灰化と成長促進	子どものくる病、成人の骨軟化症	目安量：男女とも18歳以上5.5μg/日、耐容上限量：男女とも15歳以上50μg/日、肝臓、バター、卵黄、牛乳、ほしいたけ、魚
ビタミンE（トコフェロール）	抗酸化作用を介して細胞膜の保護に働き、赤血球膜を溶血から防ぐ	赤血球が溶血しやすくなる	目安量：男女とも18歳以上7mg/日、耐容上限量：男性18～29歳800mg/日、女性18～29歳650mg/日、30～69歳700mg/日、小麦胚芽、卵黄、植物油、豆類、ほうれんそう
ビタミンK（フィロキノン、メナキノン）	プロトロンビンの生成に関与、オステオカルシンのγ-カルボキシグルタミン酸の生成	血液凝固障害、骨形成障害	目安量：男性18歳以上75μg/日、女性18～29歳60μg/日、30歳以上65μg/日、肝臓、穀物胚芽、緑色野菜、納豆、腸内細菌合成
水溶性ビタミン			
ビタミンB₁（チアミン）	補酵素TPPとしてα-ケト酸の代謝に関与	脚気、ウェルニッケ脳症	推奨量：男性18～49歳1.4mg/日、50～69歳1.3mg/日、女性18～69歳1.1mg/日、肝臓、豚肉、米ぬか、大豆
ビタミンB₂（リボフラビン）	補酵素FMN、FADとして細胞内酸化還元反応に関与	口角炎、舌炎、皮膚炎	推奨量：男性18～49歳1.6mg/日、50～69歳1.5mg/日、女性18～69歳1.2mg/日、肝臓、乳製品、腸内細菌合成
ビタミンB₆（ピリドキシン、ピリドキサミン、ピリドキサール）	補酵素PLPとしてアミノ酸代謝、アミンの生成に関与	皮膚炎、口唇炎、口内炎	推奨量：男性18歳以上1.4mg/日、女性18歳以上1.1mg/日、耐容上限量：男性18～29歳55mg/日、女性18～69歳45mg/日、酵母、肉類、卵、いわし、大豆、腸内細菌合成
ナイアシン（ニコチン酸、ニコチンアミド）	補酵素NAD、NADPとして酸化還元反応に関与	ペラグラ（皮膚炎、下痢、中枢神経症状を呈する）	推奨量：男性18～49歳15mgNE/日、50～69歳14mgNE/日、女性18～29歳11mgNE/日、30～49歳12mgNE/日、耐容上限量：男性18～29歳300mgNE/日、女性18歳以上250mgNE/日、肉類、魚類、卵、豆類、トリプトファンから合成
パントテン酸	補酵素CoAとしてアシル基転移に働き中間代謝に関与	食事からの不足は起こりにくい	目安量：男女18～49歳5mg/日、肝臓、肉類、卵、豆類、魚介類、腸内細菌合成
葉酸（フォラシン）	補酵素テトラヒドロ葉酸として炭素1個の基の転移に関与、核酸やアミノ酸代謝に関与	巨赤芽球貧血（核酸合成の低下から赤血球増殖不能による貧血）	推奨量：男女とも12歳以上240μg/日、耐容上限量：男女とも18～29歳1,300μg/日、肝臓、肉類、卵、豆類、緑葉野菜、腸内細菌合成
ビタミンB₁₂（コバラミン）	B₁₂補酵素として炭素1個の転移や還元反応に関与	悪性貧血（特に巨赤芽球性貧血を起こす）	推奨量：男女とも12歳以上2.4μg/日、肝臓、肉類、卵、乳製品、牡蠣、腸内細菌合成
ビオチン	ビオチン酵素の補酵素として炭酸固定反応に関与	食事からの不足は起こりにくい	目安量：男女とも12歳以上50μg/日、肝臓、豆類、卵、乳製品、野菜、腸内細菌合成
ビタミンC（アスコルビン酸）	酸化還元反応を介してコラーゲンの合成、アミノ酸やステロイドの水酸化反応の補酵素として働く	壊血病（毛細血管や骨端部の結合組織の生合成不全から出血や骨の発育不全が起こる）	推奨量：男女とも12歳以上100mg/日、柑橘類、野菜類、いも類

> ①食品中のβ-カロテンは消化吸収率を50％として1mgRE＝12mgβ-カロテン。
> ②保健機能食品中のβ-カロテンはβ-カロテンとして加えられているため，消化吸収率を考えなくてよいため。
> 1mgRE＝6mgβ-カロテン

ロビタミンAは植物に広く分布する。ビタミンAは，淡黄色，脂溶性の結晶であり，酸化されやすく，紫外線によっても分解するが，熱には比較的強い。

ビタミンA効力を示す単位として，その生理効果をもとに，**国際単位（IU：international unit)**が用いられている。ビタミンAの1IUは，レチノールで0.3 μg，β-カロテンで0.6 μgと定められている。さらにその生理効果を明確にするために，レチノール当量（RE：retinol equivallent）が用いられる。1REは1 μgのレチノール，10/3 IUのレチナール，6 μgのβ-カロテンに相当する。

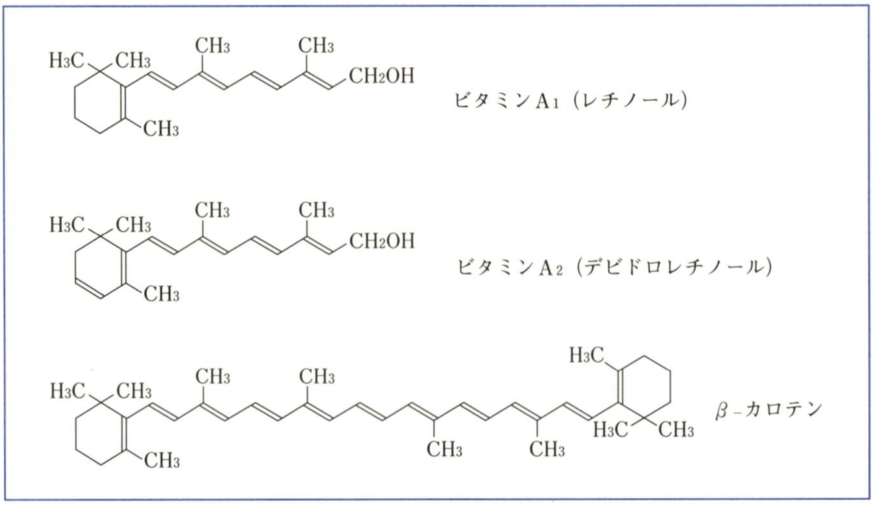

図6-1 ビタミンAとカロテン

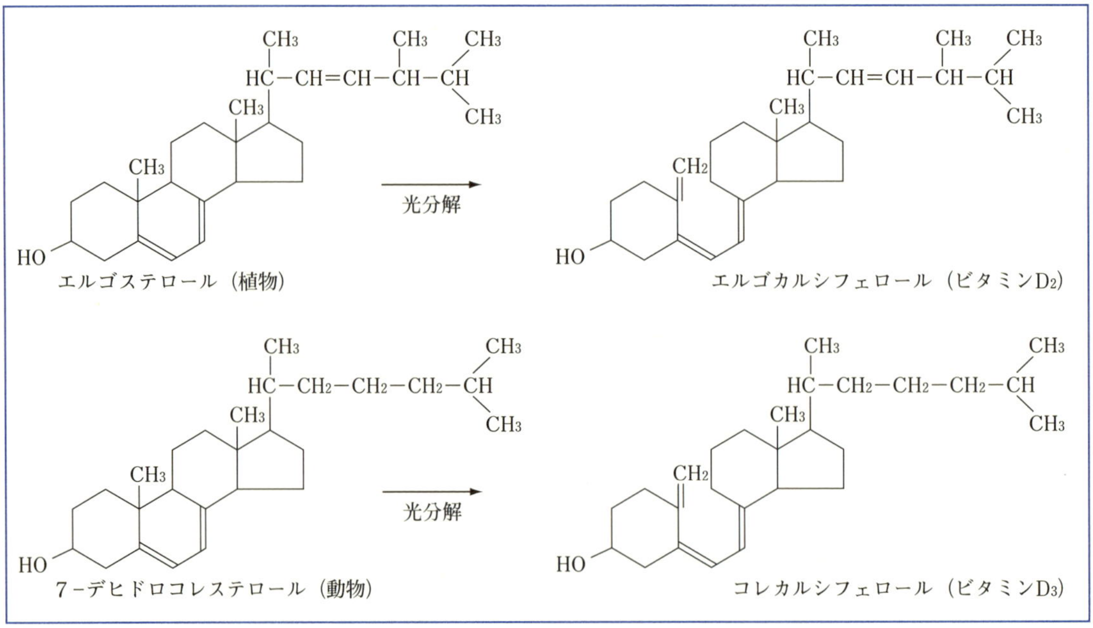

図6-2 ビタミンDの合成

（2）ビタミンD

ビタミンDには，植物起源のビタミンD_2（エルゴカルシフェロール）と動物起源のビタミンD_3（コレカルシフェロール）などがある。ビタミンD_2，D_3ともに脂溶性の白色結晶であり，熱や酸化に対して比較的安定である。紫外線照射によりビタミンDに変化するものを**プロビタミンD**といい，ビタミンD_2は植物性食品（きのこなど）に含まれるプロビタミンD_2（エルゴステロール）から，ビタミンD_3は動物の皮膚に含まれるプロビタミンD_3（7－デヒドロコレステロール）から生じる（図6－2）。

ビタミンD1IUは，ビタミンD_3（コレカルシフェロール）0.025 μgの示す生物効果と定められている。ヒトではビタミンD_2とD_3は同等の効力を持っている。

（3）ビタミンE

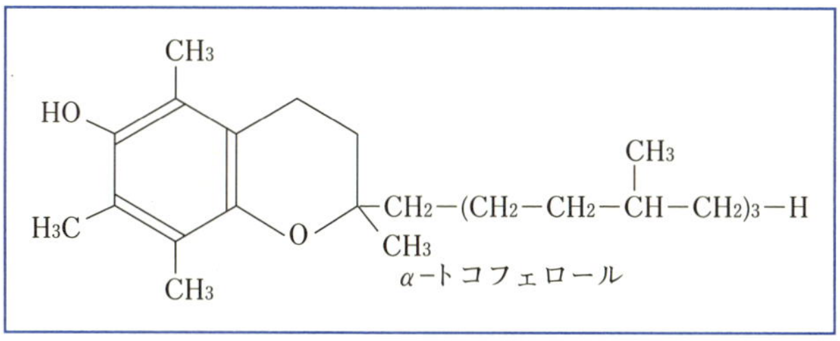

ビタミンEの化学名を**トコフェロール**という（図6－3）。天然にはα-，β-，γ-，δ-トコフェロールが存在するが，α-トコフェロールがもっとも生理活性が強い。ビタミンEは淡黄色の粘性油状物質で，水には不溶で，有機溶媒によく溶け，非常に酸化されやすい。

図6－3　ビタミンE

（4）ビタミンK

ビタミンKには，K_1（フィロキノン，緑葉に多い），K_2（メナキノン，細菌が産生する），K_3（メナジオン，合成品）などがある（図6－4）。黄色の油状物質であり，光やアルカリに不安定である。K_3は化学合成品であり，生理活性は天然のビタミンであるK_1やK_2よりも高いが，副作用が認められることもある。

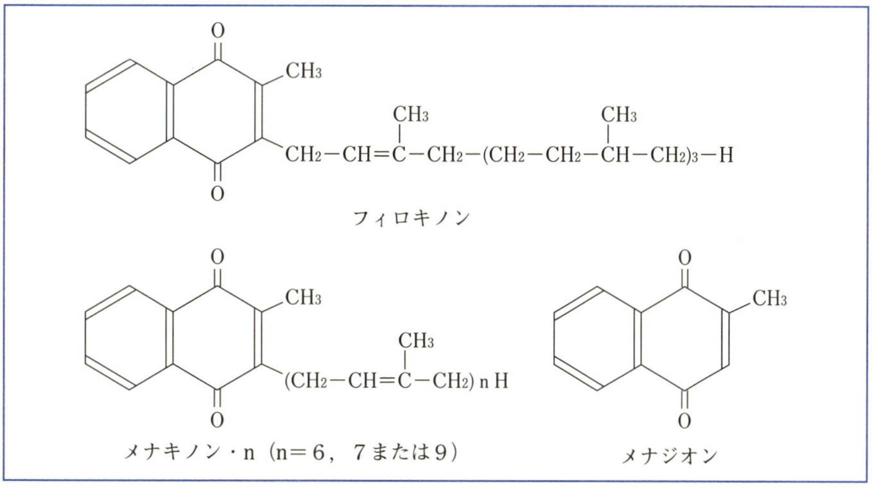

図6－4　ビタミンK

（5）ビタミンB_1

ビタミンB_1の化学名をチアミンという。ビタミンB_1は白色結晶で水に溶け，アルカリ条件では不安定である。

図6－5　ビタミンB_1とチアミンピロリン酸

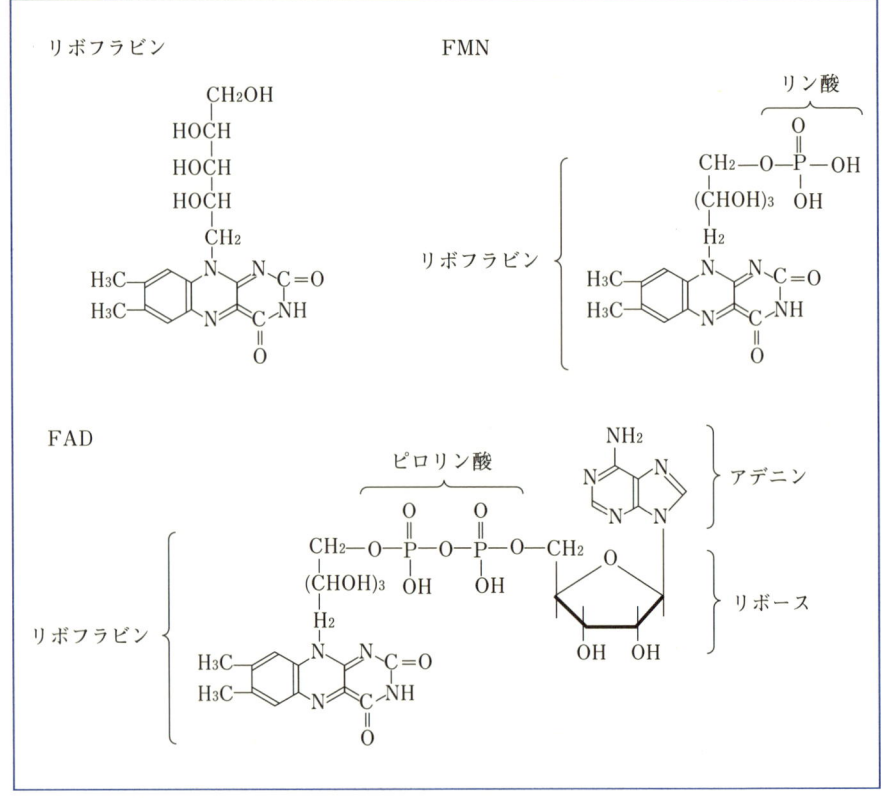

図6－6　ビタミンB_2

食品中にはビタミンB_1およびそのリン酸エステルであるTMP（チアミン一リン酸），TPP（チアミンピロリン酸），TTP（チアミン三リン酸）として存在している（図6-5）。TPPが補酵素として働く。

（6）ビタミンB_2

ビタミンB_2の化学名をリボフラビンという。ビタミンB_2は橙黄色の結晶で水に溶け，蛍光を発する。ビタミンB_2溶液はアルカリ性条件下，光に対してきわめて不安定で分解しやすい。生体内では，ビタミンB_2はリン酸1分子と結合したFMN（フラビンモノヌクレオチド），核酸の成分であるアデニンヌクレオチドと結合したFAD（フラビンアデニンジヌクレオチド）として存在している（図6-6）。FMN，FADは生体内ではフラビンたんぱく質の状態で存在する。

（7）ビタミンB_6

ビタミンB_6作用のある物質には，ピリドキシン，ピリドキサール，ピリドキサミンとそれぞれのリン酸エステルであるPNP（ピリドキシンリン酸），PLP（ピリドキサールリン酸），PMP（ピリドキサミンリン酸）の6つの化合物がある（図6-7）。ビタミンB_6は白色結晶で水に溶け，紫外線により分解しやすい。ビタミンB_6の活性を現す補酵素型はPLPである。

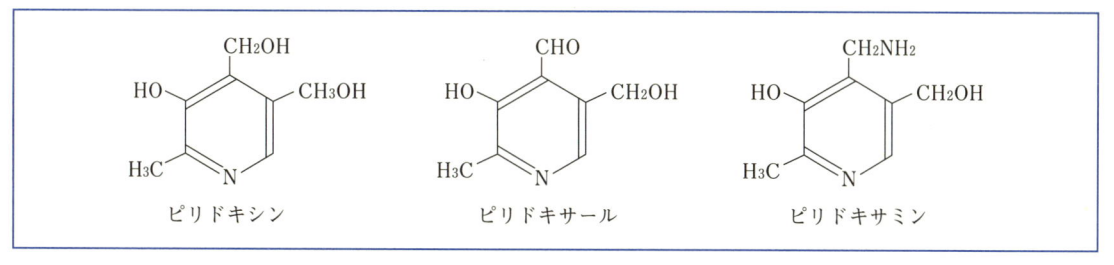

図6-7　ビタミンB_6

（8）ナイアシン

ニコチン酸およびニコチンアミドを総称してナイアシンという。生体内ではおもにリボース，リン酸，アデノシンと結合してNAD（ニコチンアミド・アデニン・ジヌクレオチド），あるいはNADP（ニコチンアミド・アデニン・ジヌクレオチド・フォスフェート）のかたちで存在し，補酵素として作用する（図6-8）。ナイアシンは白色の結晶であり，水，アルコールによく溶け，熱，酸，酸化に対しては安定であるが，アルカリ性ではやや不安定である。

（9）パントテン酸

パントテン酸は油状の物質で水によく溶け，酸，アルカリ，熱で分解されやすい。パントテン酸は補酵素のCoA（コエンザイムA）やACP（アシルキャリアプロテイン）の構成成分である（図6-9）。

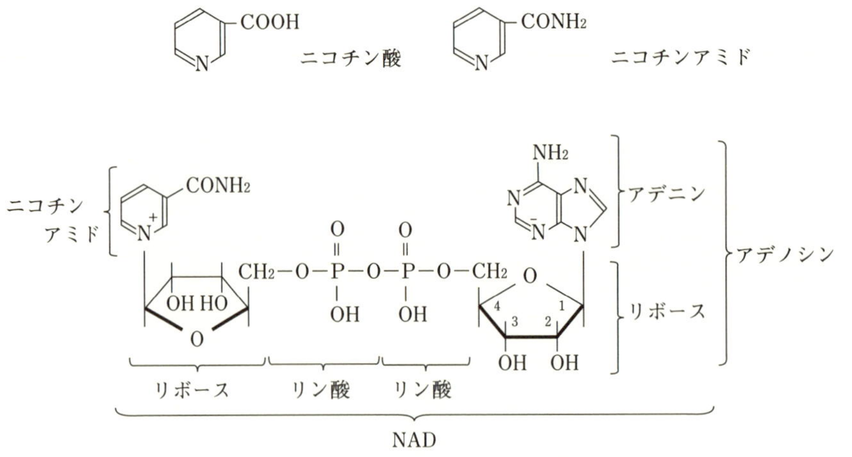

図6−8 ナイアシンとNAD

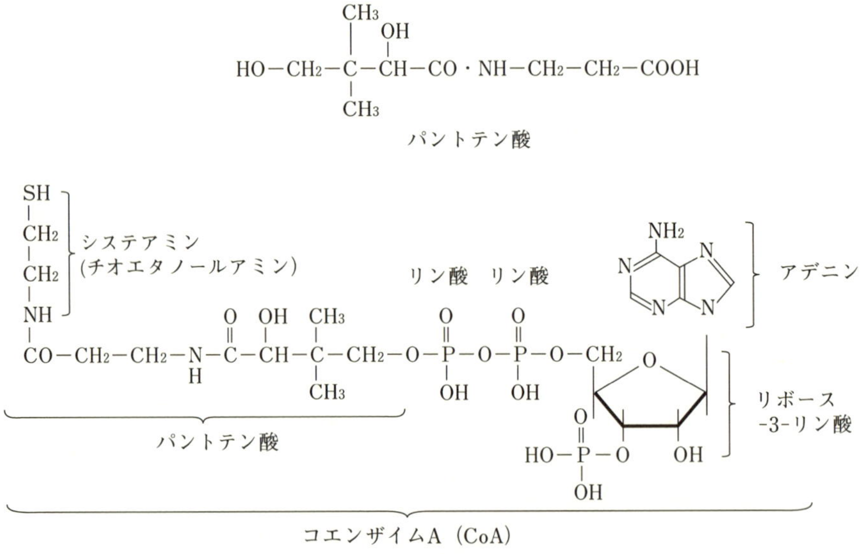

図6−9 パントテン酸とコエンザイムA

(10) 葉　　酸

プテリジン，パラアミノ安息香酸，グルタミン酸が結合した化合物である（図6−10）。体内では5,6,7,8-テトラヒドロ葉酸となり，補酵素として作用する。**葉酸**は黄色の水溶性結晶である。

(11) ビタミン B_{12}

ビタミン B_{12} は赤色の針状結晶であり，水やアルコールに溶けやすい。中心部

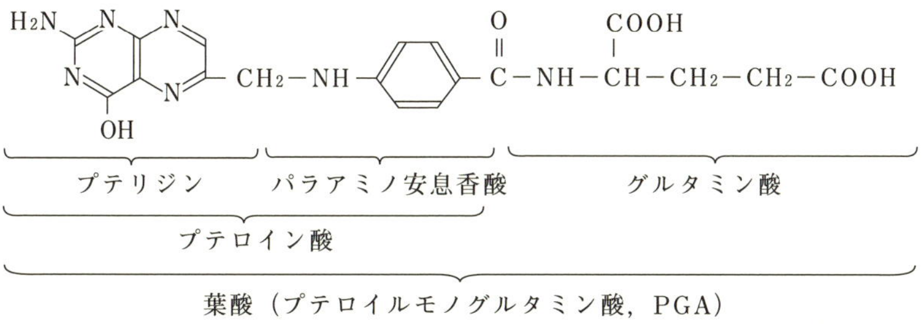

図6－10 葉 酸

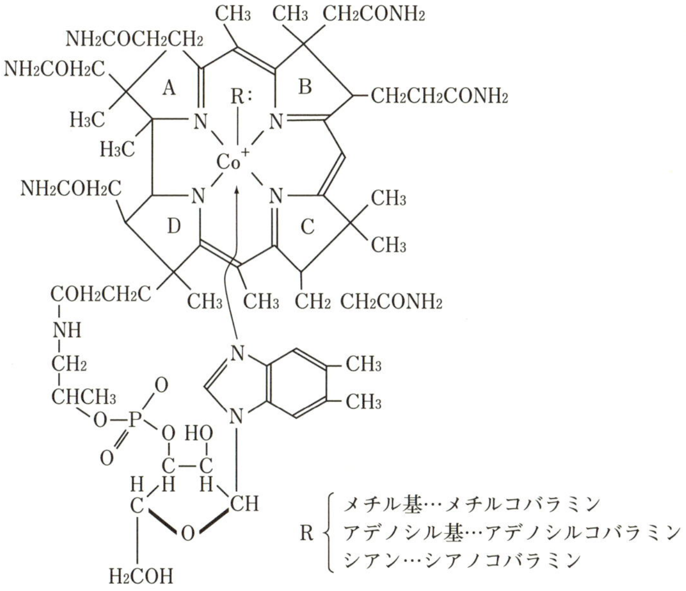

(プテリジン)(パラアミノ安息香酸)(グルタミン酸)
プテロイン酸
葉酸（プテロイルモノグルタミン酸, PGA）

図6－11 ビタミンB_{12}

R｛ メチル基…メチルコバラミン
　　アデノシル基…アデノシルコバラミン
　　シアン…シアノコバラミン ｝

にコバルト（Co）を含むのでコバラミンとよばれる（図6－11）。生体内では補酵素型であるアデノシルコバラミン，メチルコバラミン，ヒドロキソコバラミンとして存在する。

(12) ビオチン

ビオチンは水やアルコールに可溶で，熱，光，酸，アルカリに安定なビタミンであり，イオウを含んでいる（図6－12）。

(13) ビタミンC

ビタミンCには，アスコルビン酸（還元型ビタミンC）とデヒドロアスコルビ

図6−12　ビオチン

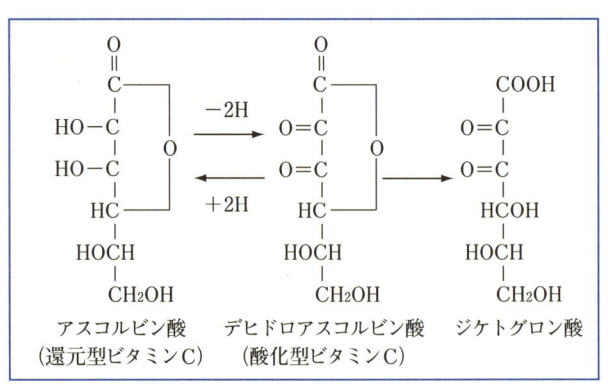

図6−13　還元型と酸化型アスコルビン酸

ン酸（酸化型ビタミンC）がある（図6−13）。アスコルビン酸は水に溶けやすい白色の結晶であり、酸味が強い。水溶液は空気中の酸素により容易に酸化され、微量の金属イオン（Cu^{2+}）が存在すると酸化は著しく促進される。熱やアルカリ条件下では非常に不安定で分解されやすい。生体内の酸化還元反応に関与する。

3．ビタミンの代謝と栄養学的機能

（1）レチノイド（ビタミンA）と活性型ビタミンDのホルモン様作用

　ビタミンAとDはともに投与がその欠乏症を治癒することにより発見され、ビタミンに分類された。しかし、脂溶性ゆえに生体膜を通過でき、特異的な核内受容体が見つかり、遺伝子の調節に関与する機構が明らかになるに伴い、ホルモン作用を有するとみなされるようになってきた。

　1）ビタミンA

　① 代　謝

　　体内に吸収されたビタミンA（all‑transレチノール）はall‑transレチナールとall‑transレチノイン酸に代謝され（図6−14）、それぞれが多様で重要な生理作用をする。レチノールとレチノイン酸の作用を表6−2に示したが、その作用を助けるたんぱく質分子が存在する必要がある。実際に、血中にレチノール結合たんぱく質、細胞内にレチノール結合たんぱく質とレチノイン酸結合たんぱく質、さらに遺伝子発現がレチノイン酸により誘導される核内のレチノイン酸受容体が発見されている。

　② 栄養学的機能

・目の網膜の桿体細胞に存在する視覚をつかさどる物質であるロドプシン（網膜の感光色素、レチナールとオプシンが結合した物質である）の構成成分となっている。
・上皮組織における粘膜の糖たんぱく質の合成に関与し、上皮の機能を正常に維持している。
・成長促進、細胞増殖と分化の制御、免疫機能の維持などに関与している。

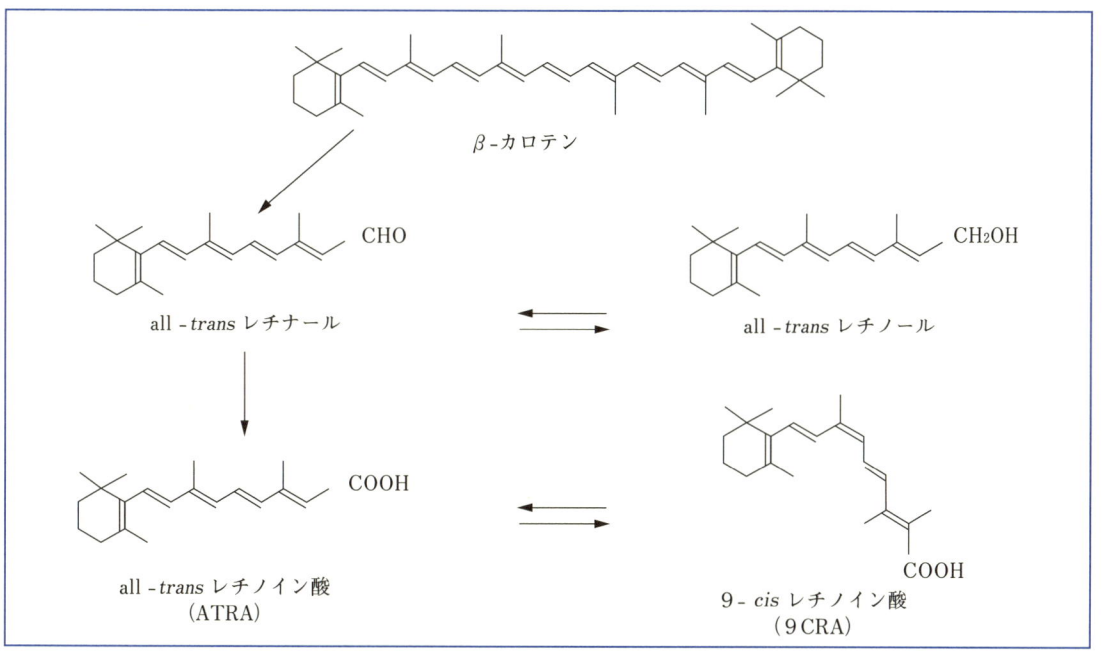

図6-14 ビタミンAと体内における誘導体

表6-2 ビタミンA（レチノール）とレチノイン酸の高等動物における生理作用

生理作用	レチノイン酸	レチノール
成長促進作用	◎	◎
視覚作用	×	◎
生殖作用	△	◎
皮膚正常保持作用	◎	○
制癌作用	◎	○
糖たんぱく質・糖脂質合成	○	◎
聴覚作用	×	◎
味覚作用	◎	◎
細胞分化・発生能	◎	―

（注）◎完全に有す　○ほぼ有す
　　　△一部有す　×まったくない
　　　―それ自体の直接的な作用か不明

③ 欠乏症と過剰症

ビタミンAが不足すると，ロドプシンの生成が低下するため暗いところで物を見る機能（暗順応）が障害され，ひどくなると**夜盲症**となる。また，体重は減少し，上皮細胞の角質化が起こり，皮膚，粘膜の乾燥により，口腔，呼吸器，泌尿器などが障害されて細菌感染に対する抵抗力の低下がみられる。

ビタミンAは過剰に摂取すると，とくに肝臓に蓄積されて過剰症が発症する。急性では脳圧亢進症（頭痛，吐き気，嘔吐などの症状を呈する），慢性では成長停止と体重低下，関節痛，脂肪肝，甲状腺機能低下などの症状がみられる。また，ビタミンAは細胞増殖と分化の制御に関与していることから過剰摂取により妊婦

では奇形児の発生，子どもでは骨の異常が起こることが報告されている。

2）ビタミンD

① 活性型ビタミンDの生合成と代謝

ビタミンDはまず肝臓において25-ヒドロキシビタミンDとなり，次いで腎臓において1,25-ジヒドロキシビタミンD（活性型ビタミンDとよぶ）となり活性を発現できるようになる（図6-15, 16）。この過程は副甲状腺ホルモンであるパラトルモンにより促進される。ビタミンDは体内ではビタミンD結合たんぱく質と結合して輸送され，全身に分布するが，とくに肝臓に多い。

② 栄養学的機能

ビタミンDの最も重要な働きは，小腸におけるカルシウムの吸収の促進である。腎臓から小腸に運ばれた活性型ビタミンDは，小腸粘膜のカルシウム結合たんぱく質の合成を促進し，カルシウムの吸収を高める（図6-15）。血中カルシウム濃度が高まると，骨へのカルシウムの貯留が高まる。また活性型ビタミンDは甲状腺ホルモンのカルシトニンや副甲状腺ホルモンのパラトルモンと協力して，血中カルシウム濃度を一定のレベルに調節している。血中カルシウム濃度が低下すると，肝臓や腎臓での活性型ビタミンDの合成は促進される。活性型ビタミンDは腸管からのカルシウムの吸収を促進するとともに，骨からのカルシウムの動員を増加させ，腎臓からの排泄を抑えてカルシウムの血中濃度を高めるように働く。

また，活性型ビタミンDは腸管からのリンの吸収を促進し，さらに骨や歯の石灰化を促進する。

③ 欠乏症と過剰症

ビタミンD欠乏症は日射量の少ない地域に多くみられる。カルシウムやリンの吸収低下から骨の石灰化が障害されて，成人，ことに妊婦や授乳婦では**骨軟化症**になり，小児では**くる病**となり，関節の腫れ，四肢の奇形，病的な骨折がみられる。ビタミンDの活性化が障害されている場合には，ビタミンDの投与では効果はみ

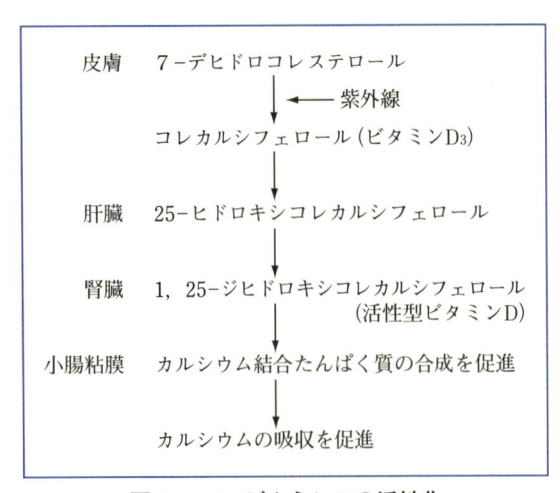

図6-15　ビタミンDの活性化

図6-16　活性型のビタミンD

られず，活性型ビタミンDの投与が必要なことがある。

ビタミンD過剰症では，食欲不振，体重減少が起こり，血中カルシウム濃度が高くなるため，腎臓，心臓，動脈などの組織にカルシウムが沈着し，動脈硬化や腎不全を引き起こす。

（2）抗酸化作用とビタミンC・ビタミンE・カロテノイド

ビタミンC・ビタミンE・カロテノイドの役割は生体内に生じた有害な**フリーラジカル**や**活性酸素**を消去し，生体成分の酸化による変性を防ぐ抗酸化作用である。フリーラジカルや活性酸素は脂質，たんぱく質，核酸を攻撃して傷害する。血管においては過酸化脂質は血管を障害し，酸化LDLは動脈硬化の原因となる。また，DNAの塩基の不可逆的変化は突然変異を引き起こし，発がんの原因となる。

このようにして脳血管疾患，心臓病，がん，痴呆，老化にフリーラジカルや活性酸素が関わることが明らかになってきた。このフリーラジカルや活性酸素を消去するのが抗酸化物質であり，栄養素ではビタミンC・ビタミンE・カロテノイドが抗酸化作用を持つ。

1）ビタミンC
① 代　　謝

ビタミンCの抗酸化作用は，**アスコルビン酸**が還元剤として働き，フリーラジカルや活性酸素を受け取って酸化されデヒドロアスコルビン酸になり，他の生体成分が酸化されるのを防ぐことである。さらに図6－17に示すように，デヒドロアスコルビン酸はグルタチオンの助けを借りてグルタチオンペルオキシダーゼにより還元されてもとのアスコルビン酸に戻る。生体内ではアスコルビン酸とデヒドロアスコルビン酸は相互に変換するが，デヒドロアスコルビン酸は不安定であり，さらに分解されるとビタミンC活性のない2,3-ジケトグロン酸となり

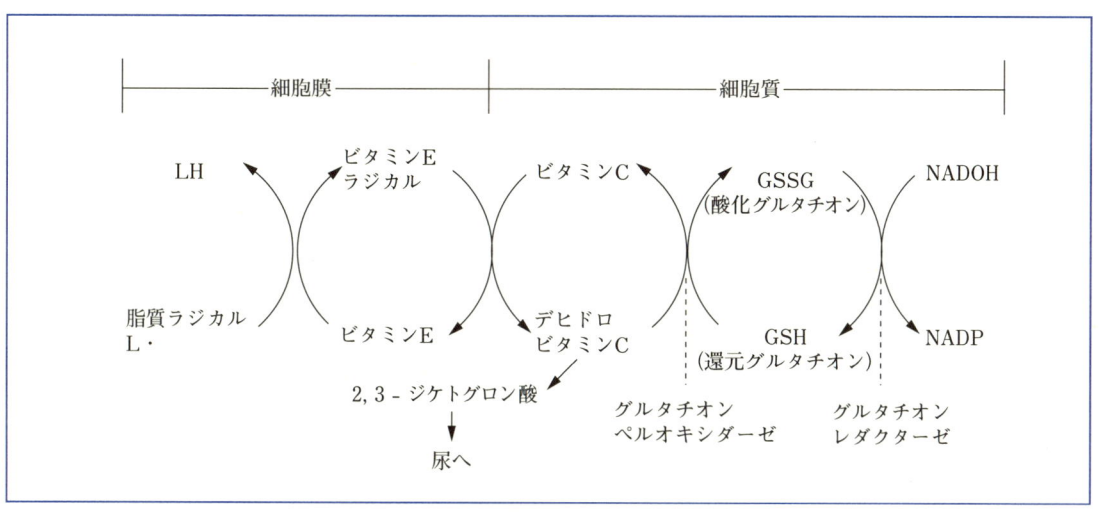

図6－17　細胞膜脂質ラジカルの消去系

尿中に排泄される（図6－13）。

② 栄養学的機能

アスコルビン酸の強い還元力で，下記のような生体内の種々の酸化還元反応に関与し，アスコルビン酸は**デヒドロアスコルビン酸**になる。

- コラーゲンの生成に関与：結合組織のたんぱく質であるコラーゲンに多く含まれるヒドロキシプロリンやヒドロキシリジンの生成に関与している。
- 生体異物の解毒に関与：ビタミンC欠乏状態が長く続くと肝臓の薬物代謝に関与する酵素P－450の量が減少する。
- チロシンからのカテコールアミンの合成に関与
- フェニルアラニン・チロシン代謝に関与
- 鉄の吸収促進作用：腸管内でFe^{3+}をFe^{2+}に還元し吸収を高める。
- 発がん物質であるニトロソアミンの生成抑制作用：アミンと亜硝酸の食べ合せによって胃や腸などでニトロソアミンが生成するが，ビタミンCは亜硝酸を酸化窒素に還元しニトロソアミンの生成を防ぐ。

③ 欠乏症

ビタミンCの欠乏により，結合組織のコラーゲンの生成が不十分となり毛細血管が損傷しやすく，歯ぐきや皮下の出血が起こる。このようなビタミンC欠乏症を**壊血病**という。また小児では骨端軟骨部の骨芽細胞の生育が悪くなり，骨の形成不全が見られる。小児の壊血病は，メーラー・バーロー症とよばれる。

2）ビタミンE

① 代　　謝

ビタミンEは吸収後，リポたんぱく質のかたちで輸送され，脂肪組織，筋肉，肝臓，骨髄など体内に広く分布している。非常に酸化されやすく，生体内における脂溶性物質の抗酸化剤として働き，ビタミンE自身は**キノン**となり，尿中に排泄される。

② 栄養学的機能

細胞内ではビタミンEの大部分は生体膜に組み込まれて存在している。ビタミンEは抗酸化作用を通して，生体膜を構成するリン脂質の多価不飽和脂肪酸の過酸化反応と，その連鎖反応による自動酸化を抑制し，過酸化脂質が生成するのを防いでいる。

その結果生成したビタミンEラジカルは，図6－17に示すように生体膜の表面付近でビタミンCとの相互作用により再びビタミンEに変換され，リサイクルされる。ビタミンEの必要量は不飽和脂肪酸の摂取量が高まると増加する。

③ 欠乏症と過剰症

生体膜で過酸化脂質が生成すると，膜が損傷し，生体膜の機能が障害される。赤血球では溶血が起こりやすくなる。ヒトでは明確な欠乏症状は認められてはいないが，溶血の感受性が増大する。動物ではビタミンE欠乏により，不妊症や筋肉の萎縮が起こることが報告されている。

現在のところ過剰症は血液凝固障害である。

3）カロテノイド
① 栄養学的意義

カロテノイド色素のうちプロビタミンAとしての効力はβ-カロテンが最も高いが，β-カロテンはプロビタミンAとしての効力のほかに抗酸化作用などの重要な生理作用を示す。β-カロテンは小腸で必要に応じてビタミンAに変換されるが，そのままでもリポたんぱく質の成分として血液中を移動し，脂肪組織，肝臓，筋肉にβ-カロテンとしても存在している。β-カロテンはフリーラジカルや活性酸素による老化現象や疾病の発症の予防に関与しているが，特に近年はがんとのかかわりが注目されている。

緑黄色野菜や果物を多く摂取している者は肺がんや消化管のがんの危険性が低いという疫学調査から，ヒトに対する有効性を立証する研究が進められ，血中β-カロテン濃度の高い者は特に肺がんになる危険性が低いことが明らかになった。その後，アメリカ，フィンランド，イギリス，中国において，大規模に積極的な研究が行われ，1日15～50mgという通常の摂取量の30倍ものβ-カロテンを投与して，肺がん，口腔がん，大腸がん，皮膚がんについてその効果が検討されたが，予防効果は立証されなかった。さらに喫煙者や元喫煙者を対象にβ-の投与試験が行われたが逆に高い肺がん発生率を示したという報告もある。

（3）ビタミンの補酵素作用

多くの補酵素はビタミンB群に属するビタミンを構成成分として含んでおり，ビタミンの機能のひとつは補酵素としての働きである。しかし，補酵素としての生化学的機能と外見上現れるビタミン欠乏症との関係は不明な点が多い。

1）ビタミン B_1
① 代　謝

ビタミン B_1 のリン酸エステルは消化管でホスファターゼの作用によりビタミン B_1 となり吸収される。吸収後再びリン酸化され，大部分が補酵素型であるTPPとなる。体内に貯留される量は少なく，肝臓や筋肉に少量貯えられるが，ビタミン B_1 は大量に摂取しても必要以上は尿中に排泄されてしまう。

② 栄養学的機能

TPPは，ピルビン酸脱水素酵素（ピルビン酸からアセチルCoAを生成する酵素複合体に含まれる），α-ケトグルタル酸脱水素酵素（TCAサイクル内でα-ケトグルタル酸からサクシニルCoAを生成する酵素複合体に含まれる）およびトランスケトラーゼ（五炭糖リン酸回路の酵素）の糖質代謝系の重要な酵素の補酵素として作用している。したがって，ビタミン B_1 が不足するとこれらの酵素が作用すべき物質であるα-ケト酸（ピルビン酸，α-ケトグルタル酸）の血中濃度が増加する。

③ 欠　乏　症

ビタミン B_1 が欠乏すると脚気となり，食欲不振，疲労感，腱反射の低下，末梢神経炎，心臓障害，浮腫などの症状を呈する。ビタミン B_1 投与により回復は速い。

またウェルニッケ脳症はアルコール常用者に多くみられ，眼球運動麻痺，歩行運動失調，意識障害などの症状を呈し，中枢神経におけるビタミン B_1 欠乏と考えられている。ビタミン B_1 投与によっても治りにくい。

ビタミン B_1 を分解する酵素をアノイリナーゼ（チアミナーゼ）といい，こい，あさり，しじみ，はまぐり，わらび，ぜんまいなどに含まれる。しかし，加熱すればアノイリナーゼは活性を失う。

2）ビタミン B_2

① 代　　謝

FMN，FAD は小腸でビタミン B_2 に分解されて吸収される。ビタミン B_2 は体内で ATP により再びリン酸化されて FMN を生じ，さらに ATP より AMP が転移して FAD となる。おもに肝臓，心臓，腎臓に貯蔵されるが，体内の貯蔵量は少なく，過剰に摂取するとビタミン B_2 のかたちで尿中に排泄される。

② 生 理 作 用

FMN，FAD は多くの種類の酸化還元酵素に固く結合して存在するが，これらの酵素はフラビン酵素として知られ，生体内の重要な酸化還元反応に関与している。フラビン酵素はコハク酸脱水素酵素（TCA サイクル内でコハク酸をフマル酸に変える反応を触媒），アセチル CoA 脱水素酵素（脂肪酸が β - 酸化を受けてアセチル CoA に分解される過程で働く），グリセロール - 3 - リン酸脱水素酵素（グリセロール - 3 - リン酸をジヒドロキシアセトンリン酸に変える反応を触媒）などの酵素の補酵素として，また電子伝達系の構成員として水素の運搬をする。これらの酵素は，TCA サイクル，脂肪酸の酸化，電子伝達系などの酵素であり，ビタミン B_2 は糖質，脂質，たんぱく質からのエネルギー（ATP）の生成に関与している。

③ 欠 乏 症

欠乏症としては，口角炎，口唇炎，舌炎，皮膚乾燥，脂漏性皮膚炎がある。

3）ナイアシン

① 代　　謝

体内でナイアシンは，必須アミノ酸であるトリプトファンから合成される。小腸から吸収されたナイアシンは，体内で合成されたナイアシンといっしょに，NAD，NADP に変換され，各組織に広く存在する。尿中には多数の代謝産物のかたちで排泄され，ナイアシンとしての排泄量は少ない。

ナイアシン必要量はトリプトファンの摂取量により異なる。したがって，ナイアシンとトリプトファンの総合効果を示すために，栄養所要量ではナイアシン当量（mgNE）という語を用いている。通常，NAD 合成に対しトリプトファン 60 mg がナイアシン 1 mg に相当する効果を示すことから，ナイアシン 1 mg またはトリプトファン 60 mg を 1 mgNE という（1 mgNE ＝ナイアシン 1 mg ＝トリプトファン 60 mg となる）。

② 栄養学的機能

NAD，NADP は生体内に最も多く存在する補酵素であり，アルコール脱水素

酵素，イソクエン酸脱水素酵素，グルコース－6－リン酸脱水素酵素，乳酸脱水素酵素など多くの脱水素酵素の補酵素として，脱水素反応や還元反応における水素転移に働く。このようにナイアシンは多くの脱水素酵素の補酵素として，糖質，脂質，たんぱく質の代謝に広く関与しており，ATPの生成過程にも必要である。

③ 欠 乏 症

ナイアシンが欠乏するとペラグラになり，皮膚炎（顔，手，足など日光に当たる部分に発赤，水泡，褐色の色素沈着がみられる），下痢，痴呆（頭痛，めまい，幻覚，錯乱などの神経障害）の症状を呈する。ナイアシンは体内でトリプトファンから合成されるので，たんぱく質欠乏を伴わないと欠乏しにくい。ペラグラはかって，アメリカ大陸のとうもろこし常食地帯の風土病とされていた。

4）ビタミン B_6

① 代謝と栄養学的作用

ビタミン B_6 は小腸から吸収後，ATPによりリン酸化されPLPとして脳，肝臓，筋肉に貯えられる。PLPが活性型であり，アミノ基転移反応，アミノ酸の脱炭酸反応，そのほかアミノ酸の代謝に広く関わっている。したがって，たんぱく質の摂取量が多くなるとビタミン B_6 の必要量が増加することになる。ビタミン B_6 はピリドキシン酸まで代謝され，尿中に排泄される。

② 欠 乏 症

ビタミン B_6 は腸内細菌により合成されることもあり，欠乏症は起こりにくいが，高たんぱく食摂取時，抗生物質投与，慢性アルコール中毒などで欠乏が発生しやすい。欠乏すれば，アミノ酸の代謝異常となり，トリプトファンは完全に分解されないでキサンツレン酸として尿中に排泄されるので，ビタミン B_6 欠乏の判定に用いられる。ビタミン B_6 欠乏では食欲不振，脂漏性皮膚炎，口内炎，中枢神経の異常などの症状を呈する。

5）ビタミン B_{12}

① 代 謝

ビタミン B_{12} は微生物によってのみ合成され，動物の肝臓に貯留されている。ビタミン B_{12} は，胃粘膜から分泌される内因子に結合して回腸から吸収される。吸収率は成人では50％であるが，胃切除者や萎縮性胃炎の高齢者では低下する。吸収されたビタミン B_{12} は血漿中の結合たんぱく質（トランスコバラミン）により輸送され，肝臓で補酵素型のビタミン B_{12} に変化する。

② 栄養学的機能と欠乏症

活性型のビタミン B_{12} は，アミノ酸代謝，核酸代謝でメチル基転移反応や炭酸固定反応に補酵素として働く。

腸内細菌による合成があり，一般には欠乏は起こりにくいが，胃切除などにより内因子が不足すると，ビタミン B_{12} の吸収障害が起こり，欠乏症が発症する。ビタミン B_{12} の欠乏により，DNA合成の障害から赤血球の成熟が阻害され，**悪性貧血**を起こす。

6）葉　　酸

① 栄養学的機能

テトラヒドロ葉酸は1炭素原子（C_1-化合物）の転移反応の補酵素として作用する。グリシンにメチレン基を転移するセリンの合成，核酸成分のチミンやプリン誘導体の合成，ヘモグロビンのポルフィリン核の合成に関与する。従って正常な造血作用に重要であり，成長，妊娠の維持にも必要である。

② 欠 乏 症

葉酸が欠乏すると，造血臓器がおかされ**巨赤芽球性貧血**（いわゆる悪性貧血）となり，食欲不振，舌炎，口内炎，ヘモグロビン減少などの症状を呈する。腸内細菌により合成されるため，通常の食事条件では欠乏にはなりにくい。妊娠初期の欠乏は神経管形成不全。

7）ビオチン

① 代謝と栄養学的機能

ビオチンは微生物と植物で合成されることが知られているが，ヒトは大部分腸内細菌により合成されるものを利用している。ビオチンは通常酵素たんぱく質と固く結合してビオチン酵素を形成している。

ビオチンはピルビン酸カルボキシラーゼ（ピルビン酸からオキザロ酢酸をつくる酵素）やアセチルCoAカルボキシラーゼ（脂肪酸合成に関与する酵素）などの炭酸固定反応や炭酸転移の補酵素として働く。糖新生，脂肪酸合成，アミノ酸代謝などに関与している。

② 欠 乏 症

ビオチンは腸内細菌により合成され吸収利用されるため，通常の食生活では欠乏することはない。しかし，生卵白を大量に食べると卵白中のアビジンという糖たんぱく質がビオチンと結合して吸収を阻害するため，欠乏を起こすことがある。しかし，卵白を加熱するとこのようなアビジンの作用は消失する。

ビオチン欠乏では，皮膚炎，食欲不振，悪心，筋肉痛などの症状を呈する。

8）パントテン酸

① 代　　謝

小腸で**パントテン酸**に分解され，体内に吸収されたパントテン酸はATPにより**リン酸化**される。さらにシステインが付加してカルボキシル基が除去され4-ホスホパンテインとなり，CoAやACPの補欠分子族となっている（図6-9）。4-ホスホパンテインはさらにATPよりAMPとリン酸基を転移して**CoA**が生成される。

② 栄養学的機能

CoAの末端にRCO-（アシル基）が結合して**アシルCoA**をつくり，アシル基のキャリアーとして脂肪酸の合成や分解，ピルビン酸やα-ケトグルタル酸の酸化，アセチルコリン，ステロイドホルモンの合成，血色素ヘムの合成など広範な代謝にかかわっている。

③ 欠乏症

パントテン酸は食品中に広く分布し，腸内細菌でも合成されるため，通常の食餌条件では欠乏は起こりにくい。臨床症状としては体重減少，皮膚炎，脱毛などが認められる。

（4）止血とビタミンK

1）ビタミンK

① 代　謝

ビタミンKは食品中に含まれるもののほかに，腸内細菌が合成したものも胆汁の存在のもとに小腸から吸収され，肝臓に貯蔵される。

② 栄養学的機能

ビタミンK依存性たんぱく質は生体内に多く存在するが，そのひとつに**ビタミンK依存性カルボキシラーゼ**の関与する反応があり，ビタミンKはγ-カルボキシルグルタミン酸残基を含むたんぱく質の合成に関与する。γ-カルボキシルグルタミン酸残基はカルシウムの結合部位となり，血液凝固に関与するプロトロンビンや骨形成に関与するオステオカルシンはこの反応により合成される。

③ 欠乏症と過剰症

ビタミンKが欠乏すると血中のプロトロンビンが減少し，血液凝固が遅くなるため出血傾向をもたらす。とくに，新生児では腸内細菌が少ないため，母親のビタミンK摂取不足による胎児，新生児のビタミンK体内貯蔵量の低下は頭蓋内出血や腸管内出血の原因となる。しかし腸内細菌による合成があり，新生時期や，抗生物質の長期服用時などを除いては一般には欠乏することはない。早産児では不足する場合がおこる。

ビタミンKの過剰症は，乳児では溶血性貧血，高ビリルビン血漿を引き起こし，成人では呼吸困難，貧血などを起こすことがある。

4．ビタミンの生物学的利用度

（1）脂溶性ビタミンと脂質の消化吸収の共通性

脂溶性ビタミンは，胆汁の働きにより脂質とともに脂質と同じ経路で，小腸からリンパ管を経て吸収される。従って脂質の摂取が少ないと脂質との混合ミセルの形成が不十分となり，脂溶性ビタミンの吸収は悪くなる。吸収後は脂質と同様にリポたんぱく質や特定の結合たんぱく質によって血中を運ばれる。一般に**ビタミンAの吸収率**は90％以上であるが，**β-カロテンの吸収率**は食品や調理法により10～60％と変動する。特に脂肪とともに摂取するとβ-カロテンの吸収率はよくなる。β-カロテンの吸収率はビタミンAの1/3とされている。β-カロテンは吸収後必要に応じて小腸および肝臓でビタミンAに変換される。

ビタミンAは，吸収後，小腸粘膜細胞内で脂肪酸により**エステル化**されてレチニルエステルとなり，キロミクロンに組み込まれ，リンパ系を介して肝臓に運ば

れる。体内のビタミンAの90％がレチニルエステルとして肝臓に貯蔵される。レチニルエステルは必要に応じてレチノールに加水分解され，レチノール結合たんぱく質と結合して血中に出て，他の組織に輸送される。目的の組織の細胞膜にはレチノール結合たんぱく質と結合するレセプターが存在しており，レセプターを介してビタミンAは細胞内に取り込まれ，そこで生理作用を発揮する。

ビタミンDは，動物の皮膚でコレステロール合成の前段階物質である7－デヒドロコレステロールから紫外線の照射により生成する。ビタミンDはビタミンD結合たんぱく質と結合して体内に吸収される。一方，食物中のビタミンDは小腸で脂質とともに吸収され，キロミクロンに組み込まれて肝臓に運ばれる。肝臓のほか体内に広く分布する。

ビタミンEの同族体は吸収後，小腸からキロミクロンとして肝臓に運ばれ代謝され分解されるが，α－トコフェロールのみが特異的に運搬たんぱく質（α－TTP）と結合して血中に放出され組織に運ばれる。そのため体内には圧倒的にα－トコフェロールが多く，約90％を占めている。脂肪組織，筋肉，肝臓，骨髄など体内に広く分布し，脂肪組織に貯蔵される。

ビタミンKは食品に由来するものと腸内細菌に由来するものがあり，いずれも小腸より胆汁酸とともに吸収され肝臓に貯蔵される。

（2）水溶性ビタミンの組織飽和と尿中排泄

水溶性ビタミンのうち補酵素の構成成分となっている**補酵素型**は小腸で分解され，遊離型となりビタミンとして吸収される。体内では再び補酵素型となる。体内に貯留される量は少なく，多量に摂取しても尿中に排泄される。水溶性ビタミンの代謝（p.151）を参照。

（3）腸内細菌とビタミン

ビタミンの中には大腸内細菌により合成され，体内に吸収して利用されるものがある。表6－1（p.139）参照。

（4）ビタミンB_{12}吸収機構の特殊性

ビタミンB_{12}の吸収には胃粘膜から分泌される内因子が関与している。ビタミンB_{12}参照。

5．他の栄養素との関係

（1）エネルギー代謝とビタミン

糖質，脂質，たんぱく質からのエネルギー産生に直接関与している代謝経路は**解糖系**や**TCAサイクル**，**電子伝達系**であるが，ビタミンB_1，B_2，ナイアシン，パントテン酸などのビタミンは補酵素の構成成分として，またビオチンはそれ自体が補酵素としてこれらの代謝経路に関与している（図6－18）。身体運動時や

5. 他の栄養素との関係

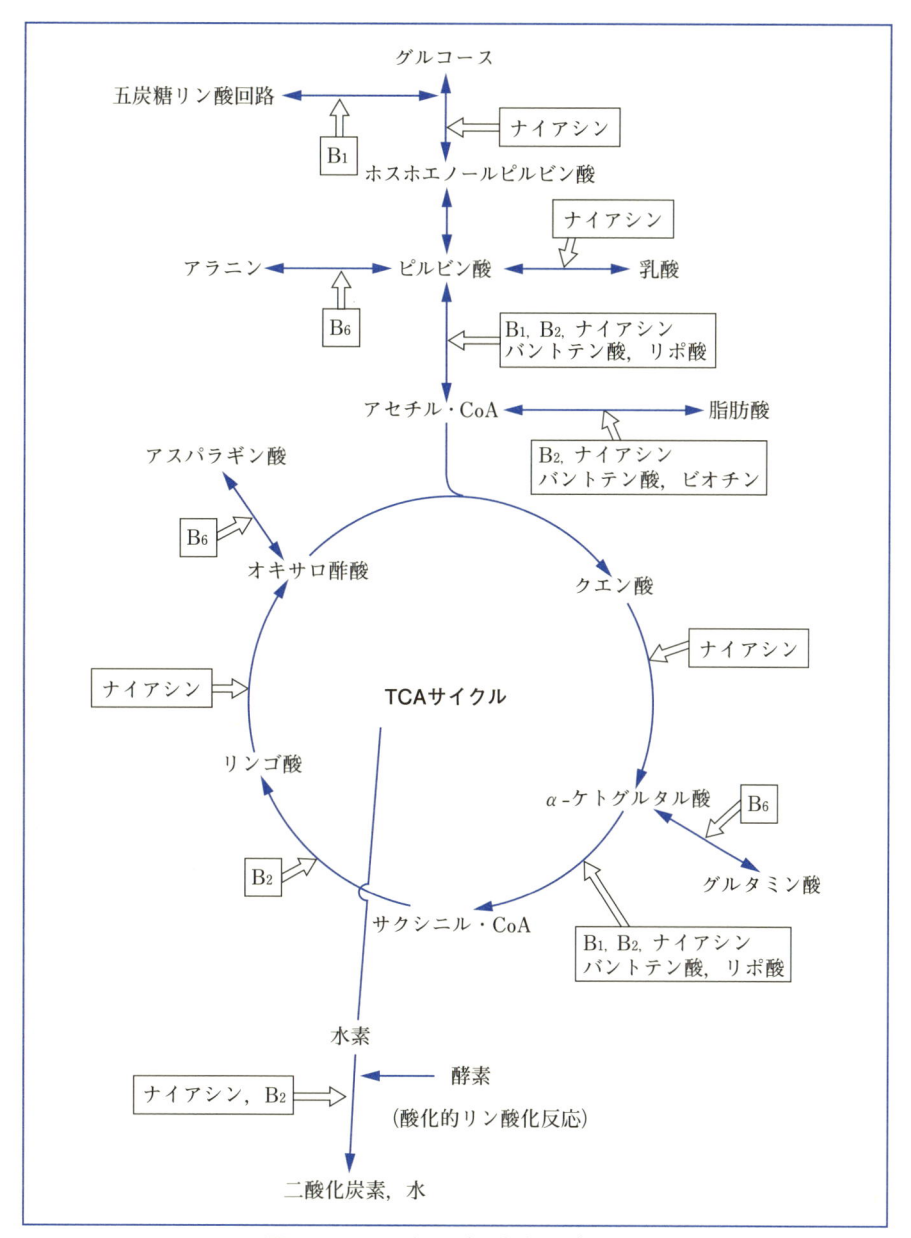

図6-18 エネルギー生産とビタミン

日常生活において活動度が高く，エネルギー消費量が高い場合にはこれらのビタミンの必要量は増加する。

(2) 糖質代謝とビタミン

糖質代謝と最も関係深いビタミンはビタミン B_1 である。ビタミン B_1 はピルビン酸脱水素酵素の補酵素として作用している。糖質を酸化分解するにはピルビン酸をアセチルCoAに変えなければならないが，この反応にはビタミン B_1 を補酵素とするピルビン酸脱水素酵素が関与する（図6-18）。一方，脂肪酸からアセ

チル CoA を生成する反応(脂肪酸の β - 酸化系)にはビタミン B_1 を必要としない。したがって，エネルギー源として糖質を多量に摂取するとビタミン B_1 の必要量は増加するが，逆に，脂肪の摂取を増加させるとビタミン B_1 の必要量が減少することになる。これを脂肪のビタミン B_1 節約作用という。

(3) たんぱく質代謝とビタミン

たんぱく質がエネルギー源として利用される場合には，アミノ基転移反応や酸化的脱アミノ反応などアミノ酸代謝に関与しているビタミン B_6 の必要量が増加することが考えられる（図6－18）。

(4) カルシウム代謝とビタミン

ビタミンDは腸管からのカルシウムの吸収を促進し，骨の再構築を調節することのより，血中カルシウムの恒常性維持に働く。ビタミンD（p.141，148）を参照。

〔参考文献〕
1) 健康・栄養情報研究会編『第六次改訂　日本人の栄養所要量　食事摂取基準』第一出版，1998
2) 科学技術庁資源調査会編『五訂　日本食品標準成分表』2001
3) 今堀和友，山川民夫監修『生化学事典　第3版』東京化学同人，1999
4) 日本ビタミン学会編『ビタミン学（Ⅰ），（Ⅱ）』東京化学同人，1980
5) 吉田勉編著『総論栄養学　第4版』医歯薬出版，2001
6) 日本ビタミン学会編『ビタミン研究のブレークスルー』学進出版

…第7章…
無機質の栄養

<学習のポイント>

1. 主要ミネラルにはCa, P, K, S, Cl, Na, Mgの7種, 微量元素(ミクロミネラル)には, Fe, F, Zn, Cu, I, Se, Mn, Co, Cr, Moなどの20種がある。
2. Caは血液凝固, 生体膜の物質透過維持, 筋肉・心筋の活動, 筋肉と神経の興奮伝導などに関与する。
3. Pの挙動はCaと一体である。PはATP, 核酸, リンたんぱく質, リン脂質の構成成分である。
4. Kは細胞内の浸透圧の調節, 酸・塩基平衡, エネルギー代謝に関与する。Kの摂取量は血圧と負の相関を示す。
5. Sはケラチン(毛, 爪), ヘパリン, インスリン, チアミン, コンドロイチン硫酸, グルタチオンに存在している。給源は含硫アミノ酸である。
6. Clは血液の浸透圧の調節, 酸・塩基平衡, 膵液の分泌刺激などに関与する。給源は食塩である。
7. 食塩は過剰摂取すると交感神経活動を亢進して高血圧を発症する。
8. Mgは多くの酵素の補因子, 筋肉・神経の活動, 解糖系, TCAサイクル, 脂質代謝に関与する。Mgの摂取増は高血圧を予防する。
9. ヘム鉄(ヘモグロビン, ミオグロビン, 鉄含有酵素)の吸収率は, 食品中の他成分の影響を受けず, 非ヘム鉄より数倍高い。非ヘム鉄の吸収率はビタミンC, 獣肉, 魚肉, 鳥肉の摂取で高くなる。Feの代謝は閉鎖的な循環を繰り返す。
10. Znはたんぱく質, 核酸の合成に関与する。Cuはセルロプラスミン, エリスロプレインの成分である。Mnは骨の発育に関与する。Iは甲状腺ホルモンの成分である。Seはグルタチオンペルオキシダーゼの成分である。Moはキサンチンオキシダーゼの成分である。Crの欠乏によるインスリン不応性耐糖能の低下がTPNで認められた。

1. 無機質の概要

> **人体を構成する元素**
> 人体を構成する元素の全質量に占める割合は，酸素，水素，炭素，窒素の主要元素が 96.6％，Ca などの主要ミネラルが 3〜4％，Fe などの微量元素が 0.02％である。

無機質（ミネラル）は，生体を構成する元素のうち水やたんぱく質，脂質，糖質の構成元素である酸素（O），水素（H），炭素（C），窒素（N）を除く元素の総称である。無機質は，1日の必要量が 100mg 以上の**主要ミネラル（マクロミネラル）**と 100mg 未満の**微量元素（ミクロミネラル）**に分けられる。

主要ミネラルは，カルシウム（Ca），リン（P），カリウム（K），イオウ（S），塩素（Cl），ナトリウム（Na），マグネシウム（Mg）の7種である。生体に必須な微量元素には，鉄（Fe），フッ素（F），亜鉛（Zn），銅（Cu），ヨウ素（I），セレン（Se），マンガン（Mn），コバルト（Co），モリブデン（Mo），クロム（Cr）など20種がある。

（1）無機質の代謝

無機質は，食品中にイオン，複合体，化合物の形態で存在し，ヘム鉄を除いて消化の過程で**イオン化**し，腸管から吸収される。食品中には，イオン化した無機質の吸収を促進する物質（有機酸，たんぱく質）や阻害する物質（食物繊維，シュウ酸，フィチン酸，タンニン酸など）が共存している。無機質が腸管から吸収される際には Fe と Zn，Cu と Zn，Co と Fe，Ca と Mg のような無機質どうしの拮抗作用がある。

また，Zn，Cu，カドミウム（Cd）によって小腸粘膜上皮細胞で合成が誘導されるたんぱく質（メタロチオネイン）がそれらの吸収量の調節に関与する。無機質の食事からの吸収割合は，体内の無機質の生理的要求量，貯蔵量，排泄量によって変動する。無機質の要求量が高く，貯蔵量が満たされていない場合には，吸収率は高く，排泄量は少なくなる。

1）無機質の最適摂取量

生体内の無機質は，生体の構成成分（Ca，P，Mg），体液の恒常性の維持（Na，Cl，K，P，Mg，Ca），酵素の補因子（Mg，Zn，Cu），金属たんぱく質などの構成元素（Fe，Cu，I，Co）として，生体の構造維持や生命活動において，重要な役割を担っている。

無機質には，これらの機能が最大限に発揮される**摂取量の最適範囲**が存在する。摂取量の最適範囲は，無機質の種類，その化学形態，その吸収に影響を与える物質量，ヒトの栄養状態，性差，年齢によって異なる。

また，生体の体液中や組織中の無機質の濃度は一定の範囲内に維持されている。この恒常性は，無機質の吸収量，生理的要求量，貯蔵量，排泄量を調節することによって維持されている。

無機質の摂取量の不足や過剰が長期間にわたると，その恒常性の維持機構が崩壊し，各無機質固有の欠乏症や過剰症が誘発される。健康の保持・増進と疾病の予防のために，無機質の適切な摂取は重要である。

2）無機質の食事摂取基準

『日本人の食事摂取基準（2010年版）』では，Ca, Na, K, Fe, リン（P）, Mg, Zn, Cu, マンガン（Mn）, I, Se, モリブデン（Mo）, クロム（Cr）の推奨量や目安量，上限量が策定された。Kは目安量と目標量が定められた。NaとClは，食塩として摂取されることが多い。食塩の摂取は，高血圧の予防のためにできるだけ少なくすべきであるが，日本人の食文化に配慮して，12歳以上の男性が9g/日未満，女性が7.5g/日未満にすることが望ましいとされている。CaとFeの推奨量を国民栄養調査成績に照らすと，Caは推奨量に達していない唯一の栄養素である。また，Feも推奨量を満たしていない年齢階級がある。Caは骨粗鬆症の，Feは鉄欠乏性貧血の予防のうえから，両元素の摂取量の増加に努める必要がある。

食品中の無機質の吸収率と生体への利用性は，無機質の化学形態，共存する食物繊維，ポリフェノール，フィチン酸，シュウ酸，酸化還元物質，たんぱく質などによって変化する。また，無機質間の相互作用によっても変動する。個々の無機質の吸収と生体内利用性における他成分との関係や調理時の無機質の損失などに配慮した摂取の仕方，つまり食品の組み合わせと調理方法が食品中の無機質の吸収率と生体内利用性を左右する。

3）無機質の機能と栄養

生体内に存在する元素のすべてが，生体に必須であるとは限らない。ヒトの食事あるいは高等動物の飼料中で特定の元素がある期間にわたって不足していた場合に，その元素特有の欠乏症が発現する。その欠乏症が，その元素の生理的な量の摂取により改善あるいは予防できることが明らかにされた元素は必須であると考えられる。

生体に必須な元素のうち，栄養学的な機能がよく知られている元素について触れる。

（2）主要ミネラル（マクロミネラル）

1）カルシウム（Ca）

成人の体内には約1,200gの**Ca**が含まれている。体内Caの99％以上が骨の**ヒドロキシアパタイト**に存在し，血液中の**Ca濃度の調節**（図7－1）に関与している。骨はCaの貯蔵組織である。残りの約1％が細胞内に，約0.1％が血液中に存在する。血漿中Caの46％～50％がイオン化しており，生理作用を発揮する。イオン化Caとほぼ同量がアルブミン（80％）やグロブリン（20％）と結合しており，イオン化Caが低下すると遊離してその濃度を増加させる。イオン化Caとたんぱく質結合Caは平衡関係にある。

食物中のCaは，主に受動拡散，能動輸送によって回腸，空腸，十二指腸から吸収される。Caの吸収率は，6～11ヵ月児が50％，1～11歳は40％，30歳以降が30％程度であり，閉経後の女性や高齢の男性では加齢とともに減少（0.21％/年）する。生理的要求性の高い成長期や妊娠，授乳期には，吸収率が高くなる（図7－2）。

（側注1） 血液中Ca濃度の調節には，副甲状腺ホルモン（PTH），活性型ビタミンD（活性型VD），カルシトニン（CT）が関与している。この3種をCa調節ホルモンという。血液中Ca濃度が低下するとPTHが分泌される。PTHは腎での活性型VDの生成と骨中のCaの血液中への溶出を促し，腎でのCaの再吸収とPの排泄を促進する。また，活性型VDは腸管からのCaの吸収と腎でのCaの再吸収を促し，骨中Caの溶出を促進する。CTは骨中Caの溶出に関与する破骨細胞の働きを抑制することにより，結果的に血液中Ca濃度を低下させる。

（側注2） 血清中のCa濃度は，2.2～2.5mmol/L（8.8～10.0mg/dL）の範囲内に調節されている。Ca濃度が2.2mmol/L以下（低Ca血症）になるとテタニーを発症し，痙攣を引き起こす。また，2.5mmol/L以上（高Ca血症）になると腎臓結石などの臓器の機能異常が起こる。

第7章　無機質の栄養

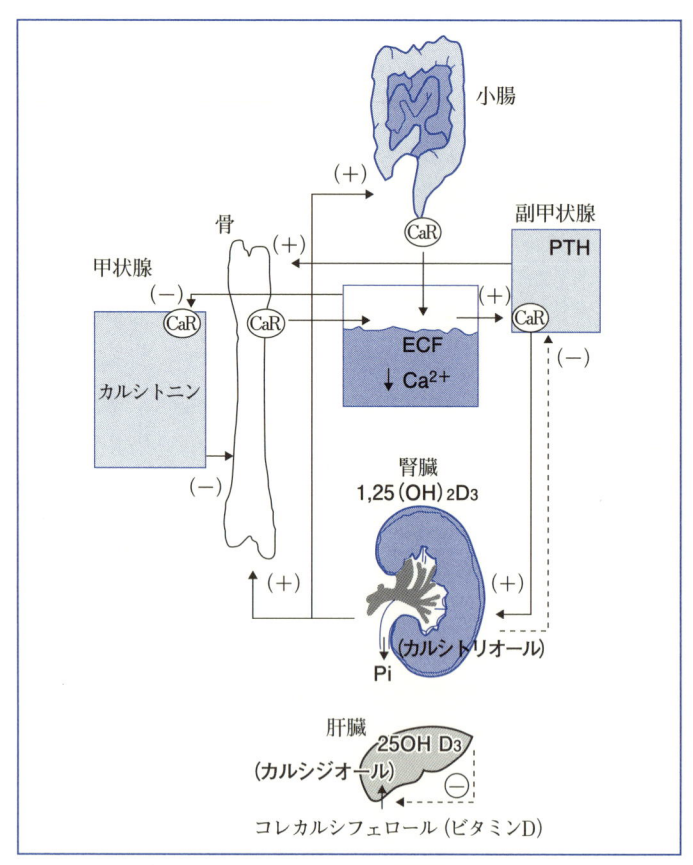

出典）木村修一・小林修平翻訳・監修『最新栄養学　第8版』建帛社，2002

図7-1　カルシウムの恒常性維持調節機構

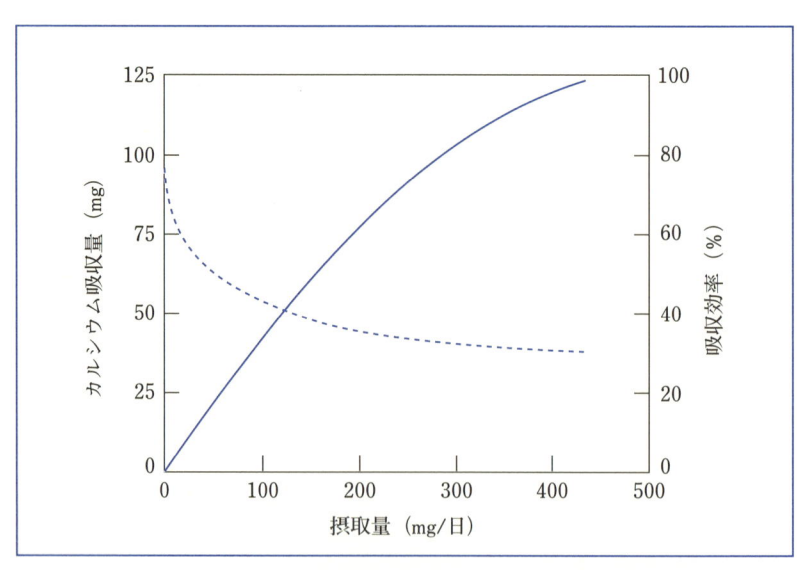

図7-2　カルシウム摂取量と正味のカルシウム吸収量（実線）および吸収効率（破線）との関係を示す理論的曲線

1. 無機質の概要

Caは，骨や歯の構成成分であり，また生体膜における物質の選択的透過性の維持，血液凝固，筋肉・心筋の活動，筋肉と神経との興奮の伝導，酵素の賦活作用などに関与している。

Caの欠乏による骨疾患には，くる病，骨軟化症，骨粗鬆症がある。くる病と骨軟化症では，骨の石灰化異常によりヒドロキシアパタイト量が減少し，類骨組織が増加する。**くる病**は発育期の幼児で，また骨軟化症は骨成長の停止した成人で発症する。骨粗鬆症は閉経後や子宮摘出後の女性，高齢者に多発し，石灰化組織と類骨組織ともに減少して，骨折の原因となる。骨粗鬆症の予防には，Caやビタミン D の十分な摂取とともに運動によって**最大骨塩量**をできるだけ高くすることが大切である。運動による骨塩量の増減は，**メカノスタット理論**によって説明される。つまり，骨塩量の増減は機械的負荷強度の異なる2つの閾値が骨のリモデリング（破骨細胞が吸収した部位に骨芽細胞が骨組織を添加する。骨量の増加はない。）とモデリング（骨芽細胞が新たに骨組織を添加する。骨量が増加する。）を制御することにより，決まる（図7-3）。**本態性高血圧患者**は，正常血圧者に比べてCaの摂取量が少なく，尿中へのCa排泄量が多く，血清中イオン化 Ca 濃度の低いことが知られている。低イオン化血症による高血圧は，適量のCa補充療法でホルモン系（PTH，活性型VD）が改善し，降圧する。

Caの過剰摂取は，腎臓結石やミルクアルカリ症候群の発症，PやMgの吸収抑制，窒素の吸収障害の原因となる。

日本人のCaの主な給源は乳・乳製品，野菜類，豆類，魚介類であり，成人の摂取量は519～629 mg/日である。牛乳中には，Caの吸収を促進するカゼインホスホペプチド（CPP）やミルクベーシックプロテイン（MBP），乳糖が含まれている。その他のCaの吸収を促進する物質としてアルギニン，リシン，スクロース，ビタミンDがある。また，Caの吸収を阻害する物質としてシュウ酸，フィ

> 最大骨塩量に達する年齢は，性や骨の部位によって異なる。女性では17.9歳で92％の人が，26.2歳で99％の人が最大骨塩量に到達する。ビタミンD受容体遺伝子多型によって，摂取ビタミンDとカルシウムの骨密度に対する効果に差があることが明らかにされた。日本人は，ビタミンDやカルシウムの摂取効果が出やすいbb型が多いとされている。高齢者へのビタミンDやカルシウムの補充，またはその併用補充による骨折の予防効果が期待されている。

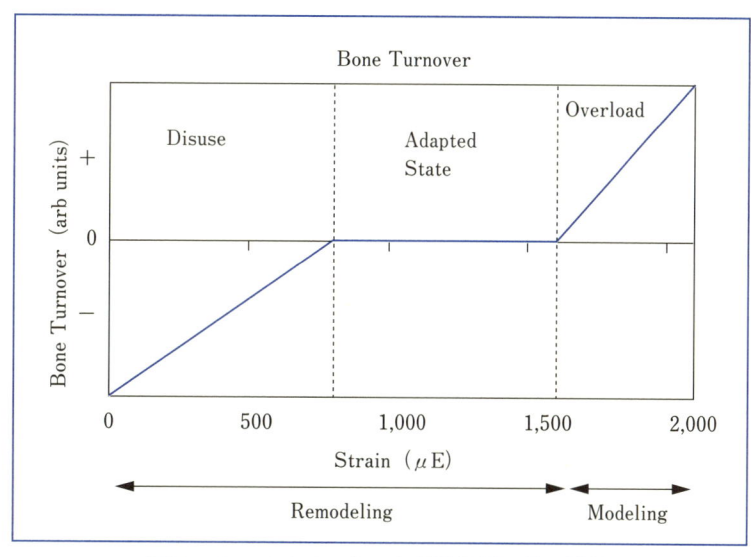

図7-3 メカノスタット理論と歪み量の関係

チン酸，リン酸，食物繊維がある。高たんぱく質食でCaの尿中排泄量は増加するが，長期間にわたる生体へのその影響は，食物繊維と同様に，不明である。

Caの推定平均必要量（18歳以上）は，男性が550〜650mg/日。女性は500〜550mg/日である。妊婦，授乳婦への付加量は設けられておらず，各年齢の推奨量をめざして摂取することが勧められている。耐容上限量（18歳以上）は2,300mg/日である。

2）リン（P）

成人の体内には約670gの**P**が存在している。Pは体内のすべての細胞や組織に含まれており，その存在量は無機質の中でCaに次いで多い。体内Pの約85％は骨のヒドロキシアパタイトに，約15％がATPや核酸などの有機リン酸エステル，リンたんぱく質，リン脂質・補酵素として細胞内や細胞膜中に存在する。

血清中のP濃度は，年齢によって変化するが，成人では0.8〜1.45mmol/L（2.5〜4.5mg/dL）であり，Caのように厳密な濃度調節は行われておらず，食事からのPの摂取量によって増減する（図7-4）。

血清中Pの約70％がたんぱく質などと結合し，残りの約30％が遊離状態（HPO_4^{2-}など）で存在している。小児の血清P濃度は，1.29〜2.26mmol/L（4.0〜7.0mg/dL）であり，成人より高い。

食物中のPは，十二指腸と空腸（ビタミンD依存性）から70〜80％が吸収され，そのほぼ全量が腎から排泄され，血清中のP濃度が一定範囲内に維持されている。腎からのPの排泄量は，Pの摂取量，血中Ca調節ホルモンなどによって調節されている。

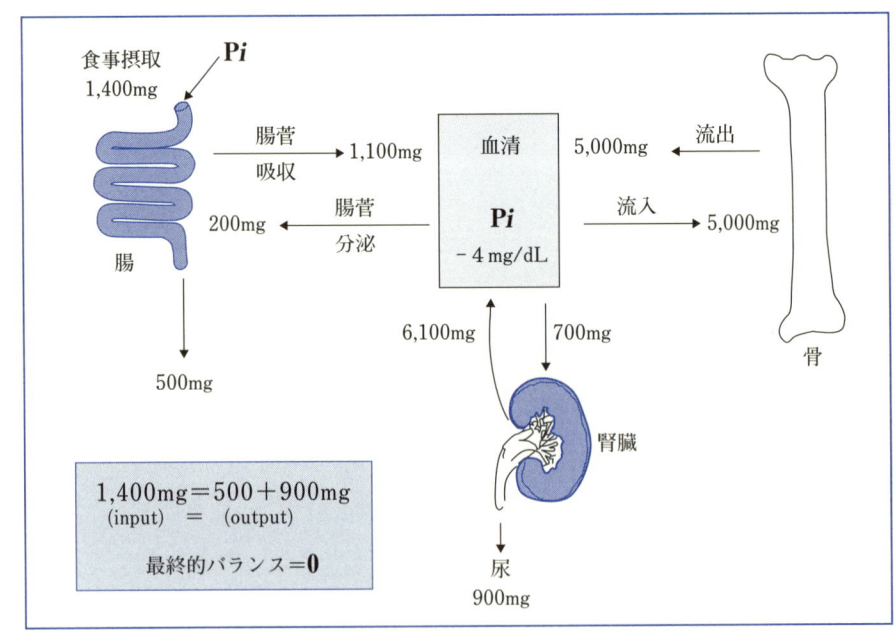

出典）木村修一・小林修平翻訳・監修『最新栄養学 第8版』建帛社，2002

図7-4　リンの恒常性とバランス

Pは，硬組織（骨や歯のアパタイト結晶），核酸，高エネルギーリン酸化合物，補酵素（NAD, FAD），リンたんぱく質，リン脂質の構成成分であり，またエネルギー代謝，酸塩基平衡，ホルモンの分泌などに関与している。

Pの欠乏症には，食欲不振，体重の減少，筋萎縮，骨軟化症，クル病，胸郭の変形，溶血性貧血などがある。

Pの摂取量が，Ca/P＝0.5〜2.0の範囲内ではCaの腸管吸収に影響を与えないが，さらに増加（Ca/P＝0.25）するとCaの吸収率が低下し，低Ca血症となり，副甲状腺機能亢進症が惹起し，骨吸収を促すと考えられている。また，Pの過剰摂取はMg, Znなどの二価イオンの吸収を阻害する。食品添加物のポリリン酸はCaの吸収率を低下させる。

日本人のPの主な給源は穀類，乳類，豆類であり，成人の摂取量は約900mg/日である。Pの目安量（18歳以上）は，男性が1,000〜1,050mg/日，女性が900mg/日である。耐容上限量（18歳以上）は3,000mg/日である。

3）カリウム（K）

成人の体内には，120〜160g（約2g/kg体重）の**K**が存在している。その約98％が細胞内液中に，残りの約2％が細胞外液中に含まれている（図7−5）。

細胞内のK濃度は140mmol/L（約5,500mg/L），細胞外の濃度は3.5〜5.5mmol/L（137〜215mg/L）である。細胞内外のKの濃度差（約30倍）は，細胞膜のNa$^+$，K$^+$–ATPaseが関与するナトリウムポンプによって維持されている。骨格筋のK濃度（160mmol/L水分）は最も高く，除脂肪体重とKの総量には正の相関性がある。

食物中のKの90％以上が空腸と回腸から吸収され，吸収量に相当するK量が腎から排泄されるので，1日のK摂取量を尿中排泄量からほぼ推定できる。しかし，運動によって骨格筋からKが放出され，血清中K濃度が増加し，尿中排泄量も増大する。

Kは，細胞内の浸透圧の調節と酸・塩基平衡，細胞内外の電位差の調節（神経系のシグナルの伝導，筋収縮，ホルモンの分泌に重要），細胞膜輸送，エネルギー代謝，酵素の賦活に関与している。

Kの欠乏や過剰は通常の食生活では起こらない。しかし，腎疾患や糖尿病による尿中K排泄の増加，下痢や嘔吐などによる消化管からのK喪失によってKの欠乏状態になることがある。

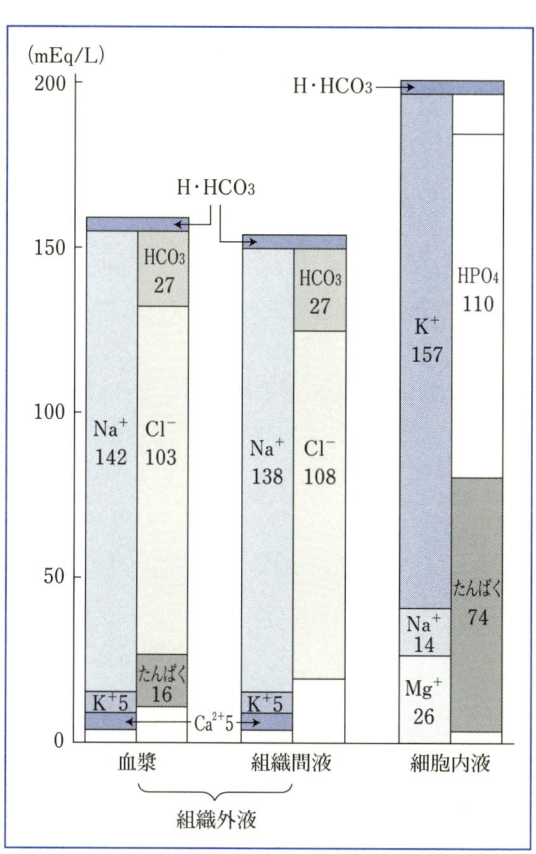

出典）鈴木継美・和田 攻『ミネラル・微量元素の栄養学』第一出版, 1994

図7−5 体液の組成

Kが欠乏すると，脱力感，食欲不振，筋無力症，精神障害，低血圧，不整脈，頻脈，心電図異常などが起こる。

腎疾患によるK排泄機構の異常により高K血症が発生する。Kの恒常性の調節は主に腎臓で行われており，腎不全におけるKの補給は慎重に実施すべきである。高K血症により，疲労感，四肢の異常，精神障害，徐脈，不整脈，心室細動，心電図異常が起こる。高K血症，低K血症のいずれも死に至る危険性がある。重症の高K血症では，人工透析を行う必要がある。

インターソルト研究によって，尿中排泄K量と収縮期血圧との間の負の相関が認められている。また，日本人のNa摂取量に匹敵する量のKを摂取しているヤノマモ・インディアンは，青年時代の血圧を維持し，加齢による血圧の上昇を示さない。Kによる**血圧の降圧作用**は，**交感神経活動の抑制**，Na利尿促進，血管保護作用，血管拡張作用による。Kの摂取量は，収縮期血圧，拡張期血圧のいずれとも負の相関を示す。日本型食事では，Naの摂取量が多くなりがちである。減塩とともにKの摂取量の増大に努める必要がある。

日本人のKの主な給源は野菜類，穀類，魚介類であり，成人の摂取量は1.6〜4.2g/日である。目安量（18歳以上）は，男性が2,500mg/日，女性が2,000mg/日である。付加量は，授乳婦のみで400mg/日と定められた。

4）イオウ（S）

成人の体内には約112gのSが含まれている。Sは，含硫アミノ酸（メチオニン，システイン）の構成元素であり，毛，爪の構造たんぱく質（ケラチン）やヘパリンに存在している。また，Sはインスリン，チアミン，ビオチン，パントテン酸，コンドロイチン硫酸（軟骨の多糖類），グルタチオンの構成元素である。

Sの給源は含硫アミノ酸であり，たんぱく質が適切に摂取されていれば不足することはない。排泄されるSの約80％は無機硫酸塩である。

5）塩素（Cl）

成人の体内には約85g（33mEq/kg体重）の**Cl**が含まれている。その約90％が細胞外液中（100〜104mEq/L）に，残りの約10％が細胞内（5〜6mEq/L）に存在している。細胞外に存在する陰イオンの約60％をしめている。血漿中のCl濃度は95〜103mEq/Lである。

食物中のClは，主に食塩に由来し，ほぼ全量が上部小腸から吸収され，摂取したClの98％以上がNaとともに尿中へ排泄される。

Clは浸透圧の調節，酸・塩基平衡，胃酸（HCl）としてペプシンやアミラーゼの活性化，膵液の分泌刺激などに関与している。

Clが欠乏すると，組織中のNaとK濃度が低下し，逆にCaとPは増加し，腎臓にCaが沈着する。

6）ナトリウム（Na）

成人の体内には約100g（約60mmol/kg体重）の**Na**が含まれている。その約50％が細胞外液中に，残りの約40％が骨，約10％が細胞内液中に存在している。細胞外液中のNa濃度は138〜145mEq/L，細胞内液中は約8mEq/L，血漿中が

Kの主な降圧作用は，交感神経活動の抑制にある。Kは，細胞膜のNa^+, K^+-ATPaseの活性を上昇させてノルアドレナリンの放出の抑制とその再吸収を増大させることにより，交感神経活動を抑制する。正常血圧のヒトにおけるKの降圧作用は認められない。

140mEq/L である。

食物中の Na は，ほぼ全量が上部小腸から吸収され，摂取した Na 量の 98％以上が Cl とともに尿中へ排泄される。その他の Na の排泄経路に皮膚（汗），気道などがある。尿への Na の排泄量は，腎尿細管による再吸収量によって調節されており，レニン・アンジオテンシン・アルドステロン系，抗利尿ホルモン（バソプレッシン），カリクレイン・キニン系などが関与している。

Na は体液の浸透圧の維持，細胞外液量の調節，酸・塩基平衡の保持，神経の興奮，筋肉の収縮，細胞膜の能動輸送（糖やアミノ酸）などに関与している。

日常の食事で Na が不足することはないが，高湿・高温環境下で作業を行う人の職業病として，多量の発汗に伴う Na の喪失（欠乏）に起因する四肢筋と腹筋の有痛性けいれんがある。その他の Na 欠乏による症状としては，吐き気，食欲減退，血液濃縮，疲労などがある。

食塩の過剰摂取により高血圧が発症する。長期間の食塩の過剰摂取で，**内因性ジギタリス様物質**の放出量が増大して腎血流量が低下し，腎の Na 排泄不全が起こる。体内の食塩貯留量が増大すると視床下部からの内因性ジギタリス様物質の放出が増加し，これが交感神経活動を亢進させ，高血圧を発症させる。

> 内因性ジギタリス様物質は，血管平滑筋や心筋の細胞膜の Na^+, K^+-ATPase 活性を抑制して細胞内 Na 濃度を増加させ，Ca 濃度を上昇させる（Na^+・Ca^{2+} 交換系）。Ca 上昇により血管平滑筋が収縮して血管抵抗性が増大する。また，心筋の収縮により心拍出量が増大する。

日本人の Na の主な給源は食塩系調味料，豆類，魚介類であり，成人の摂取量は 12.3 〜 14.5g/ 日である。成人の Na の不可避損失量は 600mg/ 日（食塩相当量 1.5g/ 日）である。通常の日本人の食事で食塩摂取量が 1.5g を下回ることはない。WHO は，高血圧の予防と治療のための指針として，食塩摂取量 6g/ 日以下を勧告している。日本の伝統的な食生活は，しょう油，みそなどの食塩系調味料の使用により食塩の摂取量を高めるが，脂肪の過剰摂取を防止し，虚血性心疾患年齢調整死亡率の増加を抑制している。目標量の食塩相当量（12 歳以上）は，男性が 9g/ 日未満，女性が 7.5g/ 日未満が望ましいとされている。

7）マグネシウム（Mg）

成人の体内には約 25g の **Mg** が含まれている。その 60 〜 65％が骨，約 27％が筋肉，6 〜 7％がその他の組織，残りの約 1％が細胞外液中に存在している。骨中 Mg の約 75％はヒドロキシアパタイトの結晶内に存在し，アパタイト結晶に弾力性を与えている。また，骨中 Mg は細胞外液中の Mg イオンと平衡関係にあり，細胞外液と軟組織中の Mg 濃度を維持している。新生児，小児，成人の血清中 Mg 濃度は 0.7 〜 0.9mmol/L（1.4 〜 1.8mEq/L，1.7 〜 2.2mg/dL）であり，その内の 55％が遊離型，15％が陰イオンとの錯塩体，30％がアルブミンを主としたたんぱく質結合型である。

食物中の Mg は回腸や空腸から吸収される。Mg の吸収率は，食事中の Mg 含量の影響を受けるが，日常食 35 〜 45％である。Mg の腸管吸収は，食事中に共存するたんぱく質，糖質，Na によって促進され，多量の脂肪酸や Ca，P，フィチン酸，高食物繊維食によって抑制される。

Mg は，300 種類以上の酵素の補因子として機能しており，解糖系，TCA サイクル，脂肪酸の β 酸化，脂肪酸合成，核酸・たんぱく質合成，ビタミン D の活性

化に関与している。また，体温調節，神経の興奮，筋肉の収縮，ホルモンの分泌に働いている。尿中 Mg 排泄量と血圧とは負の相関がある。つまり，Mg の摂取量の増加は高血圧の発症を予防する。Mg による**降圧の機序**は，Mg^{2+} による Ca^{2+} 拮抗作用，Na^+，K^+-ATPase の活性増大，PGI2 の産生亢進によると考えられている。

> 本態性高血圧症患者の体内 Mg 量は，正常血圧者に比べて低い。体内 Mg 量の低下により，Na^+・K^+-ATPase 活性が低下して細胞内 Na^+ 濃度の増加と細胞内 Ca^{2+} の遊離を促進し，血管平滑筋の収縮が起こり，末梢血管抵抗性を増大させることによって血圧が上昇すると考えられている。

　日常食で Mg の摂取量が不足することはないが，Mg の摂取量が不足すると，血清の中性脂肪と VLDL，LDL コレステロール濃度の上昇と HDL コレステロールの低下が認められている。また，Mg 欠乏が進行すると，低カルシウム血症，低カルシウム尿症，低カリウム血症，負のカリウム出納が認められる。これらの症状は Mg 投与により回復することから，Mg が Ca と K の恒常性の維持に関与しているものと考えられている。慢性の下痢，利尿剤の長期投与，アルコールの大量摂取に起因する Mg の喪失によって Mg 欠乏症が発生する。その症状には，ふるえ，筋肉のけいれん，精神状態の異常，循環器異常，軟組織へのカルシウムの沈着などがある。

　Mg は過剰に摂取しても，尿中へその量が排泄されるために，一般には過剰症は発生しない。しかし，腎機能の障害と重なると血中 Mg 濃度が上昇し，神経や心臓の興奮性が低下して，傾眠傾向，筋肉麻痺，低血圧が出現する。

　日本人の Mg の主な給源は野菜類，穀類，豆類であり，成人の摂取量は 237 mg/ 日～330 mg/ 日である。推奨量（18 歳以上）は，男性が 320～370mg/ 日，女性が 260～290mg/ 日である。付加量は，妊婦のみで 40mg/ 日と定められている。

（3）微量元素（ミクロミネラル）

1）鉄（Fe）

　成人の体内には，男性 3.8g，女性 2.3g の **Fe** が含まれている。その 60～70％は**ヘモグロビン**に，20～30％が肝臓，脾臓，骨髄などのフェリチンやヘモシデリンに**貯蔵鉄**として，3～5％は筋肉中の酸素運搬・貯蔵物質である**ミオグロビン**に，約 1％が**鉄含有酵素**（チトクローム P450，NADH 脱水素酵素など）に存在している。血清鉄は成人の男性が 0.8～2.0mg/L，女性が 0.7～1.8mg/L である。体内に存在する Fe は，機能的鉄と貯蔵鉄に分けられる。貯蔵鉄の割合は，男性は全身鉄の 1/3 であるが，女性は全身鉄の 1/8 である。

　Fe は十二指腸から吸収される。Fe の吸収率は，食物中の Fe 量とその化学形態，食物中の共存物質，貯蔵鉄量，赤血球産生速度によって変動し，1％以下から 50％以上まで変化する。食物中 Fe の化学形態は，ヘモグロビンやミオグロビンなどの**ヘム鉄**（機能的鉄）や植物，乳製品，貯蔵鉄に含まれる**非ヘム鉄**（食品中 Fe 含量の 85％以上）から成る。ヘム鉄の吸収は，食品中の共存物質の影響を受けないことから，ヘム鉄のままで吸収されると考えられている。また，ヘム鉄の吸収率は，非ヘム鉄より数倍高い。ヘム鉄の総鉄 Fe 量にしめる割合は，豚肉，鶏肉，魚肉が 30～40％，牛肉，羊肉は 50～60％である。非ヘム鉄の吸収率は，Fe の可溶性によって決まり，また Fe^{2+} イオンとして吸収され，共存するビタミ

1. 無機質の概要

MFP 効果
非ヘム鉄を含む食品とともに，動物の肉 (Meat)，魚肉 (Fish)，鳥肉 (Poultry) を摂取すると，非ヘム鉄の吸収が促進される。これをMFP効果という。しかし，この作用は牛乳，チーズ，卵にはない。

ンCや動物性たんぱく質によって促進される。牛肉（M），魚（F），鶏肉（P）中の非ヘム鉄は，同量のFeを含む牛乳，チーズ，卵の4倍以上に達する（**MFP効果**）。また，非ヘム鉄の吸収は，リン酸カルシウム，フィチン酸，ポリフェノール，コーヒー（成分は不明）によって阻害される。貧血患者では，ヘム鉄の吸収率も高くなるが，特に非ヘム鉄の吸収が増大し50％にも達することがある。また，貯蔵鉄量の少ない女性や子供では男性よりも食物中Feの吸収率は高い。ヘモグロビンの分解や小腸から吸収されたFeは，トランスフェリンと結合して血中を移動し，ヘモグロビンが合成される骨髄やフェリチンと結合して貯蔵される肝臓，その他の組織へ輸送される。フェリチン結合鉄（Fe^{3+}）は，Feの需要に応じて，ビタミンCや還元型グルタチオンによる還元（Fe^{2+}）に放出され，セルロプラスミン（フェロオキシダーゼ）によって酸化された後にトランスフェリンと結合し，血中を輸送される。Feは，尿や汗へのわずかな排泄と脱落表皮や脱落腸管上皮としての損失があるが，吸収された鉄が効率よく再利用される閉鎖的な循環（血清鉄 → 骨髄 → 赤血球 → 脾臓 → 血清鉄）をくり返す。

Feは，ヘモグロビン，ミオグロビン，チトクローム，鉄含有酵素として酸素

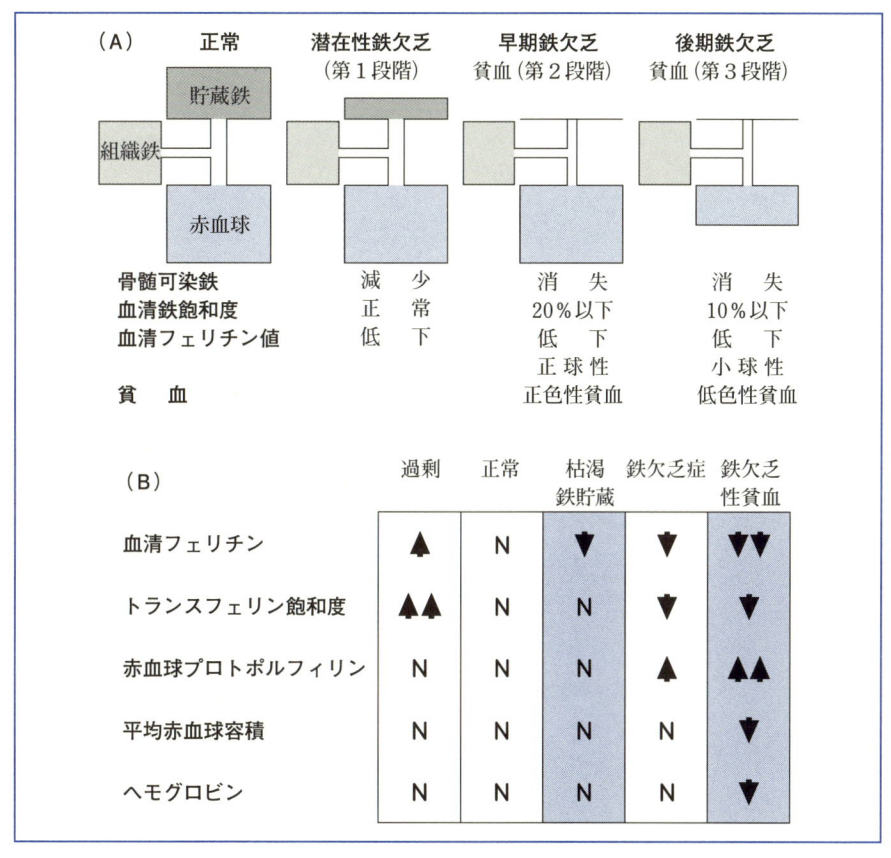

出典）（A）糸川嘉則・松倉 茂編『ベッドサイドの栄養学』南山堂，1986
　　　（B）木村修一・小林修平翻訳・監修『最新栄養学 第7版』建帛社，1997

図7-6　鉄欠乏の進行段階（A）と血清学上の鉄の栄養状態（B）

の運搬・貯蔵，エネルギー産生，酸化還元作用，解毒作用に関与している。

Fe欠乏では，貧血，作業能力の低下，行動や知的活動の障害，体温調節機構の阻害，免疫と感染抵抗力の低下，鉛中毒の発症，妊娠への悪影響などが起こる。Fe欠乏の進行段階（第1～3段階）を図7－6に示す。血清フェリチンはFeの貯蔵状態（低下は第1段階），血清鉄や総鉄結合能は組織へのFe供給，赤血球プロトポルフィリンの上昇はFe供給不足（低下は第2段階），ヘモグロビン・ヘマトクリット値の低下（第3段階）は鉄欠乏を反映している。

Feの過剰症は，ある程度の摂取量（100mg/日）では吸収抑制が働き発症しないが，多量の摂取や吸収調節機構の障害，輸血，アルコール中毒に伴って肝臓，膵臓，心臓に大量の鉄が沈着する（ヘモクロマトーシス）。これにより肝硬変，糖尿病，心不全などの疾患が起こる。

日本人のFeの主な給源は野菜類，豆類，穀類であり，成人の摂取量は12.0～13.8 mg/日である。推奨量（18歳以上）は，男性が7.0～7.5mg/日，女性の有月経者が10.5～11mg/日で無月経者が6.0～6.5mg/日である。付加量は，妊娠初期は＋2.5，中～末期は＋15mg/日，授乳婦が＋2.5mg/日である。

2）フッ素（F）

成人体内には，約2.6gの**フッ素**が含まれている。体内フッ化物の約99％は骨や歯に存在する。血液中には，20 μg/LのFが含まれており，その約75％が血漿中でアルブミンと結合し，約10％がイオンとして存在している。

摂取されたフッ化物の75～90％が胃から吸収され，その約50％が腎から排泄される。その残りが骨や発育中の歯に沈着する。

適量のFは，骨の脱ミネラルを抑制するとともに，歯垢内の殺菌作用を介して歯牙のう蝕を予防する。しかし，飲料水中のF濃度が2.0mg/Lを越えると，慢性フッ素中毒症である斑状歯が認められる。また，フッ化物は，Mg欠乏による軟組織の石灰化やP投与による腎石灰沈着症を抑制する。

Fは，ヒスタミンメチルトランスフェラーゼの活性化やGTPaseとGTPase-活性化たんぱく質との相互作用の安定化，骨のグルコサアミノグルカン構造維持に関与している。

日本人のFの主な給源は，魚介類，豆類，野菜類である。

3）亜鉛（Zn）

成人の体内に約2gの**Zn**が含まれており，その内の95％以上が細胞内へ存在している。全量の50％以上が筋肉に，約20％が皮膚に存在している。血液中には全量の約0.5％が含まれており，その70％が赤血球中に，10～20％が血漿中に存在している。血漿中Zn濃度は，12～18 μmol/L（80～120 μg/dL）に維持されており，その約70％がアルブミンと，20～40％がα_2マクログロブリンと結合している。

食物中のZnは，十二指腸と空腸で吸収され，吸収率は30～70％である。Znの吸収には，運搬体介入区分（飽和性）と運搬体が介入しない拡散区分（非飽和性）とがある。小腸管腔内亜鉛（食事性亜鉛と内因性分泌亜鉛）の大部分は運搬

体介入過程で吸収される。その吸収率は，小腸管腔内亜鉛濃度が 0.1 ～ 1.8mmol/L の間は濃度依存的に増加し，1.8mmol/L 以上で飽和される。Zn の摂取量が増加すると腸管粘膜の上皮細胞に存在する**メタロチオネイン**の合成が亢進する。

メタロチオネインは Zn の吸収と小腸から血中への移行を調節している。メタロチオネインの合成量の増加により，Zn の吸収は低下するが，その結合性は Zn よりも Cu のほうが強い。Zn 代謝の恒常性は，内部 Zn の便への排泄により維持されている。

Zn は，100 種類を越える Zn 含有酵素（DNA・RNA ポリメラーゼ，アルカリホスファターゼ，アルコール脱水素酵素など）として機能している。また，中枢神経活動，免疫系の発達と維持，遺伝子の転写制御（図７－７），細胞の増殖と分化，**フィンガーたんぱく質**として細胞内信号などに関与している。

Zn が欠乏すると，成長障害，食思不信，皮疹，創傷治癒障害，味覚障害，精神障害，免疫機能低下，催奇形性，生殖能異常などが起こる。また，腸の Zn 吸収能が欠如している先天性疾患として**腸性肢端皮膚炎症**がある。この疾患が TPN 施行中に発症したために，TPN 用輸液や人工乳への Zn の添加が行われている。

Zn の吸収は Fe や Cu と拮抗する。Zn の吸収は，無機鉄とヘム鉄の両方で抑制され，またフィチン酸によって阻害される。Zn の大量摂取により両元素の欠乏症が発症する可能性がある。過剰症としては，Fe と Cu の吸収抑制，免疫機能障害，HDL 低下，発熱，嘔吐，胃痛，下痢などがある。

日本人の Zn の主な給源は穀類，肉類，卵類であり，成人の摂取量は男性が 7.1 ～ 10.7mg/ 日，女性が 5.6 ～ 9.3 mg/ 日である。Zn の吸収は，フィチン酸やシュ

> **フィンガーたんぱく質**
> DNA 結合たんぱく質が結合する DNA 領域の立体構造が指状のループを形成している。ジンクフィンガーは DNA ドメイン（領域）の中に Cys と His に配位した Zn によって指状ループが形成されている。

> **腸性肢端皮膚炎症**
> 四肢の末端や眼，鼻腔，口，外陰，肛門の周囲に発疹や小さな水疱，膿疱ができる。これは，亜鉛の投与で改善する。

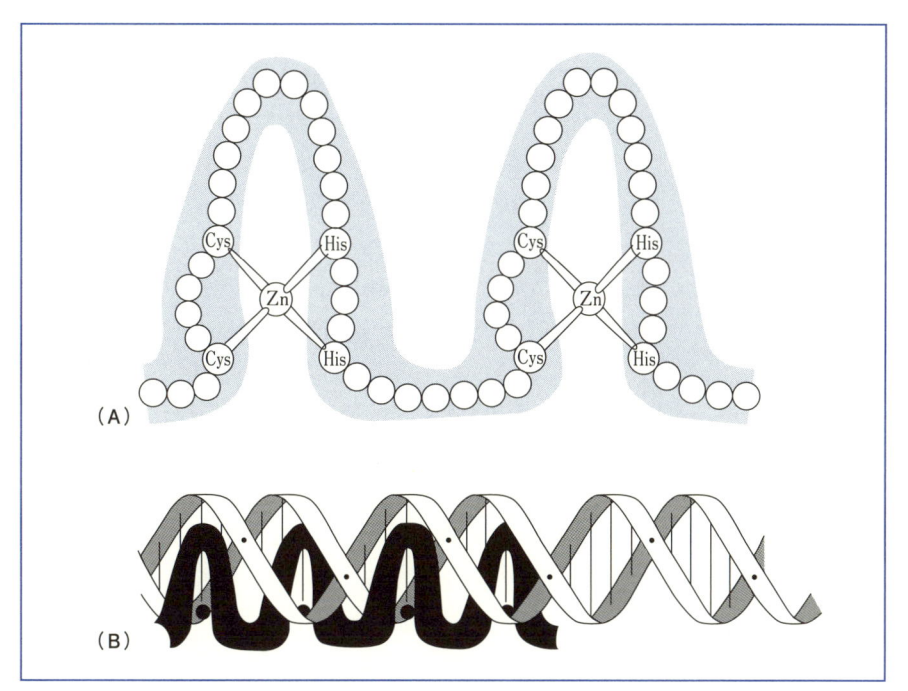

図７－７　DNA 結合たんぱく質の Zn フィンガー（A）と DNA 塩基配列との結合（B）

ウ酸，食物繊維，ポリフェノール，EDTA によって阻害される。

推奨量（18歳以上）は，男性が 11 〜 12mg/ 日，女性が 9 mg/ 日である。耐容上限量（18歳以上）は男性 40 〜 45，女性 30 〜 35mg/ 日である。

4）銅（Cu）

成人の体内には約 80mg の **Cu** が含まれている。その内の約 50％が筋肉や骨に，8 〜 10％が肝臓に存在する。臓器重量当たりの濃度は，腎臓が最も高い。血清中には約 1.1mg/L の Cu が存在し，その約 95％が**セルロプラスミン**と，残りが**アルブミン**と結合している。セルロプラスミンは，フェロオキシダーゼ活性を持ち，貯蔵 Fe のトランスフェリンへの結合に関与している。また，赤血球中の Cu の約 60％が，エリスロクプレイン（スーパーオキシドジスムターゼ：SOD）と結合し，過酸化脂質の増加防止にかかわっている。

食物中の Cu は主に十二指腸から吸収され，吸収率は成人で 55 〜 75％である。吸収された Cu の大部分は銅輸送たんぱく質（トランスクプレイン）とアルブミンに結合し，肝臓へ運搬されて貯蔵される。肝臓からの他の組織への輸送は，肝臓で合成されたセルロプラスミンによって行われる。吸収された Cu の約 80％が胆汁を介して糞中へ，約 15％が胆管から腸内へ，1 〜 5％が尿中へ排泄される。

Cu は，Cu 含有酵素（SOD，セルロプラスミン，リシルオキシダーゼ，チロシナーゼなど）として機能している。また，乳児の成長，宿主の防御，骨強度，赤血球・白血球細胞の成熟，鉄輸送，コレステロールや糖代謝，心筋収縮，脳の発達に関与している。

Cu の腸管吸収能の先天的な欠如による疾患としてメンケスちぢれ毛症がある。この疾患では，ちぢれ毛，けいれん，筋肉緊張力の低下，知能発達の遅れなどが生じる。Cu 欠乏乳児では体重増加不良，貧血，骨異常が起こる。フェロオキシダーゼ作用低下による**鉄剤不応性貧血**は，Cu の投与で改善する。Cu の代謝障害によって**ウィルソン病**が発症する。この疾患では，肝臓内の Cu 代謝異常により，Cu の胆汁への排泄が低下し，角膜への青緑色色素沈着や肝硬変などを発症する。Cu は，毒性の弱い金属であり，緑青の毒性も弱い。

日本人の主な銅の給源は穀類，豆類，野菜類であり，成人の摂取量は 0.76 〜 3.6mg/ 日である。Cu の吸収は Zn，Fe，Cd，Mo などと拮抗する。ビタミン C は Cu の吸収を阻害する。推奨量（18歳以上）は，男性が 0.9mg/ 日，女性が 0.7mg/ 日である。また，耐容上限量（18歳以上）は 10mg/ 日である。付加量は，妊婦が 0.1mg/ 日，授乳婦が 0.6mg/ 日である。

5）マンガン（Mn）

成人の体内には約 15mg の **Mn** が含まれている。骨中に最も多く，全 Mn の 25％が存在している。血漿中には，0.6 μg/L が含まれている。その 10 〜 20％がアルブミンや α_2 マクログロブリンと結合している。

食物中の Mn は，小腸全域から吸収される。吸収率は，54Mn で標識された食事試料を用いた研究で，成人で 1 〜 15％である。吸収された Mn は α_2 マクログロブリンやアルブミンと結合して肝臓へ移動し，そのほぼ全量が胆汁や膵液を介

して腸管内へ排泄される。糞中排泄量は摂取量にほぼ等しい。肝臓から他組織への Mn の輸送は**トランスフェリン**によって行われる。

Mn は，Mn 含有酵素（アルギナーゼ，ピルビン酸カルボキシラーゼ，マンガン SOD）として機能している。また，Mn が賦活因子となっている酵素にグリコシルトランスフェラーゼやグルタミン合成酵素，加水分解酵素，キナーゼ，転移酵素，脱炭酸酵素がある。

Mn が不足すると，体重減少，毛髪と爪の成長抑制，低コレステロール血症，骨代謝，糖・脂質代謝，血液凝固能，皮膚代謝などに異常が生じる。また，四肢・駆幹に痒みを伴った紅斑性皮疹が出る。

Mn の過剰症としては，進行性痴呆症，錐体外路症候群などがある。

日本人の Mn の主な給源は穀類，野菜類，豆類であり，成人の摂取量は男性が 3.9 〜 4.1mg/ 日，女性は 3.2 〜 3.6 mg/ 日である。目安量（18 歳以上）は，男性が 4.0mg/ 日，女性が 3.5mg/ 日である。耐容上限量（18 歳以上）は 11mg/ 日である。

6）ヨウ素（I）

成人の体内には 15 〜 20mg の **I** が含まれている。その 70 〜 80％は**甲状腺**に存在している。甲状腺の I は，ヨウ化物に 16％，モノヨードチロシンとチロキシンにともに 33％，トリヨードチロニンに 8％が存在している。血清中には，約 7 μg/L が含まれている。

食物中の無機 I は，ほぼ全量が胃と上部小腸から吸収される。また，有機ヨウ素は消化分解後に遊離されてから吸収されるが，チロキシンの 80％はそのままの形で吸収される。吸収された I は，血中たんぱく質とは結合せず，遊離状態かそれに近い形で甲状腺や腎へ移動する。ヨウ素の栄養状態が十分なときでも腸から吸収された量の 10％が甲状腺へ取り込まれ，甲状腺ホルモンの合成に用いられる。I 不足状態では，その取り込み量は 80％以上に達することがある。また，吸収された I のほぼ全量が尿中へ排泄されるが，極めて少量は唾液や涙，汗中にも排泄される。

I は甲状腺ホルモンの構成成分として，エネルギー代謝，細胞の活動，発育，神経系細胞の発達，骨形成，たんぱく質合成などに関与している。

海草類を入手しにくい地域に，**ヨウ素欠乏症**である地方性甲状腺腫（Goiter）が，また新生児にクレチン病（I と Se の両方が欠乏している）が多発している。甲状腺腫は，I の尿中排泄量が 50 μg/ 日以下になると発症する。北海道の I を 50 〜 80mg/ 日摂取していた地方で**ヨウ素過剰症**が発生した。I の過剰症でも甲状腺腫が発生する。

日本人の I の主な給源は，海草類，魚介類，穀類である。日本人の I の摂取量は 0.2 〜 30mg/ 日である。推奨量（18 歳以上）は，男女ともに 130 μg/ 日である。耐容上限量（18 歳以上）は 2,200 μg/ 日である。

7）セレン（Se）

成人の体内には約 13mg の **Se** が含まれている。その内の 61％が筋肉，肝臓，血液，腎臓中に存在し，骨格を含めると 91.5％となる。血清中には，124 〜 127 μg/L

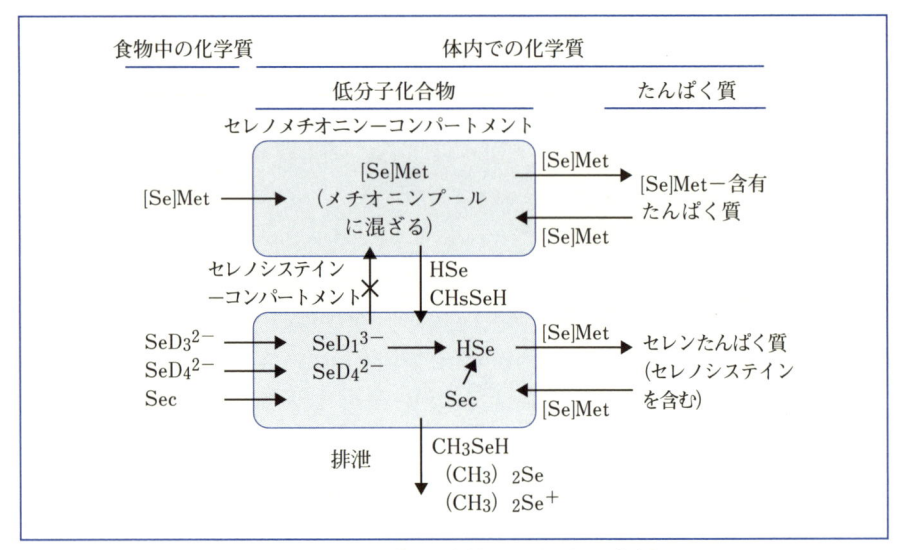

出典）木村修一・小林修平翻訳・監修『最新栄養学 第8版』建帛社, 2002
図7－8　セレン代謝の2つのコンパートメント

が含まれている。組織中のSeは，セレノメチオニン区画とセレノシステイン区画である（図7－8）。セレノメチオニンは体内で合成されないので，食事から摂取されたものである。Se（無機セレン，セレノシステイン）の摂取量が減少すると，貯蔵されているセレノメチオニン区画からセレンが供給される。

Seの腸管吸収率は，亜セレン酸，セレノメチオニンは80～90％，セレノシステインは50～70％である。セレノメチオニンは，メチオニンと同じメカニズムで吸収される。

Se含有酵素には，抗酸化反応に関与するグルタチオンペルオキシダーゼや甲状腺ホルモンの代謝にかかわるⅠ型，Ⅱ型，Ⅲ型ヨードチロニン脱ヨウ素化酵素，細胞内で抗酸化的な役割を担うチオレドキシンリダクターゼがある。Seはヒ素，Cd，水銀などと生体内で拮抗作用を示し，それらの毒性を軽減させる。

Se欠乏と関連性のある疾病に**克山病**（こくざんびょう）や**カシン・ベック病**があり，いずれも中国の地方固有の疾患である。Seが欠乏すると成長阻害，筋肉萎縮，肝臓障害，不妊症，免疫力低下などビタミンE欠乏と似た症状が出現する。Seの過剰症として呼吸困難，心筋梗塞，疲労感，顔面蒼白，食欲不振，貧血，肝臓障害，胃腸障害，腎臓障害，爪の変形，毛髪の脱落などがある。

日本人の主なSeの給源は魚介類，穀類，豆類である。日本人の平均的なSeの摂取量は88～104μg/日である。推奨量（18歳以上）は，男性が30μg/日，女性が25μg/日である。耐容上限量（18歳以上）は，男性が280～300μg/日，女性が210～230μg/日である。付加量は，妊婦が4μg/日，授乳婦が20μg/日である。

8）モリブデン（Mo）

成人の体内には約9 mgの**Mo**が含まれている。血清中には約13μg/Lが存在

している。食物中のMoは胃と小腸から容易に吸収され，液状成分中の**モリブデン酸アンモニウム**からのMoの吸収率は88〜93％である。吸収されたMoはα_2マクログロブリンに結合して輸送される。また，吸収されたMoの大部分は腎臓からモリブデン酸塩として，一部は胆汁中へ，それぞれ排泄される。

Mo含有酵素にはキサンチンオキシダーゼ/デヒドロゲナーゼ，アルデヒド酸化酵素，亜硝酸塩酸化酵素などがある。Moが欠乏すると高メチオニン血症，低尿酸血症，高オキシプリン血症，頻脈，多呼吸，視野暗転，夜盲症，易刺激性，意識障害などの出現がTPN施行中に認められている。Moを過剰に摂取するとCu欠乏症を発症する。

日本人の主なMoの給源は穀類，豆類，野菜類であり，成人の摂取量は150〜180μg/日である。思春期から成人のモデル献立分析による推定モデル摂取量は男性183〜304μg/日，女性144〜253μg/日である。Moの推奨量(18歳以上)は，男性が25〜30μg/日，女性は20〜25μg/日である。耐容上限量(18歳以上)は，男性が550〜600μg/日，女性が450〜500μg/日である。

9）クロム（Cr）

成人の体内には約2mgの**Cr**が含まれている。血清中には約1.5μg/Lである。1日当たり平均36.8μgを摂取したヒトのCrの吸収率は1.8％であった。Crの吸収は，Zn，シュウ酸，フィチン酸で阻害され，ビタミンCで促進される。吸収されたCrは，血中をトランスフェリンと結合して輸送され，肝臓，腎臓，脾臓，軟組織，骨へ集積する。Crは，正常な糖代謝，脂質代謝の保持，発育，免疫力などに関与している。また，耐糖能障害のあるヒトへのクロム補充療法の有効性が認められている。一方，Crを含むTPN施行中に，インスリン不応性の耐糖能の低下，昏迷などが出現した。Crには変異原性があり，発癌性が疑われている。

日本人のCrの主な給源は穀類，肉類，卵類である。成人女性の摂取量は27.9〜62μg/日，男性の推定摂取量は53.9μg/日である。推奨量（18歳以上）は，男性が35〜40μg/日，女性が25〜30μg/日である。

> **TPN**
> TPN（Total Parental Nutrition：完全静脈栄養）は，経口栄養や経管栄養が不可能な場合，またこれらの方法では十分な栄養素が投与できない時に用いられる。患者の右または左鎖骨下静脈，あるいは内頸静脈にカテーテルを13〜15cm挿入し，これを経由して高カロリー輸液剤に輸液用総合ビタミン剤や微量元素，10％脂肪乳剤を混合したものを投与する。

2．無機質の生体機能への作用

（1）神経機能とカリウム，マグネシウム，カルシウム

神経機能は，感覚・統合・運動と呼ばれる三つの働きを持っている。神経機能は電気的信号として伝えられ，全身の恒常性維持のために働いている。

この機能は，神経組織を構成する神経細胞（ニューロン）とグリア細胞によって行われる。神経細胞は神経情報（刺激）を電気信号に変え，その信号を他の神経細胞・筋肉・分泌腺などに伝え，そこで必要な機能を発揮させる。グリア細胞は，神経細部を支持・絶縁・保護するさまざまな細胞で構成されている。

神経機能発現には，多くのミネラルが関係している。神経細胞が刺激に反応すると，ナトリウムイオンが細胞内に入り込み，細胞内に少なかった陽イオンが増加して，細胞内の外の電位差が生じ，電気信号として他の神経細胞・筋肉・分泌

腺などに伝える。細胞内へのナトリウムの流入はすぐに解消する性質があり、次にカリウムイオンが細胞内から細胞外へ急速に流出する。これによって、細胞内の陽イオンが減少して細胞内外の電位差が無くなる。神経細胞はこのような状態にならなければ刺激に対する反応を起こすことができない。細胞内のナトリウムイオンとカリウムイオンは、ATPのエネルギーで作動する能動輸送によって、ナトリウムは細胞外に、カリウムは細胞内に戻される。このような一連の反応によって神経活動が高まったり、神経細胞からの電気信号を受け取った筋肉細胞などの収縮がおこったりする。カリウムが十分量存在しなければこれらの反応は円滑に進行しない。

　低カリウム血症では、脱力感、食欲不振、筋無力症、精神障害、低血圧、不整脈、頻脈、心電図異常などがみられる。逆に、カリウム排泄障害により、高カリウム血症になると、神経伝達系にカリウムイオンが作用して、徐脈、不整脈、心室細動、心電図異常、疲労感、四肢知覚異常、精神不安定などが現れる。

　神経機能はきわめて複雑な過程を経て発現される。カルシウムやマグネシウムはその過程で重要な役割を果たしている。神経細胞が電気信号を他の神経細胞に伝え、その細胞の神経伝達物質の分泌を促し、それがさらに神経細胞小胞体などからカルシウムイオンを細胞質へ放出させ、筋肉の収縮などが正常に行われるのは、その一例である。

　マグネウムは、神経伝達物質であるカレコールアミンなどの神経細胞内貯蔵や、カルシウムの細胞内濃度調節に関与する酵素活性維持に重要な機能を発揮して、神経機能維持に役立っている。それゆえ、マグネシウムが欠乏すると、筋肉のふるえ・けいれんなどの神経過敏症や精神的な抑うつ症、不安感、精神錯乱などが起こる。マグネシウムの過剰は、腎機能が正常ならば起こらないが、腎機能が傷害され、マグネシウムの尿中排泄が障害されると、高マグネシウム血症となる。このような場合には、神経や心機能が低下し、傾眠傾向、筋肉麻痺、低血圧などが現れる。

（2）糖代謝とクロム

　健常人の場合、摂取したデンプンや砂糖などの炭水化物は単糖類にまで消化されて吸収される。その後、血液中のグルコース濃度（血糖値）が上昇し、膵臓からインスリンが分泌されて、血液中のグルコース濃度を一定の範囲内に調節する。しかし、インスリン分泌が不十分であったり、インスリンがその機能を発揮することができず、血糖値が高いままの状態を継続する人がいる。このような人は、尿にグルコースが排泄され、糖尿病者、耐糖能異常者などと呼ばれる。

　クロム（三価クロム）は、インスリンの作用を増強して、インスリンの効果が発揮できるようにし、高血糖にならないようにする。どのような機構でクロムがその効果を発揮するのかは必ずしも十分に解明されていないが、インスリンが作用する細胞に存在するインスリン受容体とインスリンを結合しやすくして、その機能を発揮しているのではないかと考えられている。

(3) 歯とフッ素

　フッ素と歯の関係が注目されるようになったのは、斑状歯が虫歯になりにくいこと、斑状歯の原因が飲料水中のフッ素であることなどをきっかけとした、フッ素の虫歯予防効果の研究からである。欧米では水道水中に虫歯予防の目的でフッ素を添加している国がある。日本では、練り歯磨き剤の中にフッ素の添加が認められているが、水道水中への添加は認められていない。むしろ、水道水中のフッ素濃度の上限値が決められており、0.8mg/L 以下とされている。フッ素を添加していない日本の水道水中のフッ素濃度は 0.02 〜 0.32mg/L の範囲にあるといわれる。米国では水道水中に 0.7 〜 1.2mg/L のフッ素を添加している例がある。歯のエナメル質中のフッ素量は 300ppm 程度とされる。

〔参考文献〕
1）木村修一・小林修平、翻訳・監修『最新栄養学　第8版』建帛社、2002
2）鈴木継美・和田　攻『ミネラル・微量元素の栄養学』第一出版、1994
3）糸川嘉則・松倉　茂編『ベッドサイドの栄養学』南山堂、1986
4）江指隆年：ミネラルの化学と代謝；香川靖雄、近藤和雄、石田均、門脇孝編『人体の構造と機能および疾病の成り立ち』南江堂、pp.173 〜 183、2006

第8章
水・電解質の代謝

<学習のポイント>

1. 生体にとって水は体重の 60〜66％ を占める主要な構成成分である。
2. 体内への水の主な吸収器官となる消化管と，主な排泄器官となる腎臓の機能低下が，水分代謝に大きく影響する。
3. 水を全く摂取しなくても，生命活動を営む上で不可避尿や不感蒸泄により水を失う。
4. 水には多くの生体成分が容易に溶けるので，全身の細胞への必要な成分の輸送に適しており，生体内のさまざまな化学反応の場所となっている。
5. 体内の水分量と塩分量との排泄バランスを保つことで，体液の浸透圧は生理的に維持されている。
6. 生命活動のさまざまな代謝によって酸性側に傾く体液の pH を緩衝作用により調節する酸・塩基平衡のしくみがある。
7. 水は気化潜熱が大きいため，発汗により体温を調節する。

第8章　水・電解質の代謝

1．水分の体内分布

　生体では体重の約60％を**水**が占めており，そのうちの約3分の2（体重の40％）が細胞内に，約3分の1（体重の20％）が細胞外に分布する。また**細胞外液**のうち，体重の約15％が**細胞間液**として存在し，残りの約5％が血液中の血漿として存在する（図8－1）。たとえば体重60kgの人では，体全体の水分量が36L前後であり，このうち細胞内には24L，細胞外には12L分布していることになる。細胞外液のうち9Lが細胞間液で，3Lが血漿である。

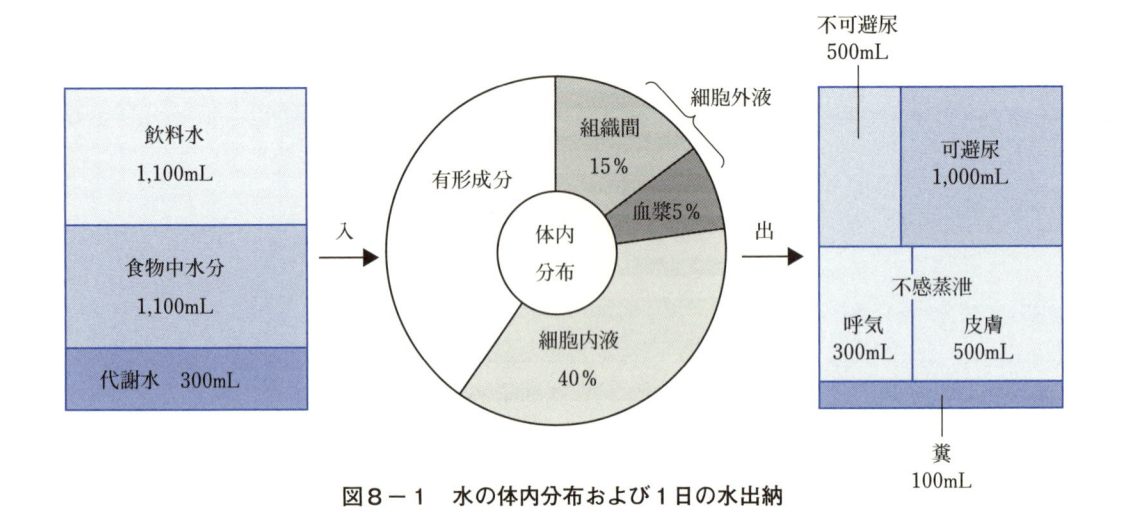

図8－1　水の体内分布および1日の水出納

　男性は，体脂肪の割合が女性よりも少ないかわりに水分量が多く，体重の60％前後であるのに対して女性は50％前後である。また，年齢に応じて水分量は変化する。新生児では体重の70～80％を占め，生後6ヵ月で60％に減少する。10歳頃まで徐々に減少して55％程になる。女性は成長期を過ぎると水分量は減少し，50歳で40％となる。一方男性の場合，25歳頃が最も水分量の多い時期で70％に達する。さらに年齢が進むと水分量は減少するが，60％程度で維持される。

2．水 の 出 納

代謝水
　栄養素が代謝され，エネルギーが産生される反応系で生じる水。栄養素ごとに生成する水分の量が異なり，分子内に水素原子を多く含む脂質で最も多く，ついで糖質，たんぱく質の順で，それぞれ1g当たり1.07g，0.6g，0.41gの水分を生成する。

　水は主に飲料水や食物に含まれる水分として体内に入り，その量はそれぞれ1,000mL前後である。さらに，摂取した栄養素が体内で代謝されるときに生じる**代謝水**も体内に入る水として約300mL加算されるので，1日に成人で約2,400mLの水分が体内に入ることになる。これに対して体外へ出る水分は，まず尿として約1,500mLが排泄される。このうちの約500mLは，体内で不要となった代謝産物を溶解して尿中へ排泄するために必要な**不可避尿**であり，たとえ水分を摂取しなくても，生命活動を営む上で必ず一定量は排泄されるものである。残り約

1,000mLが**可避尿**であり，水分摂取量に応じてその量も増減する。

また，体表面から放出される水分は**不感蒸泄**といわれ，皮膚から約500mLと，**呼気**から約300mLが放出される。**糞中**には約100mLの水分が含まれる。従って排泄される水分を合計すると，摂取水分とほぼ同量となり，生体における水の平衡が保たれていることになる（図8－1）。

消化管内に分泌される消化液は，1日合計8.2Lにも達するといわれている。その内訳は，唾液約1,500mL，胃液約2,500mL，膵液約700mL，胆汁約500mL，腸液約3,000mLであり，糞中に含まれる100mL程を残してすべて小腸から再吸収される。

水の働き
1．物質の輸送・排泄
2．酵素反応の場
3．体温調節
4．浸透圧維持
5．潤滑剤・防護機能

3．水バランスの異常

水分の摂取不足や過剰な排泄によって水の出納が偏り，平衡状態がくずれたり，体液の浸透圧を維持する塩類の摂取量や体内での塩類（ミネラル特にナトリウム，カリウムなど）の代謝調節機構が乱れて体液の浸透圧が極端に変化することが，**水バランスの異常**である。

また，水の排泄経路として主たる器官である**腎臓の機能**が，生体全体の水バランスに強く影響する。

（1）水分欠乏

摂取される水分量が排泄される水分量を下回ると生体は水分欠乏状態に陥り，**渇き**，という感覚が生まれる。これにより積極的な節水行動が誘導され，水分を摂取して平衡状態を取り戻すことができる。

節水行動の中枢は視床下部に統合領域があるといわれており，生体内の水分欠乏による細胞外液量の減少，あるいは細胞外液浸透圧の上昇が誘因となる。水分の排泄経路として最も多いのが尿である。

体の中に取り込まれる水分は当然ながら摂取量に依存して消化管で吸収されるので，下痢などの消化管の機能低下時には水分吸収能も低下するために水分を損失する。また，消化管内に分泌される消化液中の水分も無視できないので，嘔吐することによって水分を多量に損失する。

損失した水分が補われないと，体重に占める水分の割合は低下して**脱水**がおこる。体重当たり4～6％の脱水で血漿量，唾液量，尿量は減少し，体温が顕著に上昇する。20％にもおよぶ脱水では，生命活動が危ぶまれる。

（2）塩分の過不足

塩分を過剰に摂取すると，細胞外液の**浸透圧**は細胞内液よりも高張となり，細胞内から細胞外へと水が移行する。その結果，血液量が増加して尿量も増加し，水分を損失し体液量が減少する。

塩分の摂取が少なすぎると，細胞外液の浸透圧は細胞内液よりも低張となり，

塩分過剰時とは逆に細胞外から細胞内へと水が移行する。その結果細胞内の浸透圧が低下して，腎臓の尿細管における水の再吸収は抑制されて尿中へ水分が損失される。

このように，塩分の過不足はいずれの場合も水分を損失するため脱水症につながる。

4．水バランスの調節

(1) 腎臓における水分・電解質の排泄調節

腎臓は血漿中の水分をろ過し，通常は尿細管においてそのうちの99％を血液中に再吸収するが，水分を過剰に摂取したときには尿量を増やして水分を多く排泄し，逆に水分摂取の少ないときには尿量を減らして体内の水分量を維持する調節機構を備えている。

視床下部には血液の浸透圧の変化を感受する細胞があり，血液，細胞外液の浸透圧が上昇すると，視床下部の浸透圧受容器は下垂後葉を刺激して抗利尿ホルモン（バソプレッシン）が分泌され，腎臓の遠位尿細管および集合管に作用して水の再吸収を促進して尿量を減少させる。水の再吸収量が増加した結果，細胞外液の浸透圧は低下するためバソプレッシンの分泌はフィードバック的に調節される。標的器官におけるバソプレッシンの作用は，水の透過性を亢進させることである。その機構は，バソプレッシンが尿細管細胞の受容体に結合して細胞内の情報伝達が開始し，リン酸化反応が進行する過程で尿細管腔側の細胞膜の微小孔の数を増加させるアクアポリンというたんぱく分子が機能し，その結果水が尿細管細胞内へ拡散的に移動するといわれている。

浸透圧を決定する塩類（ナトリウム，カリウム）の尿細管での輸送は副腎皮質から分泌されるアルドステロンが調節し，間接的に水分代謝に影響する。このしくみは，細胞外液量の減少による血圧の低下を腎糸球体で感知すると，腎細胞からレニンが分泌されて，アンジオテンシンを代謝させると副腎皮質からのアルドステロン分泌が促進される。アルドステロンが遠位尿細管に作用してナトリウムイオンの再吸収を促進した結果，体液の浸透圧が上昇する。水はナトリウムとともに再吸収される。一方，カリウムイオンに対してアルドステロンは排泄を促進する。

ところで，糸球体の濾過機能に支障をきたす疾病は，常に水分代謝異常を伴う。たとえば，ネフローゼ症候群のように糸球体の透過性が亢進し，正常な状態では，糸球体においてろ過されないアルブミンなどの高分子化合物までもがろ過されると，たんぱく質からなる血漿の浸透圧が低下して血管内の水分が組織へと移行し，過剰な水分が組織液として貯留するために浮腫がおきる。すると全身の血漿量が低下するので尿細管での水の再吸収が促進され，浮腫が亢進するという悪循環が繰り返される。

（2）体液の酸・塩基平衡

　生命活動にかかわるさまざまな代謝が行われた結果，酸性側に傾く傾向になる。エネルギー産生のために酸素が消費された結果生成する二酸化炭素が血中に溶解すると可逆的に水素イオンと重炭酸イオンが解離する。溶液中の**水素イオン濃度**がpHを決定し，体液の酸・塩基平衡は水素イオン濃度を正常範囲に維持する生体の緩衝系によって調節されている。体液中で緩衝剤となるリン酸や重炭酸イオンあるいはいくつかのたんぱくは，水素イオンと結合して水素イオン濃度を厳格に調節する。また，筋肉運動により生成する有機酸，ピルビン酸も同様に血液のpHを低下させて酸性度を高める。

5．運動時における水分代謝

（1）血液循環の変化

　運動をすると体温が上昇し，皮膚から放熱して水分が蒸散することで体温が下がり一定に保たれるが，それにも増して運動強度が増大すると**発汗**が起こり，気化潜熱を利用した効率の良い体温調節が行われる。同時に，エネルギーを産生するために血液は骨格筋に移行する。したがって，骨格筋に移行する分の血液量を維持し，さらに発汗による水分損失を補うだけの水分が補充されなくてはならない。

　運動選手の腎臓は，ナトリウムおよび水の再吸収能力が高められ，さらに運動時には腎臓での水の再吸収を促進するバソプレシン分泌が増加して尿量は減少し，これにより発汗での水分の損失は代償され，細胞外液の体積を増加させて，組織への血液供給を確保している。

（2）筋細胞内の水の移動

　発汗を伴う強度の運動時に筋組織細胞内では好気的な呼吸と同時に嫌気的な過程でエネルギー産生が行われる。そのためグリコーゲンを分解して乳酸が生ずる反応により代謝産物が増加する際に浸透圧が上昇する。同時に発汗により水分を損失するため，筋細胞内の浸透圧が10％程度も上昇する場合がある。すると血液中の水分が筋細胞中に移行するため，血液量が減少する。そして浸透圧の正常な別の細胞から水分が血中に移行して，血管内血液量を維持する仕組みが働く。しかしながら長時間の運動時には水分の損失が著しく，生体内での水分保持機構だけでは間に合わないので，発汗量に見合うだけの水分の補給が必要とされる。

〔参考文献〕

1) 玉井洋一・矢島義忠訳, M.L.Halperin, F.S.Rolleston『症例から学ぶ生化学』(Clinical Detective Stories) 東京化学同人
2) Encyclopedia of food science, food technology and nutrition. Allison S.P. Academic press.
3) HORMONES second edition, A.W. Norman. Academic press
4) M.A. Knepper. The Aquaporin family of molecular water channels. Proc. Natl. Acad. Sci. USA 91, 6255 - 6258, 1994

…第9章…
エネルギー代謝

＜学習のポイント＞

1. 生体の利用エネルギー量は生理的燃焼値ともよばれ，食品の消化・吸収率と尿中へのエネルギー損失が考慮されている。
2. エネルギー代謝とは，摂取した食品の有するエネルギーが生体内で起こる代謝に伴って変換される（エネルギー変換）諸反応を意味する。
3. 生体の利用エネルギーは，主にATP（アデノシン三リン酸）として代謝の過程で産生される。
4. エネルギー代謝率については，各種の用語が使用されるので，混乱を招いている。1日の総（全）エネルギー消費量（TEE）を，基礎エネルギー消費量（BEE），安静時エネルギー消費量（REE），身体活動時エネルギー消費量（AEE），そして食事誘発性体熱産生（DIT）に分けて考えると理解しやすい。
5. TEE ＝ REE ＋ AEE ＝ BEE ＋ DIT ＋ AEE
6. 基礎代謝量，すなわちBEEは，生命活動に必要な最小限度のエネルギー代謝量であり，その値は体表面積に最も相関する。ただし，個人のエネルギー必要量の算出には便宜的に体重当たりの基礎代謝基準値が用いられている。
7. エネルギー消費量の測定には，直接法と間接法があるが，一般に呼気ガス分析から求める開放式間接測定法が最も広く用いられている。

1. 生体の利用エネルギー

エネルギーは，一般には「仕事をなし得る能力」と定義され，自然界では，熱，電気，音，光化学的，運動力学的，機械的エネルギーなどの形を取り，その大きさもそれぞれカロリー（cal），ワット（W），デシベル（dB），ルクス（lx），ジュール（J），エルグ（erg）などで表される。食物の有するエネルギーは化学エネルギー，すなわち食物が含む化学結合のエネルギーであるが，これは元々は太陽の輻射エネルギーで，これが形を変えたものである。それ故，「太陽の恵み」という表現が適切であることが理解できる。そして，「生命現象のエネルギー源は食物に由来する」という事実が，今日の栄養学の根底にあることの裏付けとなる。

食物に含まれる化学エネルギーは，体内においてその大半が熱のエネルギーに転換されるため，熱のエネルギー単位である**カロリー**で表される習慣となっている。1gの水を14.5℃から15.5℃まで1℃上げるのに必要なエネルギー量を1calといい，栄養学の分野では，この1,000倍の1kcalを単位として扱っている。概念的には，およそ1時間半いすに腰掛けて本を読んでいるとき，あるいは約30分間散歩するときに消費するエネルギー量が約100kcalである。また，食物ではご飯を茶碗に軽く1杯，6枚切りの食パン約1/2枚，牛乳1杯，やや小さめのリンゴ1個程度が供給するエネルギー量が，それぞれ約100kcalである。

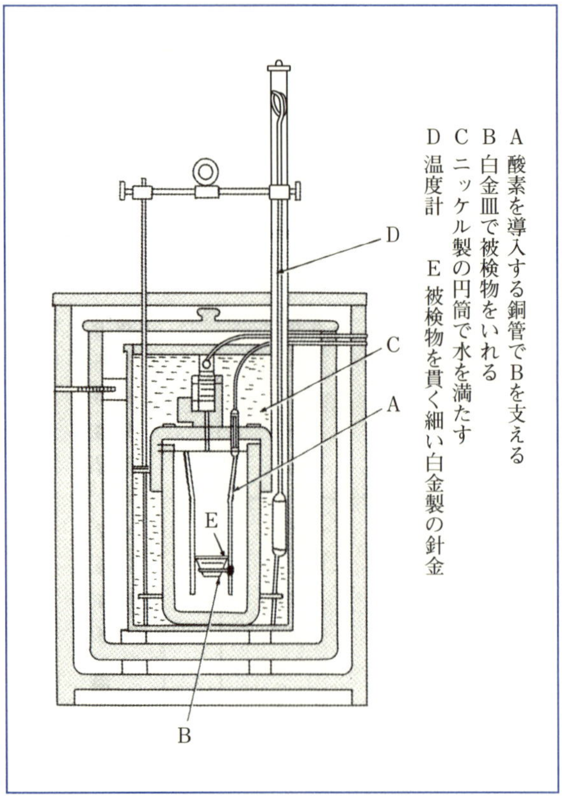

国際的には，すべてのエネルギー単位を**ジュール**で示すことが推奨されており，すでに外国の書物では，ジュールとカロリーの両方併記，あるいはジュールのみの表記に変わっている。しかし，日本では現在もなおなじみの深いカロリー単位を使うことになっている。

（1）食品のエネルギー量

生体が必要とするエネルギーは食物から供給されるので，まず食品のエネルギー含量を理解する必要がある。一例として，食物中の熱量素の一つである糖質を考えてみる。糖質は消化・吸収された後，体の各組織で複雑な代謝を受け，最終的には血液によって運ばれた空気中の酸素と反応して炭酸ガス（CO_2）と水（H_2O）に酸化され，呼気や汗，尿として排出される。このように，最終生成物がCO_2とH_2Oであるならば，中間の代謝の過程がどんなに複雑であろうとも，発生熱量は化学的

A 酸素を導入する銅管でBを支える
B 白金皿で被検物をいれる
C ニッケル製の円筒で水を満たす
D 温度計
E 被検物を貫く細い白金製の針金

図9-1　ボンベ熱量計

に完全燃焼させたときと同じである。この燃焼値は，ボンベ熱量計で測定することができる。**ボンベ熱量計**は，図9－1に示すように，何層かの断熱製材に覆われた箱の中に密閉鋼鉄製容器（燃焼筒）を設置し，その周囲に一定温度の規定量の水を満たした構造である。この燃焼筒の中で，白金皿に被検物を乗せ，白金製の針金で巻き，外部から酸素を約25気圧かけて封入した後，電流を通じることによって爆発的に燃焼させる。このときの燃焼によって発生したエネルギーを，水槽中の水の温度上昇で測定するのである。この熱量（エネルギー量）を**物理的燃焼値**という。3種の熱量素のうち糖質と脂質は完全燃焼するとCO_2とH_2Oに変化し，それぞれ1g当たり平均4.1kcal，9.4kcalの熱エネルギーを発生する。この値は，それぞれ種類によって異なるため，日常食で摂取する量を考慮して加重平均した値である。また，たんぱく質は，CO_2とH_2Oの他，窒素（N）から酸化窒素，硫黄（S）から酸化硫黄を発生し，1g当たり平均5.65kcalの熱エネルギーを発生する。

（2）生体の利用エネルギー量

　たんぱく質は，体内では完全燃焼されず，窒素は主に尿素として排泄される。それゆえ，たんぱく質に関しては生体での最終代謝産物である尿中窒素化合物量を考慮しなければならない。尿中成分を燃やしてその熱量を求め，最終的にはたんぱく質1gから生じる尿中窒素化合物は，1.25kcalの熱エネルギーを発生することがわかった。したがって，たんぱく質1gからの熱量は，5.65 － 1.25 ＝ 4.4kcalとなる。

　さらに，生体では，食品に含まれるエネルギー量（物理的燃焼値）をすべて利用できるわけではなく，消化・吸収率を考慮しなければならない。アメリカ人のアトウォーターは，アメリカ人の日常食における使用量を考慮して加重平均して消化吸収率をそれぞれ，97％，95％，92％とし，糖質，脂質，たんぱく質の最終的な**生体の利用エネルギー量（生理的燃焼値）**を定めた（表9－1）。こうして，糖質は4.10 × 0.97 ＝ 4.0kcal（4kcal），脂質は9.40 × 0.95 ＝ 8.9kcal（9kcal），たんぱく質は（5.65 － 1.25）× 0.92 ＝ 4.0kcal（4kcal）の値を得た。これを一桁に整数化したものを**アトウォーター係数**といい，食品のエネルギー計算に広く用いられている。

表9－1　栄養素の物理的および生理的燃焼価

栄養素	燃焼価 （物理的燃焼価） (kcal/g)	消化吸収率[1] （％）	尿中への損失 (kcal/g)	利用エネルギー量 （生理的燃焼価） (kcal/g)
糖質	4.10	97	－	4.0 (4)[2]
脂質	9.40	95	－	8.9 (9)
たんぱく質	5.65	92	1.25	4.0 (4)

[1]　平均消化率（％），糖質は植物性97，動物性98，脂質は植物性90，動物性95，たんぱく質は植物性85，動物性97とし，アメリカ人の日常食の動物性食品の摂取比率を糖質5％，脂質91％，たんぱく質61％と見積もり，加重平均により消化率を求めた。
[2]　1桁に整数値化したものをアトウォーター係数という。

アトウォーター係数は，食品のエネルギー計算をする上で非常にわかりやすい数値であるが，必ずしも正確ではない。個々の食品に含まれる各熱量素の燃焼値，消化・吸収率についても，再検討する必要があるであろうし，消化・吸収率を求める際にアメリカ人の日常食に合わせた加重平均値が使われているところにも問題がある。こうした背景から，FAO やわが国ではそれぞれ特定の食品について改めて消化・吸収率を求め，食品固有のエネルギー換算係数を求めている。実際，日本食品標準成分表（現在は五訂）では，優先的にわが国独自，あるいは FAO のエネルギー換算係数が使われており，適応すべき換算係数が明らかでない食品に関してのみ，現在もアトウォーターのエネルギー換算係数が使われている状況である。

（3）細胞レベルのエネルギー

人の体内では，糖質，脂質，たんぱく質が酸化分解されてエネルギーを産生するが，ほぼ半分は熱エネルギーとして体温保持に使われ，残り半分は化学結合エネルギーとして補足される。この役割を担うのが，高エネルギー化合物である ATP である。この ATP が無機リン酸を放出して ADP になるときに放出されるエネルギー量は，ATP 1 モルあたり約 7.3kcal である。生体は，このエネルギーを利用して，核酸，タンパク質，糖，脂質を合成し，また筋肉の運動のような力学的エネルギー源としても利用している。このように ATP は，エネルギーの貯蔵，供給，運搬に不可欠なきわめて重要なエネルギー物質である。

2．ヒトのエネルギー必要量

食品の有する利用エネルギー量を決定する一方で，人がどれだけのエネルギーを消費（代謝）するかを決定する必要がある。この値から，人がどれだけの食物を必要としているかが決まるのである。

（1）エネルギー代謝とは

体内で行われている代謝のうち，特にエネルギー消費量について取り扱った分野を**エネルギー代謝**という。エネルギー別に考えると，
① 各種身体活動に必要な運動エネルギー
② 細胞内分子の生合成に関与する化学エネルギー
③ 神経伝達に関連した電気エネルギー
④ 体温保持を行う熱エネルギー

などとして捉えることができる。また，1 日の**エネルギー必要量**を決定する際には，第五次改定時までは，性・年齢・体格を考慮して求められた基礎代謝量，活動代謝量（生活活動に必要なエネルギー代謝量），食物の特異動的作用（食事摂取に不可避的に伴うエネルギー代謝の亢進量）を積算して求められてきた（**要因加算法**）。現在は，1 日のエネルギー必要量を，その個人の生活活動に見合ったエネルギー代謝量（＝エネルギー消費量）として，次式のようにその個人の基礎

代謝量に身体活動レベルを乗じることによって算出されている。

　　　推定エネルギー必要量＝基礎代謝量（kcal/日）×身体活動レベル
　　　　　　　　　　　　　＝基礎代謝量（kcal/日）×Σ$Af・T$/1,440分
　基礎代謝量（kcal/日）：基礎代謝基準値（kcal/kg体重/日）×基準体重（kg）
　Af：各動作の動作強度指数（Activity factor：基礎代謝の倍数）
　T：各種生活動作の時間（分）
　Σ$Af・T$/1,440分：1日の生活活動強度指数

この考え方は第六次所要量改定の際に採用され，現在の「日本人の食事摂取基準2005年版」にも取り入れられている。それゆえ，基礎代謝量の算定がより重要な意味を持つことになっているわけである。

（2）エネルギー代謝量の測定

　エネルギー代謝量は，前述したとおり体内における熱量素の燃焼によって利用されるエネルギー量である。したがって，体内で燃焼する熱量素の比率によって決まる。言い換えると，糖質，脂質，たんぱく質の燃焼量に比例する。そして，この測定法には，直接法と間接法の2種類がある。

1）直接法による測定

　食品の有するエネルギーをボンベ熱量計で測定するように，人が生きて活動するときに消費するエネルギーも同様に，特別の密閉室の中に人（被検者）を入れて，その人が発散する熱量を一定量の水の温度上昇から測定することができる。これを直接法という。この熱量計は考案者の名前を冠して**アトウォーター・ローザ・ベネディクトの呼吸熱量計（レスピラトリー・カロリーメーター）**とよばれる。

　熱量計である部屋は，図9－2のように熱の逃げるのを防ぐため数層の複雑な

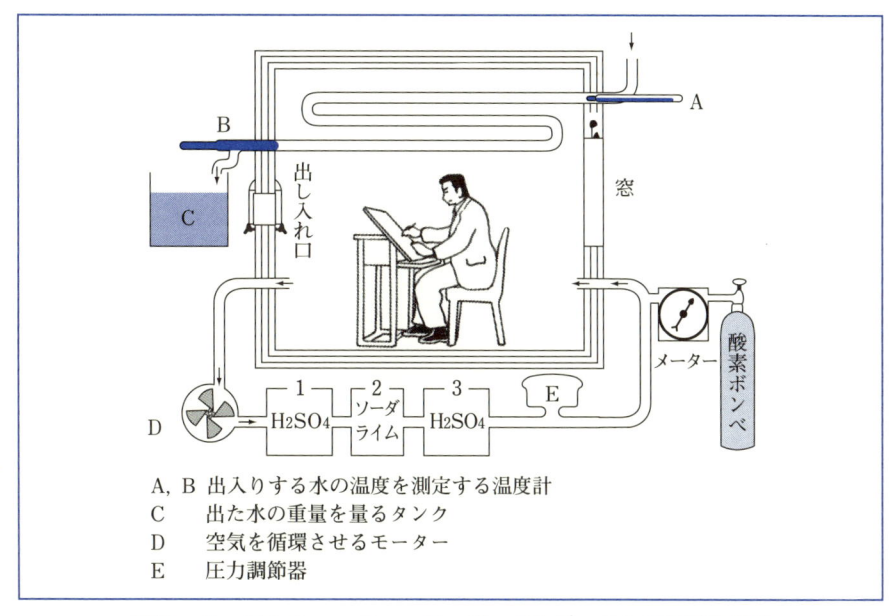

A，B　出入りする水の温度を測定する温度計
C　　　出た水の重量を量るタンク
D　　　空気を循環させるモーター
E　　　圧力調節器

図9－2　アトウォーター・ローザ・ベネディクトの呼吸熱量計

表９－２　栄養素の体内燃焼時の諸係数（Lowyによる）

	糖質	脂質	たんぱく質
１ｇ当たりのO₂消費量(L)	0.829	2.019	0.966
１ｇ当たりのCO₂発生量(L)	0.829	1.427	0.774
１ｇ当たりの熱産生量(kcal)	4.12	9.46	4.32
呼吸商	1.000	0.707	0.801
消費O₂１L当たりの発生熱量(kcal)	5.05	4.69	4.49

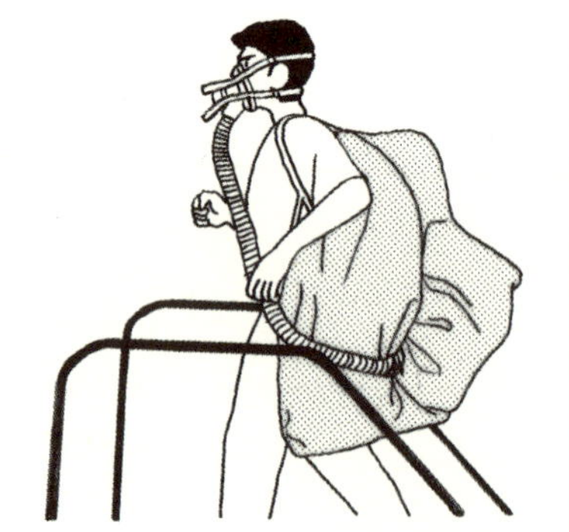

構造の壁で外界と遮断され，被検者の発散する熱を放散しない。消費した酸素は，酸素ボンベから補給され，排出する炭酸ガスは，ソーダライムに吸着され，室内の空気組成は常に一定に保たれる。小さな窓があって，飲食物や排泄物を出し入れする。被検者が発散する熱エネルギーは，部屋の中に通るパイプを流れる冷水に吸収され，この水量と水温上昇度から発生熱量を知ることができる。

ダグラスバッグ装置による呼気採集

資料）十池五郎『新やさしい栄養学』女子栄養大学出版部，2001

図９－３　ダグラスバッグ法

２）間接法による測定

間接法は，一定時間内に被検者が消費した酸素量，排出した二酸化炭素，尿中排泄窒素量を測定し，これによって消費した糖質，脂質，たんぱく質量を知るというものである。こうしてこれらが体内で１ｇ分解されるときに発生する熱量，すなわち糖質では4.1kcal，脂質では9.4kcal，たんぱく質では4.4kcalを乗じ，これを積算すれば全発生熱量すなわち全消費エネルギー量が算出できる。

間接法には，閉鎖式測定法と開放式測定法の２種類ある。開放式測定法の原理は，アトウォーター・ローザ・ベネディクトの呼吸熱量計と同じであるが，外気と通気していない閉鎖系内の空気を呼吸させる点が異なる。しかし現在は，このような閉鎖式測定法はほとんど行われておらず，むしろアトウォーター・ローザ・ベネディクトの呼吸熱量計を用いる場合でも，次の開放式と同様に，室内へ吸入される空気中（いわゆる外気）のO_2，CO_2濃度と，室内から排出される空気中のO_2，CO_2濃度の濃度差から，消費されたO_2量と発生したCO_2量を求め，消費エネルギー量を算出する方法が使われている。これは開放式呼吸熱量計といえる。

開放式測定法として一般的によく用いられているのが，**ダグラスバッグ法**である。図９－３のように外気を吸入させ，その呼気をダグラスバッグに集め，呼気量と呼気中のO_2，CO_2濃度を測定し，吸気（外気）中の濃度との差からO_2消費量とCO_2発生量を求める方法である。この方法は，作業中の代謝量を測定するために用いられている。また，最近では，**ブレス・バイ・ブレス法**といって，連続的に呼気ガス分析を行いながら，エネルギー代謝の経時的変化も調べることができる。

３）間接法によるエネルギー代謝量測定の実際

熱量素（糖質，脂質，たんぱく質）が体内で燃焼（酸化ともいう）されたときに消費したO_2量と発生したCO_2量の比を**呼吸商**（respiratory quotient：**RQ**）という。

$$呼吸商（RQ）= \frac{発生したCO_2の容積}{消費したO_2の容積}$$

体内で，糖質，脂質，たんぱく質がそれぞれ1gのみ燃焼した場合（他の熱量素は酸化されない）のO_2消費量，CO_2発生量，呼吸商，発生熱量を表9－2に示した。体内で糖質だけが燃焼した場合はRQ＝1.0で，脂質のみが燃えた場合はRQ＝0.707である。

また，たんぱく質代謝産物の大部分は尿中に排泄されるため，尿中の総窒素排泄量が測定できれば，その窒素量に相当するたんぱく質量，その燃焼に必要なO_2量や産生されるCO_2量を求めることができる。それゆえ，実際にエネルギー消費量を算定する場合，測定したCO_2発生量からたんぱく質の燃焼によって発生したCO_2量を差し引いたものを，測定したO_2消費量からたんぱく質の燃焼に使われたO_2量を差し引いたもので割ることによって**非たんぱく質呼吸商（non protein respiratory quotient：NPRQ）**を求め，表9－3を用いて，体内で消費した糖質と脂質の燃焼割合，糖質および脂質由来の発生熱量を算出し，全発生熱量，すなわち消費エネルギー量が算出できる。

$$非たんぱく質呼吸商(NPRQ) = \frac{発生したCO_2量 - たんぱく質により発生したCO_2量}{消費したO_2量 - たんぱく質が消費したO_2量}$$

ここに，実際に計算例を示す（表9－4）。

ある人が24時間内に酸素を450L消費し，二酸化炭素を380L排出し，尿中窒素排泄量が12gであったとすると，各熱量素をそれぞれ何gずつ燃焼し，何kcalを消費したことになるか。

また，このような計算で，尿中窒素排泄量を測定せず，たんぱく質の燃焼を無視して計算する場合がある。ここの場合，RQ＝380/450≒0.84となり，RQ 0.84

表9－3　混合酸化における糖質および脂質の割合

(ツンツ・シュンブルグ・ラスクによる)

非たんぱく呼吸商 R. Q.	全熱量発生に関与する割合		1Lの酸素に対するエネルギー (kcal)	非たんぱく呼吸商 R. Q.	全熱量発生に関与する割合		1Lの酸素に対するエネルギー (kcal)
	糖質	脂質			糖質	脂質	
0.707	0	100	4.686	0.86	54.1	45.9	4.875
0.71	1.10	98.9	4.690	0.87	57.5	42.5	4.887
0.72	4.76	95.2	4.702	0.88	60.8	39.2	4.899
0.73	8.40	91.6	4.714	0.89	64.2	35.8	4.911
0.74	12.0	88.0	4.727	0.90	67.5	32.5	4.924
0.75	15.6	84.0	4.739	0.91	70.8	29.2	4.936
0.76	19.2	80.8	4.751	0.92	74.1	25.9	4.948
0.77	22.8	77.2	4.764	0.93	77.4	22.6	4.961
0.78	26.3	73.7	4.776	0.94	80.7	19.3	4.973
0.79	29.9	70.1	4.788	0.95	84.0	16.0	4.985
0.80	33.4	66.6	4.801	0.96	87.2	12.8	4.998
0.81	36.9	63.1	4.813	0.97	90.4	9.58	5.010
0.82	40.3	59.7	4.825	0.98	93.6	6.37	5.022
0.83	43.8	56.2	4.838	0.99	96.8	3.18	5.034
0.84	47.2	52.8	4.850	1.00	100.0	0	5.047
0.85	50.7	49.3	4.862				

表9-4　呼気分析に基づく消費エネルギー量の計算例

24時間内　O₂消費量	450L
24時間内　CO₂排出量	380L
24時間内　尿中窒素排泄量	12 g
たんぱく質の燃焼量（分解量）　　　12×6.25（たんぱく質換算係数）	= 75 g
たんぱく質の燃焼に要したO₂消費量（表9-2より）	0.966×75 = 72L
たんぱく質の燃焼によって発生したCO₂量（表9-2より）	0.774×75 = 58L
糖質・脂質の燃焼に要したO₂消費量	450－72 = 378L
糖質・脂質の燃焼によって発生したCO₂量	380－58 = 322L
非たんぱく質呼吸商（NPRQ）	322／378 = 0.85
NPRQ = 0.85のときの消費O₂1L当たりの発生熱量（表9-3より）	4.862 kcal
糖質・脂質の燃焼によって発生した熱量	4.862×378 = 1,838 kcal
たんぱく質の燃焼によって発生した熱量	4.49×72 = 323 kcal
総発生熱量（消費エネルギー量）	1,838＋323 = 2,161 kcal

のときの消費O_2 1L当たりの発生熱量は表9-3より4.850kcalとなる。よってO_2消費量450L当たりの発生熱量は，2,183kcalとなり，1％程度の誤差であり，無視しなかった場合と結果はほとんど変わらない。呼気の採取時間が，実際には5分や10分程度の場合は，その間に腎臓で作られる尿を採取すること自体不可能で，たんぱく質の燃焼を無視することになるが，それでも正確な結果を得ることができるわけである。その理由として，① 体内で燃焼するたんぱく質量が，糖質や脂質に比べて少ない，② 消費O_2 1L当たりの発生熱量は，糖質も脂質もたんぱく質もそれほど大きな差がない，③ 活動量の大小に関係なく，たんぱく質の燃焼量はほぼ一定していることが挙げられる。

　　4）**直接法，間接法以外のエネルギー代謝量の評価法**

　① **行動時間調査法（タイム・スタディ）**：個人の1日の生活活動，すなわち家庭や職場での諸活動，余暇活動など，すべての行動を時間的に記録し，行動別消費時間と行動別エネルギー代謝率（RMR）から，1日の総エネルギー消費量を求める。

　② **心拍数記録法**：歩行，ジョギング，そして走行という具合に身体活動強度が上がると心拍数が上昇する。一般に，心拍数の上昇と酸素摂取量（％ VO_{2max}）の間に正の相関が認められることから，24時間の心拍数を記録すれば，1日のエネルギー消費量を推定することができる。近年では，24時間にわたって心電図を記録する軽量・簡便な装置が開発されている。

　③ **歩数記録法**：最近では，さまざまな歩数計が開発され，広く一般に普及している。しかし，歩幅や坂道での上り下り，身体の上下運動，荷物の有り無しなどの歩行条件などさまざまな条件によってエネルギー消費量の値が大きく変動するため，歩数によるエネルギー消費量算定はかなり難しいと言わざるをえない。歩数計による算定値は，1日の生活活動の目安として捉えるべきである。

　④ **二重標識水法**：二重標識水を用いた方法は，数週間にわたって普通の生活をしている人の平均的なエネルギー消費量を求めるためには最も正確な方法とされている。しかし，この方法は経費が高くつき，非放射性アイソトープである安定同位元素を分析する特殊な質量分析装置が必要であり，手軽に用いられる方法で

はない。

（3）基礎エネルギー消費量 (Basal energy expenditure：BEE)

　従来，**基礎代謝（Basal Metabolism：BM）**，あるいは**基礎代謝率（Basal Metabolic rate：BMR）**といわれているものと同義である。体細胞内では，生命活動が絶えることなく行われ，合成・分解が繰り返されており，これを維持するために，身体的・精神的に安静な状態において生命を維持するのに必要な覚醒時の最小限のエネルギー量が基礎代謝と定義される。体温を一定に維持し，心臓の拍動や呼吸運動，各組織における最低限の代謝がこれに相当する。

　また，基礎代謝が覚醒時の生理的最小のエネルギー代謝量であることから睡眠時代謝は基礎代謝の10％低いエネルギー水準と考えられている。これは睡眠中では骨格筋がより弛緩し，心拍数も低下していることなどによる。

　それゆえ，基礎代謝の測定は，前日の夕食後12～15時間を経過し食物が完全に消化・吸収された状態になっている早朝空腹時に，快適な温度条件下（通常20～25℃）で，**安静仰臥した状態**で，**覚醒状態**で測定される。

　しかし，基礎代謝量を厳密にこの条件で測定することは容易ではなく，一般的には限りなく基礎代謝に近い安静時代謝を測定していると言わざるをえない状況である。それゆえ，後述する安静時代謝を測定し，その平均値を0.8倍して基礎代謝量を知るという手段が取られることもある。この0.8倍という考え方は，後述する食事誘発性体熱産生の10％増と，骨格筋等の緊張あるいは覚醒状態であることなどによる10％増ということに基づいている。この考えを基に，第五次改定日本人の栄養所要量策定時までは，睡眠中のエネルギー代謝量を基礎代謝量を10％下回るとみなされていた。しかし，現在（第六次改定時以降）の栄養学分野における捉え方は，睡眠時の代謝が日常の生活活動の中でみられる身体的・精神的に安静な状態で代謝される最小のエネルギー代謝であるとして，睡眠時代謝量がすなわち基礎代謝量であると立場をとっている。このように，現時点では基礎

表9－5　性・年齢階層別基礎代謝基準値と基礎代謝量

年齢 （歳）	男				女[1)]			
	基準体位		基礎代謝 基準値 (kcal/kg体重/日)	基礎代謝量 (kcal/日)	基準体位		基礎代謝 基準値 (kcal/kg/日)	基礎代謝量 (kcal/日)
	身長 (cm)	体重 (kg)			身長 (cm)	体重 (kg)		
1～2	85.0	11.9	61.0	730	84.7	11.0	59.7	660
3～5	103.5	16.7	54.8	920	102.5	16.0	52.2	840
6～7	119.6	23.0	44.3	1,020	118.0	21.6	41.9	910
8～9	130.7	28.0	40.8	1,140	130.0	27.2	38.3	1,040
10～11	141.2	35.5	37.4	1,330	144.0	35.7	34.8	1,240
12～14	160.0	50.0	31.0	1,550	154.8	45.6	29.6	1,350
15～17	170.0	58.3	27.0	1,570	157.2	50.0	25.3	1,270
18～29	171.0	63.5	24.0	1,520	157.7	50.0	23.6	1,180
30～49	170.0	68.0	22.3	1,520	156.8	52.7	21.7	1,140
50～69	164.7	64.0	21.5	1,380	152.0	53.2	20.7	1,100
70以上	160.0	57.2	21.5	1,230	146.7	49.7	20.7	1,030

1) 妊婦を除く。

代謝の定義が生理学の分野と栄養所要量の分野で一致していないため、混乱しないように注意しなければならない。

基礎代謝量は、動物種を越えて、大きい動物では大きく、小さい動物では小さい。しかし、正確には体重と比例するのではなく、体表面積に比例する傾向がある。したがって、所要量算定に用いられている基礎代謝基準値は、体重当たりではなく、体表面積当たりで示されるべきであるが、個人個人体表面積を測定するのは大変煩雑であることから、性・年齢別に（性・年齢別に細かく区分することで、体重当たりの表記で問題を生じないようにしている）体重当たりで示されている（表9－5）。

基礎代謝量に影響を及ぼす要因として、① **身体の大きさ・形**（体表面積）、② **体組成**（筋肉量）、③ **性**（主として筋肉量の影響）、④ **年齢**（幼児期には成長発育に伴う代謝が活発である）、⑤ **ホルモン**（甲状腺ホルモン、女性ホルモンなど）、⑥ **環境温度・季節**、⑦ **妊娠などの身体状況**（病態など）、⑧ **病態による発熱**、⑨ **栄養状態**などがあげられる。

① 身体の大きさ・形（体表面積）

体表面積は、身体の大きさを表すひとつの単位であり、基礎代謝量と最も高い相関を示す。それゆえ、従前は基礎代謝基準値を体表面積当たりで示していたが、近年は体重も基礎代謝と相関が高く計算も容易であることから、体重当たりで示すようになっている。特に身体の小さい者や大きい者、あるいは肥満者はこの相関関係からはずれ、別に補正が必要となる。

② 体組成（筋肉量）

筋肉組織のエネルギー代謝活性は大きく、脂肪組織では小さい。それゆえ、太っている人は痩せている人に比べて基礎代謝基準値は小さくなる。運動選手の体重当たりの基礎代謝基準値が大きいのもこのためである。

③ 性（主として筋肉量の影響）

性による基礎代謝基準値の差異は、前述の活性な筋肉組織量と不活性な脂肪組織量の割合（体組成）の違いと、性ホルモンの影響によるものである。一般に思春期以降の成人においては、男性が女性に比べ約10％高いが、小児期では性差が少なく7％程度の違いと考えられている。

④ 年齢（幼児期には成長発育に伴う代謝が活発である）

基礎代謝基準値でみると2歳児が最も高く、年齢の増加とともに低下する。新生児から2歳児までは増大するが、これは組織の増大に伴い組織の細胞の働きが活発になるためである。

⑤ ホルモン（甲状腺ホルモン、女性ホルモンなど）

甲状腺、脳下垂体、副腎、生殖腺のホルモンは基礎代謝に影響する。なかでも甲状腺から分泌されるチロキシン、副腎髄質から分泌されるアドレナリンの影響は大きい。

⑥ 環境温度・季節

夏は、筋肉を弛緩させて代謝機能を低くして熱の産生を押さえるとともに、血

管を拡張し熱の放散を容易にする。冬は，筋肉を緊張させて代謝機能を高めて熱の産生を増加させるとともに，血管を収縮させて熱の放散を防ぐ。したがって，夏に基礎代謝は年間平均よりも5％程度低くなり，冬は5％程度高くなることから，夏冬の基礎代謝量の差は約10％と考えられている。

⑦ 妊娠などの身体状況

妊娠した場合，最初の4ヵ月の基礎代謝はほとんど変化しないがその後しだいに増加し，出産直前には20％程度高くなる。これは，胎児による増加分と考えられている。

⑧ 病態による発熱

発熱した場合などは，基礎代謝は体温上昇にほぼ比例して高まる。通常，体温が1℃上がると約13％エネルギー消費量が大きくなる。

⑨ 栄 養 状 態

栄養失調，栄養不良の場合，体表面積当たりの基礎代謝量は低下する。これは，栄養不良に対する生体の適応現象で，熱量の消費を押さえるため細胞の活動を減退させるためと考えられている。

（4）安静時エネルギー消費量 (Resting energy expenditure：REE)

安静時代謝は，静かに椅子に座って休息している状態で消費されるエネルギー量である。前述したとおり，座位の姿勢であることから骨格筋の緊張による代謝量の亢進分（10％増）が上乗せされる。また，測定時刻にもよるが，通常，食事の影響を完全に取り除いた早朝空腹時に測定することは極めて希で，食事誘発性体熱産生作用を受けた状態（10％増）で測定される。それゆえ，それぞれの増加分を加算して，安静時代謝量は，基礎代謝量の20％増しと考えられている。

（5）食事誘発性体熱産生 (Diet - induced thermogenesis：DIT)

生活活動に伴うエネルギー代謝量の増加分の中には，食物を摂取することに伴う消費エネルギーの増加分が含まれている。これを，**食事誘発性体熱産生（DIT）**，あるいは **TEF（Thermic effect of Food）** という。古くは，食事による**特異動的作用（SDA：Specific Dynamic Action）** とよばれたものである。

この効果は食後まもなく発現し，約1時間後に最高値に達しその後徐々に減少するが5～10時間程継続する。食事をとれば暖かく感じるのはこのためである。これは食事摂取に伴う消化・吸収作用，吸収された栄養素の各組織への体内輸送，各組織での代謝などが行われるためである。

この増加量は，栄養素の種類によって異なり，たんぱく質では摂取したもののもつ生理的エネルギー量の約30％，糖質では約5％，脂質では約4％である。日本人の食事は糖質が多いので，平均して約10％とされている。必要量の算定には，食事誘発性体熱産生作用は活動時のエネルギー代謝（消費）量に含まれるものとして別立てしないことになっている。

（6）睡眠時代謝量

基礎代謝量より低いが，食事摂取基準（2010年版）では同一としている。

（7）身体活動時エネルギー消費量（Activity energy expenditure：AEE）

私たちは身体を動かして日常生活を行っている。仕事や家事，あるいはスポーツなどの日常生活におけるさまざまな身体活動によってエネルギー代謝は亢進する。この増加分が身体活動時エネルギー消費量であり，活動代謝量と同義である。活動代謝量は，図9－4に示すように活動時全エネルギー消費量から安静時エネルギー代謝量を差し引いた量である。この活動代謝量を知ることは，個人のエネルギー必要量を決定する上で，非常に重要である。活動時の身体活動強度を示す指数には，活動強度指数，エネルギー代謝率，活動代謝，メッツがある。

1）活動強度指数（Activity factor：Af）

第六次改定日本人の栄養所要量で使われた指数である。基本的には，全消費エネルギー量（TEE）を基準となる代謝量（米国では安静時代謝，日本では基礎代謝）で割った値であり，個別の活動および日常生活の活動レベルを表示する共通の指標として国際的に広く使われ始めたものである。基準となる代謝量が基礎代謝か安静時代謝かに問題が及ぶが，原則的には，限りなく基礎代謝に近い状態での安静時代謝ということになるであろう。エネルギー代謝率（RMR）との関係は，ほぼ「RMR＋1.2」に近い値となる。

2）エネルギー代謝率（relative metabolic rate：RMR）

RMRは，活動時の全エネルギー消費量から安静時エネルギー消費量（一般に基礎代謝量の1.2倍）を差し引き，活動代謝量を求め，これを基礎代謝量に対する割合で示したものである。

$$RMR = \frac{活動時の全エネルギー消費量 - 基礎代謝量 \times 1.2}{基礎代謝量}$$

このRMRは，体格，性別，年齢などによる個人差が少なく，その動作に対して固有の値となり，日本で従来から広く用いられている。しかし，国際的には，RMRは安静時代謝（resting metabolic rate）の略号となっており，混乱を招いている。こうした混乱を避けるため安静時代謝量をREE（resting energy expenditure），総（全）エネルギー消費量をTEE（total energy expenditure）で表示するようになってきている。

3）活動代謝（1分間の消費エネルギー量：Ea）

活動時の全消費エネルギー量（安静時代謝分も含んだTEE）を体重当たり1分間の消費エネルギー量（kcal／kg／分）で表したものであり，消費エネルギーの計算が容易であることからアメリカなどでよく用いられている。RMRとEaとの間には極めて高い相関関係があることからRMRを容易にEaに換算することができる。

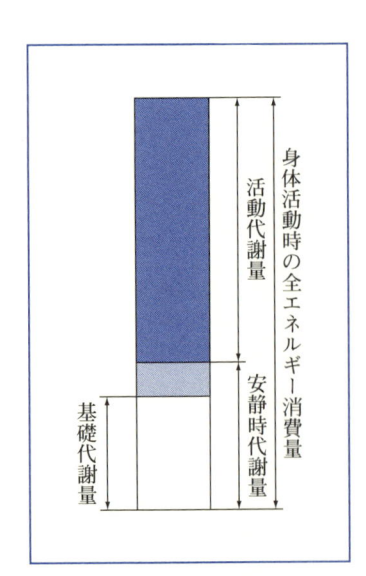

図9－4 身体活動時のエネルギー消費量構成

4）メッツ（METS）

METSは，活動時の全消費エネルギー量（安静時代謝分も含んだTEE）が安静時代謝の何倍に当たるかを示す値で，エネルギー消費量の評価に当たって欧米で広く用いられている。METSとは，Metabolite（代謝産物）から名付けられたもので，安静状態を維持するためのO_2必要量 3.5mL／kg／分を1単位としたものである。METSとRMRとの間には次の関係が成り立つ。

$$RMR = 1.2 \times (METS - 1)$$

（8）1日のエネルギー必要量

現在の日本においては，エネルギー摂取の不足に陥りやすい人，エネルギー摂取の過剰状態に陥っている人，さらにはエネルギー摂取バランスの崩れている人など，その様相は千差万別である。それ故，現在は，生活習慣病予防の観点から，個人の適切なエネルギー必要量を算出する必要がある。**エネルギーの食事摂取基準**には，栄養素で用いられる食事摂取基準の概念を適用することはできない。そのため，**推定エネルギー必要量**（estimated energy requirement：EER）の概念，すなわち「当該集団に属する人のエネルギー出納（成人の場合，エネルギー摂取量 − エネルギー消費量）が，ゼロ（0）となる確率が最も高くなると推定される1日当たりのエネルギー摂取量」を適用することになる。個人のエネルギー摂

表9−6　身体活動レベル別にみた活動内容と活動時間の代表例（15～69歳）[1]

		低い（Ⅰ）	ふつう（Ⅱ）	高い（Ⅲ）
身体活動レベル[2]		1.50 （1.40～1.60）	1.75 （1.60～1.90）	2.00 （1.90～2.20）
日常生活の内容[3]		生活の大部分が座位で，静的な活動が中心の場合	座位中心の仕事だが，職場内での移動や立位での作業・接客等，あるいは通勤・買物・家事，軽いスポーツ等のいずれかを含む場合	移動や立位の多い仕事への従事者。あるいは，スポーツなど余暇における活発な運動習慣をもっている場合
個々の活動の分類（時間／日）	睡眠（0.9）[4]	7～8	7～8	7
	座位または立位の静的な活動 （1.5：1.0～1.9）[4]	12～13	11～12	10
	ゆっくりした歩行や家事など 低強度の活動（2.5：2.0～2.9）[4]	3～4	4	4～5
	長時間持続可能な運動・労働など 中強度の活動（普通歩行を含む） （4.5：3.0～5.9）[4]	0～1	1	1～2
	頻繁に休みが必要な運動・労働など高強度の活動 （7.0：6.0以上）[4]	0	0	0～1

[1] 表中の値は，東京近郊在住の成人を対象とした，3日間の活動記録の結果から得られた各活動時間の標準値。二重標識水法及び基礎代謝量の実測値から得られた身体活動レベルにより3群に分け，各群の標準値を求めた。
[2] 代表値。（ ）内はおよその範囲。
[3] 活動記録の内容に加え，Black, et al. を参考に，身体活動レベル（PAL）に及ぼす職業の影響が大きいことを考慮して作成。
[4] （ ）内はメッツ値（代表値：下限～上限）。

表9－7　身体活動の分類例

身体活動の分類 （メッツ値[1]の範囲）	身体活動の例
睡眠（0.9）	睡眠
座位または立位の静的な活動 （1.0～1.9）	テレビ・読書・電話・会話など（座位または立位），食事，運転，デスクワーク，縫物，入浴（座位），動物の世話（座位，軽度）
ゆっくりした歩行や 家事など低強度の活動 （2.0～2.9）	ゆっくりした歩行，身支度，炊事，洗濯，料理や食材の準備，片付け（歩行），植物への水やり，軽い掃除，コピー，ストレッチング，ヨガ，キャッチボール，ギター・ピアノなどの楽器演奏
長時間持続可能な 運動・労働など中強度の活動 （普通歩行を含む） （3.0～5.9）	ふつう歩行～速歩，床掃除，荷造り，自転車（ふつうの速さ），大工仕事，車の荷物の積み下ろし，苗木の植栽，階段を下りる，子どもと遊ぶ，動物の世話（歩く／走る，ややきつい），ギター：ロック（立位），体操，バレーボール，ボーリング，バドミントン
頻繁に休みが必要な 運動・労働など高強度の活動 （6.0以上）	家財道具の移動・運搬，雪かき，階段を上る，山登り，エアロビクス，ランニング，テニス，サッカー，水泳，縄跳び，スキー，スケート，柔道，空手

[1] メッツ値（metabolic equivalent，MET：単数形，METs：複数形）は，Ainsworth, et al. による。いずれの身体活動でも活動実施中における平均値に基づき，休憩・中断中は除く。

取量が，推定エネルギー必要量よりも少なくても多くてもエネルギー出納収支が適正である確率は同程度に低下することになる。

原則として，推定エネルギー必要量は，

　　基礎代謝量（kcal/日）×身体活動レベル

として算出される。このとき，基礎代謝量は，"基礎代謝基準値（kcal/kg/日）×基準体重（kg）"として求められる。

身体活動レベル（physical activity level：PAL）は，1日のエネルギー消費量を1日当たりの基礎代謝量で除した指数である。日常生活を自由に営んでいる状態で1日のエネルギー消費量を最も正確に測定する方法は，**二重標識水法**（doubly labeled water：DLW）である。この値は，Afを用いて示すと "$\Sigma Af \cdot T/1,440$" と表すことができる。

　　Af：各種生活動作の動作強度（基礎代謝量の倍数）
　　T：各種生活動作の時間（分）

日本人成人（20～59歳，139人）を対象とした身体活動レベルの測定，すなわち二重標識水法によるエネルギー消費量の測定と正確な基礎代謝量の測定から3分割した成人集団（18～69歳）の身体活動レベルが定められている（表9－6）。すなわち，25パーセンタイル値（1.60）と75パーセンタイル値（1.90）を基準に，低い方から順に，身体活動レベルⅠ（低い：1.50），レベルⅡ（普通：1.75），レベルⅢ（高い：2.00）と定め，その構成人数をおよそ1：2：1と考えている。実際，全対象者の身体活動レベルの平均値±標準偏差は 1.75±0.22 であることから，レベルⅠの代表値は，全体の「平均値－1×標準偏差」，レベルⅢの代表値は「平均値＋1×標準偏差」にほぼ等しくなっている。なお，身体活動の分類例を表9－7に示した。活動強度はAfの値から判断することができる。

2. ヒトのエネルギー必要量

　成長期である小児の推定必要エネルギー量（kcal/日）は，身体活動に必要なエネルギーに加え，成長に伴う組織合成に要するエネルギーと組織増加分のエネルギー（以下，**エネルギー蓄積量**という）が余分に必要となる。それ故，
　　　基礎代謝量（kcal/日）×身体活動レベル ＋ エネルギー蓄積量
として算出される。身体活動レベルは年齢階級によって異なるため，小児の身体活動レベルをDLW法で測定した報告に関する系統的レビュー等の検討から1〜2歳：1.4，3〜5歳：1.5，6〜7歳：1.6，8〜14歳：1.7，15〜17歳：1.75と，年齢と共に増加することが示されている。なお，1〜5歳では，身体活動レベルの個人差が小さいと考えられることから，身体活動レベルの区分は設けられていない。8〜14歳は，身体活動レベルの低い者はいないが，高い者がいることからレベルⅢ（1.9）の区分が設けられている。15〜17歳に関しては，成人と同じ3区分設けられている。

　乳児も，小児と同じ考えに基づき，"総エネルギー消費量 ＋ エネルギー蓄積量"として求められる。この総エネルギー消費量は，DLW法を用いた研究報告から，FAOが報告している体重だけを独立変数とする回帰式から求められる。
　　　母乳栄養児：総エネルギー消費量（kcal/日）＝ 92.8×基準体重（kg）− 152.0
　　　人工乳栄養児：総エネルギー消費量（kcal/日）＝ 82.6×基準体重（kg）− 29.0
　エネルギー蓄積量も小児と同様に，基準体重から1日当たりの体重増加量を計算し，組織増加分エネルギー密度との積から求めている。
　なお，これまで採用されていた母乳中エネルギー濃度（661kcal/L）と哺乳量（0.78L/日）との積（516kcal/日）はあくまで参考値と考えられている。

　妊娠における推定エネルギー必要量は，同年代の女性の総エネルギー消費量に，妊娠による総エネルギー消費量の増加分とエネルギー蓄積量を加算したものとなる。それ故，妊娠期別に付加量として定めることとし，初期；50kcal/日，中期；250kcal/日，末期；500kcal/日が付加量とされている。
　また，授乳婦における推定エネルギー必要量は，
　　　総エネルギー消費量 ＋ 泌乳量相当分 − 体重減少分
と考えられる。このとき，授乳期の総エネルギー消費量は非妊娠時と同様と考えられている。泌乳量は哺乳量と同じと見なし，母乳中のエネルギー含有量を650kcal/L，エネルギー変換効率を80％と考え，
　　　0.78L/日×650kcal/L ÷ 0.80 ≒ 634kcal/日
体重減少については，減少分のエネルギーを6,500kcal/kg体重，体重減少量0.8kg/月と考え，
　　　6,500kcal/kg体重×0.8kg/月÷30日 ≒ 173kcal/日
と見積もっている。その結果，付加量は634 − 173 ＝ 461kcal/日となり，これを50kcal単位で丸めて450kcal/日としている。

以上の推定エネルギー必要量の考え方を基に策定されたものが，表9−8に示す**エネルギーの食事摂取基準**である。

表9−8　エネルギーの食事摂取基準：推定エネルギー必要量（kcal/日）[1]

性　別	男　性			女　性		
身体活動レベル	Ⅰ	Ⅱ	Ⅲ	Ⅰ	Ⅱ	Ⅲ
0〜5（月）	—	550	—	—	500	—
6〜8（月）	—	650	—	—	600	—
9〜11（月）	—	700	—	—	650	—
1〜2（歳）	—	1,000	—	—	900	—
3〜5（歳）	—	1,300	—	—	1,250	—
6〜7（歳）	1,350	1,550	1,700	1,250	1,450	1,650
8〜9（歳）	1,600	1,800	2,050	1,500	1,700	1,900
10〜11（歳）	1,950	2,250	2,500	1,750	2,000	2,250
12〜14（歳）	2,200	2,500	2,750	2,000	2,250	2,550
15〜17（歳）	2,450	2,750	3,100	2,000	2,250	2,500
18〜29（歳）	2,250	2,650	3,000	1,700	1,950	2,250
30〜49（歳）	2,300	2,650	3,050	1,750	2,000	2,300
50〜69（歳）	2,100	2,450	2,800	1,650	1,950	2,200
70以上（歳）[2]	1,850	2,200	2,500	1,450	1,700	2,000
妊婦（付加量）　初期				+50	+50	+50
中期				+250	+250	+250
末期				+450	+450	+450
授乳婦（付加量）				+350	+350	+350

[1] 成人では，推定エネルギー必要量＝基礎代謝量（kcal/日）×身体活動レベルとして算定した。18〜69歳では，身体活動レベルはそれぞれⅠ＝1.50，Ⅱ＝1.75，Ⅲ＝2.00としたが，70歳以上では，それぞれⅠ＝1.45，Ⅱ＝1.70，Ⅲ＝1.95とした。
[2] 主として，70〜75歳ならびに自由な生活を営んでいる対象者に基づく報告から算定した。

〔参考文献〕
1）芦田　淳『栄養化学概論』養賢堂，1979
2）小池五郎『新やさしい栄養学』女子栄養大学出版部，2001
3）厚生労働省『第六次改定　日本人の栄養所要量』
4）小林修平編『栄養所要量・基準量と食生活ガイドライン』建帛社，1997
5）栄養健康科学シリーズ『栄養学総論』南江堂，1999
6）栄養科学シリーズ『―NEXT―栄養学総論』講談社サイエンティフィック，2000
7）厚生労働省『日本人の食事摂取基準（2010年版）』

第10章
分子栄養学

<学習のポイント>

1. 食事など環境の変化に対応して遺伝子発現が変化する。
2. 人の身体は細胞から構成されており，細胞は臓器により独自の機能を果たしている。その中心的役割を果たしているのが核である。
3. 核にはDNAが含まれており，細胞分裂時に染色体DNAとして現わされる。染色体末端にはテロメアが存在している。
4. DNAから転写によりRNAが作られ，スプライシングによりmRNAが作られる。核外に送り出されたmRNAを鋳型としてたんぱく質が作られる。
5. DNAはアデニン，グアニン，シトシン，チミンの4種類の塩基から構成されている。
6. 栄養素は遺伝子発現のさまざまなステップで，その発現調節に関与している。
7. 遺伝子のプロモーター領域に存在する転写因子結合部位と関係する栄養素が分かってきた。
8. 多数の遺伝子多型が見出されており，生活習慣病発症素因との関係が一部明らかにされている。

1. 分子栄養学とは

人が生命活動を維持し，環境の変化に対応していくためには，それぞれの状況に応じてエネルギーを産生し，代謝も変化させていかなければならない。食事を摂取した時には，消化酵素が作られ分泌される。食後には，血中血糖値やトリグリセリド値などが高値となるが，その血中濃度を元の値まで戻そうと代謝が変化する。これは環境が変化した時，シグナルが脳や各臓器に伝えられ，さらに臓器を構成している細胞の中にある核にシグナルが伝わることで，核の中の遺伝子が活動を開始し代謝が変化してくるからである。この環境の変化に対応して起こる遺伝子発現の変化は，個人の体質によっても違いがある。例えば同じ食事をしても，人によって食後にみられる血糖値上昇の程度に違いのあることが観察される。その原因の一つは，糖代謝に関係している遺伝子の構造が，個人によって必ずしも同じではないということである。分子栄養学とは栄養を分子レベルから考え，体質に応じた個人レベルでの栄養療法を可能にし，健康の維持増進に役立てることを目的とする学問である。

2. 細胞と遺伝子の構造

人が生命を維持していくためには，身体を構成している諸臓器が統一のとれた機能を維持していくことが必要であり，その基本的単位が細胞である。人の身体はおよそ60兆個の細胞から構成されている。細胞は高度に組織化された微細構造をもっており，たえず物質代謝を行い，エネルギーを消費しながら，細胞ごとに独自の機能を果たしている。細胞には表10-1に示すように，数多くの細胞器官

表10-1 細胞器官の大きさ，数，容積，生理機能

名　称	直径（μm）†	細胞内個数	細胞内容積(%)	生　理　機　能
核（核膜）	8	1	6	遺伝情報の保持，表現，情報の感受
ミトコンドリア（内・外膜）	1〜2	1,665	16	エネルギー産出，異化代謝，呼吸
リソソーム	0.5〜1	250	2	細胞内外物質の消化（加水分解）
ペルオキシソーム	0.5〜1	370	2	解毒，過酸化水素の形成と処理，脂質異化
粗面小胞体	(0.05〜0.3)*	—	10	たんぱく質の生合成（同化代謝）
滑面小胞体	(0.02〜0.3)*	—	6	脂質合成，解毒，同化代謝，イオン輸送
ゴルジ装置	(0.08〜0.3)**	数個	1	分泌顆粒形成，多糖，リポたんぱく質，粘液形成
ファゴソーム	0.5〜2	不定	＜数パーセント	食作用（1μm以上の粒子の膜動輸送）
バイノソーム	0.3〜0.8	不定	＜数パーセント	細胞飲作用（1μm以下の粒子の膜動輸送）
コーテッドベジクル	0.05〜0.1	多数	＜数パーセント	細胞内外の物質輸送
多胞体	0.5	不定	＜0.1	細胞飲作用などに関連？
形質膜	—	1	—	外界との隔壁，物質輸送，代謝，情報感受（受容体），細胞間結合
外皮（糖衣）	—	1	—	細胞保護，細胞間連絡，特異性

注）＊分画中に破壊される連続した網状構造体，＊＊直径数μmの偏平な層板と微小な小胞，†細胞全体の直径は20μm。
出典）香川靖雄『生体膜』岩波全書，1978

が存在しているが，そのなかでも細胞の中心的役割を果たしているのが**核**である。

核には **DNA（デオキシリボ核酸）** が含まれており，DNA は細胞分裂時に染色体として現れる。染色体 DNA に蓄えられた遺伝情報は，複製されて正確に子孫に伝えられる。また同時に，交差，組み換え，転座，遺伝子変異などさまざまな過程によって，生物は進化したり，多様性を獲得したり，病気を引き起こしたりしている。

DNA はたんぱく質と結合してクロマチンとよばれる構造物を作っている。クロマチンを構成しているのは，非常に長い二重鎖 DNA と塩基性たんぱく質であるヒストンおよび非ヒストンたんぱく質などである。

細胞分裂の中期には，染色体は左右対称の形になっており，同一の**姉妹染色分体**がセントロメアでつながっている（図10－1）。姉妹染色分体を結びつけている部位が動原体とよばれる構造物である。有糸分裂のとき紡錘糸が動原体に結合し，染色体分離に働く。それぞれの染色体末端に長い反復配列からなるテロメアとよばれる構造がある。細胞分裂に際しテロメアは短縮することで老化や悪性腫瘍と関係している。テロメラーゼがテロメアを合成し，テロメアの長さを維持する。人では 23 対の染色体に分かれている。男性は 22 対と XY 染色体よりなり，女性は 22 対と XX 染色体より構成されている。染色体には遺伝情報が蓄えられており，その**遺伝情報**を担っているのが DNA である。

DNA からは**転写（トランスクリプション）**により DNA 暗号に相当する**リボ核酸（RNA）**が作られ，次にスプライシングという現象によりイントロンとよばれる部分が切り出され，エクソン部分が結合されて **mRNA（メッセンジャーRNA）**が作られる。核内でこれらのプロセッシングを受けた後，核外に送り出

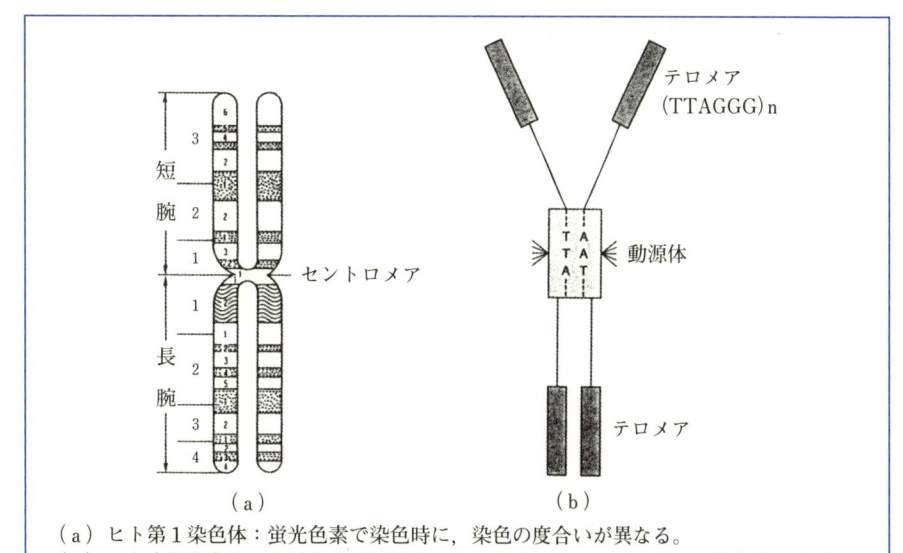

(a) ヒト第1染色体：蛍光色素で染色時に，染色の度合いが異なる。
(b) ヒト中期染色体：動原体が姉妹染色分体を結びつけている。各々の染色体の末端には長い反復配列からなるテロメアが存在している。

図 10－1　染色体模式図

れた mRNA を鋳型として**翻訳（トランスレーション）**されて，リボソーム上で細胞に必要なたんぱく質が生成される（図10－2）。

DNA 上にはたんぱく質生成をコードする領域である**エクソン**とそれを分断する形のコードをもたない長い介在配列である**イントロン**とが存在している。エクソンは全遺伝暗号のわずか 1.5％を占めているだけである。**ゲノム**とは遺伝子と遺伝子をつなぐ機能不明の部分，セントロメア，テロメアのすべてを含んだものである。

DNA の構成要素はアデニン（A），グアニン（G），シトシン（C），チミン（T）の４種類の塩基である。体細胞には 60 億塩基対，即ち 120 億の塩基が含まれている。たんぱく質をつくる情報を担っているのが遺伝子であり，遺伝子には，いつ，どこで，どれだけ，どのようなたんぱく質をつくるかを規定するプログラム

- 遺伝子から転写によりmRNA前駆体が作られ，スプライシングによりイントロンに相当するB・Dが切り離され，成熟mRNAとなる。
- 核外に移行したmRNAはリボソームで翻訳されてペプチドができる。
- ペプチドは修飾されて高次構造を形成してたんぱく質分子となる。

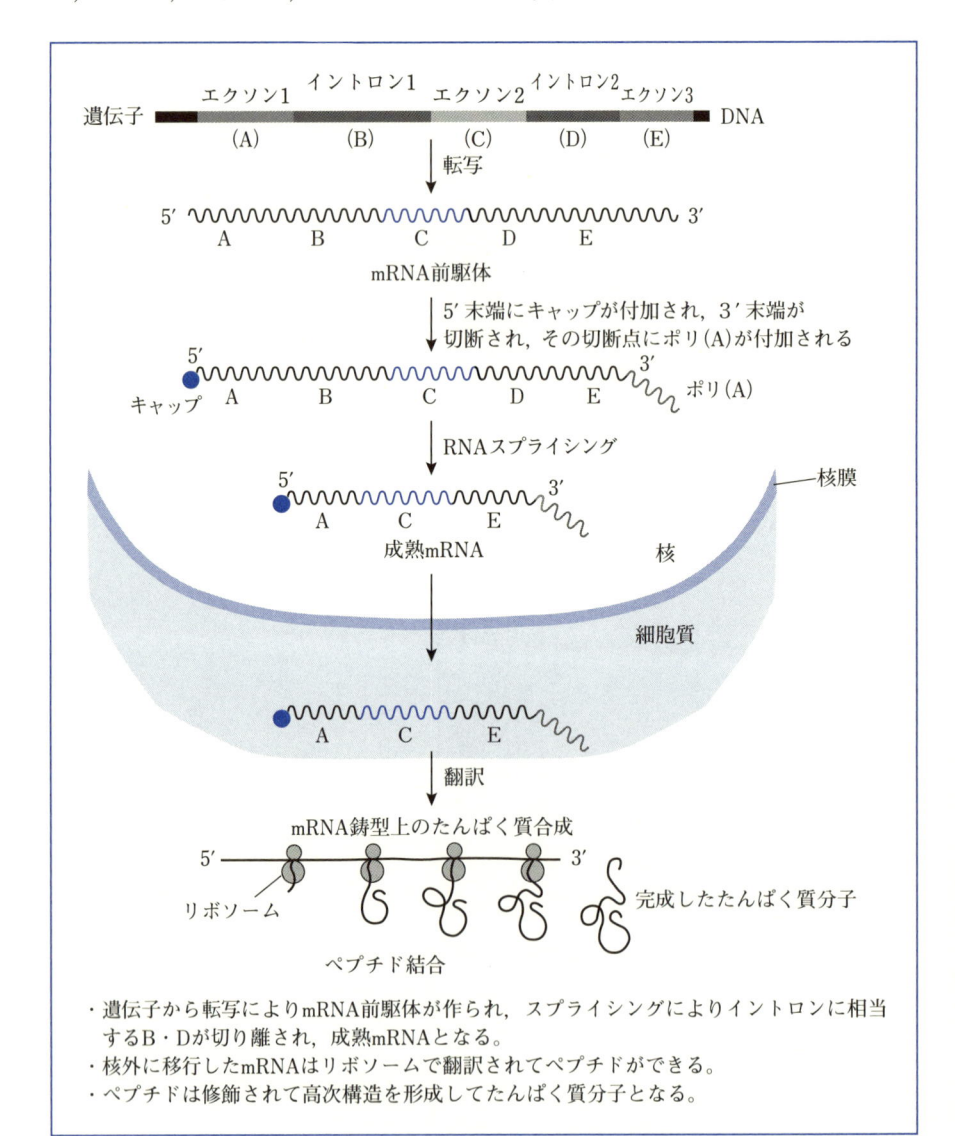

図10－2　遺伝子から mRNA，たんぱく質分子の生成

が書き込まれている。ゲノム中には遺伝子が約4万種類存在しており，これが10万種類ほどのたんぱく質を作り出すことができる。

DNAは**二重らせん構造**をしていることが1950年代はじめに報告され，Watson-Crickモデルとして知られている（図10－3）。DNAの構造には周期性があり，右巻きのらせんからなっている。らせんの直径は2nmで，長軸方向に2本のDNA鎖が平行に並んでいるが，その方向は互いに逆向きの関係になっている。塩基は0.34nmごとにならんでおり，塩基10個分，すなわち3.4nmがらせんの一周期となっている。

二重らせん構造の一部を図10－3bに示す。糖であるデオキシリボースとリン酸がホスホジエステル結合し，そこにアデニン，チミン，シトシン，グアニンの4塩基が結合している。二重らせんを構成している2本の鎖は，向き合った塩基が水素結合を形成することで支えられている。グアニンとシトシンとの間では3本の水素結合でつながっており（G－C結合），アデニンとチミンとの間は2本の水素結合でつながっている（A－T結合）。

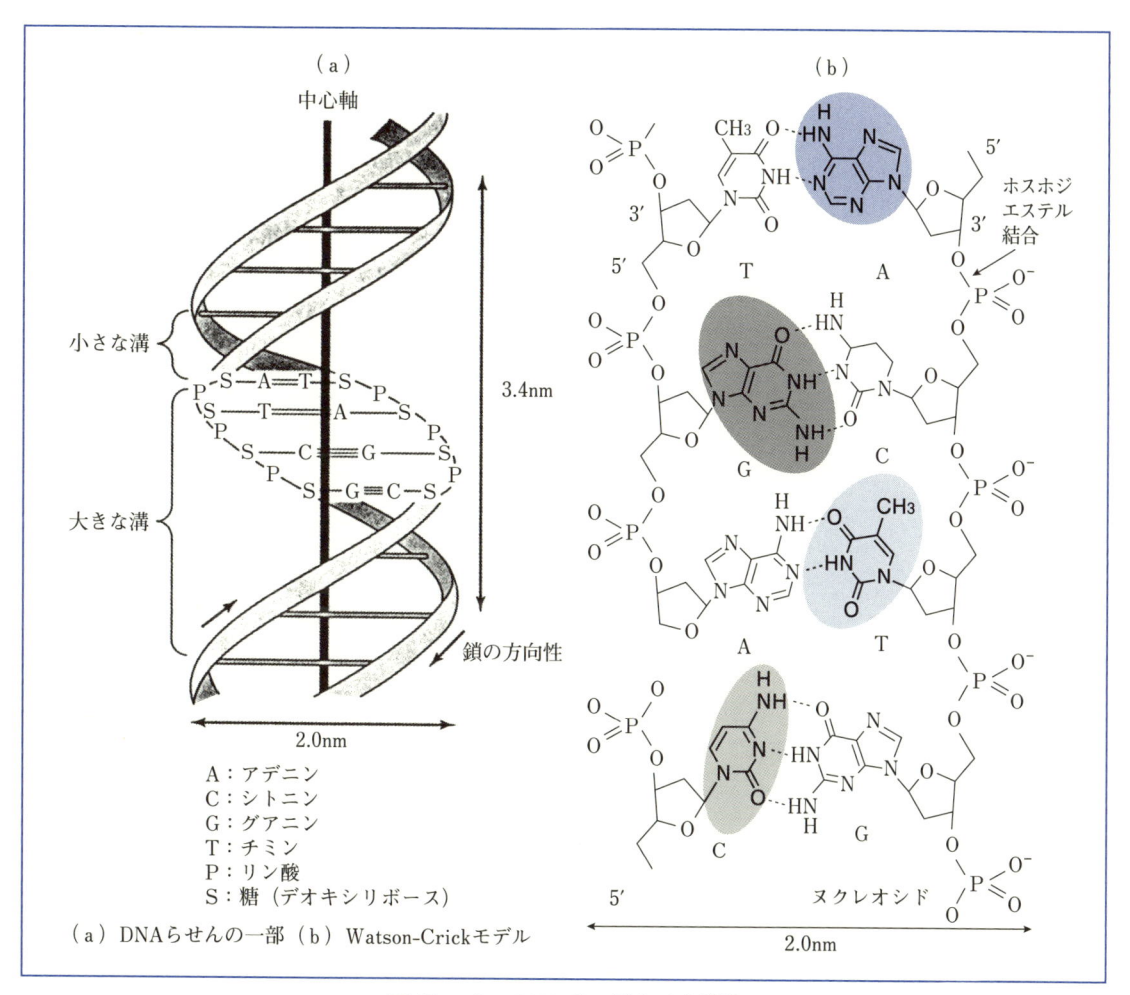

図10－3　DNAの二重らせん構造

表10－2　遺伝暗号

1 番 目 (5′末端)	2 番 目				3 番 目 (3′末端)
	U	C	A	G	
U (ウラシル)	Phe (P) Phe (P) Leu (L) Leu (L)	Ser (S) Ser (S) Ser (S) Ser (S)	Tyr (Y) Tyr (Y) 終止 (och) 終止 (amb)	Cys (C) Cys (C) 終止 Trp (W)	U C A G
C (シトシン)	Leu (L) Leu (L) Leu (L) Leu (L)	Pro (P) Pro (P) Pro (P) Pro (P)	His (H) His (H) Gln (Q) Gln (Q)	Arg (R) Arg (R) Arg (R) Arg (R)	U C A G
A (アデニン)	Ile (I) Ile (I) Ile (I) Met (M, 開始)	Thr (T) Thr (T) Thr (T) Thr (T)	Asn (N) Asn (N) Lys (K) Lys (K)	Ser (S) Ser (S) Arg (R) Arg (R)	U C A G
G (グアニン)	Val (V) Val (V) Val (V) Val (V) Met (M)	Ala (A) Ala (A) Ala (A) Ala (A)	Asp (D) Asp (D) Glu (E) Glu (E)	Gly (G) Gly (G) Gly (G) Gly (G)	U C G A

注）終止(och)はオーカー終止コドン，終止(amb)はアンバー終止コドンで，同定に使われた細菌の株に由来する。GUGは通常はバリンをコードするがmRNA鎖の5′末端ではメチオニンをもまれにコードする。

　外界からのさまざまな刺激に応答し，細胞は刺激を化学シグナルに変換し，核内へ伝達される。この化学シグナルは遺伝子の転写開始反応を調節する特異転写因子を活性化し，これが遺伝子のプロモーター領域に存在する特定の部位に結合し，転写が開始される。DNAの転写が開始されると，鎖長は伸展しやがて終結点をむかえる。転写後修飾・加工（スプライシング）されてmRNAが作られる。mRNAは翻訳開始，伸長，終結，さらに翻訳後修飾・加工の過程をへてたんぱく質が生成される。mRNA上の**コドン**とよばれる3塩基連鎖がひとつのアミノ酸に対応している（表10－2）。mRNAのヌクレオチドでは，塩基のチミン（T）はウラシル（U）にかわり，五炭糖はリボースになっている。

　ひとつの遺伝子の配列をもとにそのDNA暗号に相当するRNAが作られ，スプライシングにより**mRNA**ができる。このmRNAを鋳型としてたんぱく質が作られるのであるが，ひとつの遺伝子から1種類のたんぱく質が作られるとは限らない。多様なスプライシングにより，ひとつの遺伝子から複数のmRNAが作り出されることがある。例えばアポリポたんぱくB遺伝子からオルタナティブ　スプライシングによりアポB48とアポB100の2種類のアポBたんぱくが作られ，それぞれキロミクロンとVLDL（超低比重リポたんぱく）を形成し異なった作用を発揮している。また，たんぱく質はリン酸化やアセチル化などの修飾や，糖鎖などの付加を受けることによってその性質が変わってくる。このように，人体の遺伝子の数は約4万であっても，それから作り出されているたんぱく質は機能に

よって分けると数十万種類にのぼる。作り出されているたんぱく質の種類と量は，細胞によっても異なるが，また栄養の影響を受けて変化してくるのである。

3. 栄養と遺伝子の相互関係

　人体を構成している約60兆個の細胞は赤血球など一部の細胞を除いて，全く同一の**ゲノム**が含まれている。同じゲノムをもちながら，働かせている**遺伝子**は細胞によって異なり，半分以上の遺伝子は休眠させている。肝細胞，筋肉細胞，神経細胞，脂肪細胞など，それぞれの細胞の遺伝子は必要なたんぱく質を，必要な時に，必要な量だけ作るように調節されている。そしてそれぞれの細胞が独自の機能を果たしている。

　食物を摂取すると消化酵素が分泌され，消化・吸収が始まる。ここでは食物を摂取したというシグナルがさまざまな細胞に伝えられ，それに対応するように，必要とする細胞の遺伝子にスイッチが入れられる。食後，血糖や中性脂肪などが上昇してくるので，これらの血中濃度の変化を感知して，もとのレベルまで戻そうと，別の細胞の遺伝子にスイッチが入れられる。これらのスイッチの入り方が食事成分によっても異なるし，体質素因によっても差違のあることが明らかにされている。

　DNAからたんぱく質にいたる経路のそれぞれのステップで，栄養素により遺伝子発現は調節されている。転写の調節，RNAのプロセッシングの調節，mRNAの輸送の調節，mRNAの安定性の調節，翻訳の調節，翻訳後の調節などがあり，これらの調節は程度の差はあるが栄養応答性である（図10－4）。

　ほとんどの遺伝子で，転写の調節が遺伝子発現の重要なステップになる。この調節はDNAのプロモーター領域とよばれる部位でおこなわれ，ここにRNAを

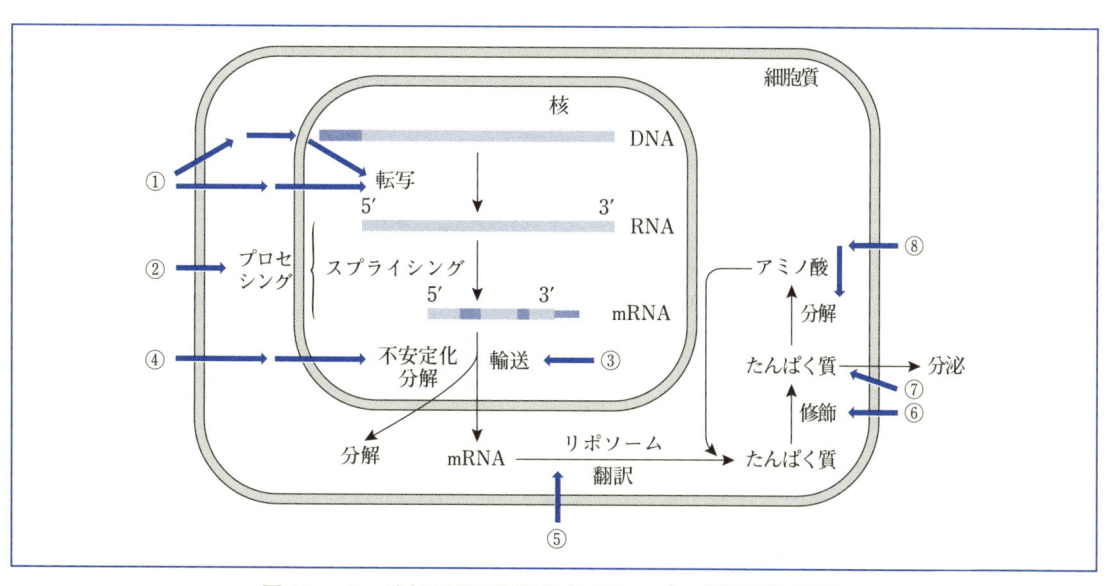

図10－4　遺伝子発見過程と各ステップへの栄養素の関与

作る RNA ポリメラーゼという酵素や，いくつかの**転写因子**が結合する。転写の制御は，DNA のどの領域が転写されるかを決定する一群のたんぱく質によって行われる。細胞にはさまざまな遺伝子配列に特異的な **DNA 結合たんぱく質**が存在しており，栄養素はこれらのたんぱく質に結合して機能を発揮する。これらのたんぱく質と栄養素とが DNA のプロモーター領域に結合することにより，転写が促進されたり抑制されたりする。

　細胞によって，細胞に含まれている特異的な DNA 結合たんぱく質に違いがあり，それが細胞の機能分化をあらわしている。肝細胞は糖新生を行うことが，その重要な機能のひとつとなっているが，肝細胞には糖新生を行う遺伝子 DNA に特異的に結合して，転写を開始する結合たんぱく質が存在するからである。このような DNA 結合たんぱく質は筋肉細胞や脂肪細胞には存在していない。**骨格筋細胞**は特徴的なエネルギー代謝に必要な酵素群や構造たんぱく質など，さまざまなたんぱく質を作っている。これらのたんぱく質は前駆細胞である筋原細胞には存在しておらず，筋原細胞が融合して骨格筋細胞になるとこれらのたんぱく質を合成するようになる。これらの筋たんぱく質の合成に必要な遺伝子の発現は転写レベルで統合して制御されている。この遺伝子制御に関与している DNA 結合たんぱく質は **myoD1** と命名され**筋細胞**だけに存在している。筋細胞だけに存在している myoD1 を脂肪細胞や皮膚細胞の中に入れると，どういうことが起こるか観察されている。myoD1 を導入された脂肪細胞や皮膚細胞は筋細胞のようにみえてきて，筋細胞に変わってしまう。

　筋細胞のなかに，そのたんぱく質合成に必要な遺伝子と，その発現に必要な調節因子がそろっていても，たんぱく質の合成に必要な必須アミノ酸が，ひとつでも食事中に含まれていないか，あるいは欠乏している場合には**たんぱく質合成**は起こらないか，合成速度が非常に制限される。このことはたとえ遺伝子が正常であっても，食事が不適切であれば筋肉の発達は止まるか，あるいは遅延することになる。また一方では筋細胞でたんぱく質の合成に関係している多くの酵素群をコードする遺伝子群の一部に変異がある場合にも筋細胞におけるたんぱく質合成に異常が発生する。

　脂質摂取は多くの遺伝子発現に影響を及ぼしている。コレステロールの摂取はコレステロールの生合成に関与している HMG–CoA 還元酵素の遺伝子発現を抑制すると共に，LDL 受容体遺伝子の発現を抑制する。これは血液中のコレステロール濃度を一定に維持しようとする生体調節機能である。細胞内のコレステロール濃度が変化すると，そのプロモーター領域にステロール調節領域をもつ遺伝子の発現が変化してくる。ステロール調節領域に結合する転写因子であるたんぱく質は **SREBP（ステロール調節領域結合たんぱく質）** とよばれ，細胞では小胞体に存在している。SREBP はプロテアーゼの作用で切断され，小さくなった SREBP が核内に移動して，ステロール調節領域に結合する。その結合をうけて遺伝子転写が開始される。細胞内にコレステロールが増加すると，プロテアーゼの活性が抑制されて，遺伝子発現が抑制されることになる。SREBP にはいくつ

かの種類があり，コレステロール合成だけでなく，脂肪合成に関係する遺伝子の発現にも関与している。SREBPは転写を正に制御するだけではなく，SREBPが転写を負に制御する遺伝子も見出されている。その遺伝子はMTP（ミトコンドリア　トリグリセリド　転送たんぱく）の遺伝子で，MTP遺伝子はコレステロールが増加すると，その活性が増加して，細胞内の脂質を細胞外に輸送するように作用する。肝臓ではVLDLの生成・分泌に必要なたんぱく質である。肝臓で脂質合成が高まった時，MTPの合成が抑制されていると，肝臓から脂質が転送されず脂肪肝が発生する。

　栄養素や栄養状態によって調節され，糖・脂質代謝，脂肪蓄積，インスリン感受性，エネルギー代謝，血管機能などに関係している転写因子が見出されている。それはPPAR（peroxysome proliferator-activated receptor　ペルオキシソーム増殖剤活性化受容体）とよばれる，リガンド依存性核内受容体型転写因子である。PPARにはこれまでに3種類が知られているが，その主なものはPPAR α とPPAR γ である。PPAR α は肝細胞などに多く存在し脂質代謝に関係している。PPAR γ は脂肪細胞などに多く存在し糖代謝と関係している。多価不飽和脂肪酸はリガンドとしてPPAR α に結合しこれを活性化するが，薬剤では高脂血症治療剤として用いられているフィブラート剤がPPAR α を活性化させることが判っている。多価不飽和脂肪酸などの脂溶性リガンドの核内移行により，これがPPAR α に結合し活性化する。次いでPPAR α はレチノイドX受容体（RXR）と安定なヘテロダイマーを形成する。PPARとRXRのヘテロダイマーは標的遺伝子転写開始点の上流に存在するペルオキシソーム増殖剤応答領域に結合し，標的遺伝子の転写活性を制御する。この標的遺伝子はすでに30種類以上見出されており，そのなかには脂肪酸 β 酸化に関与している酵素遺伝子や脂肪酸輸送たんぱく，脱共役たんぱく1型，アポリポたんぱくAⅠ，AⅡ，CⅢなどの遺伝子など脂質代謝に関係している遺伝子が多く含まれている。EPAなどn-3系多価不飽和脂肪酸を摂取すると，PPAR α が活性化され，その結果脂肪酸 β 酸化の酵素遺伝子発現が亢進し，熱産生が高まる（図10-5）。またリポたんぱくリパーゼ（LPL）の遺伝子発現も高まり，血中トリグリセリドの異化が促進される。アポA1の合成も高まりHDL増加が認められる。

　食事とエネルギー代謝の調節にもPPARが関係している。空腹時には脂肪組織から放出された遊離脂肪酸がPPAR α を活性化させ，脂肪酸の結合，輸送を促進すると共に，自らの酸化を促進してエネルギーを得る。摂食時には脂肪酸の輸送を促進するとともに，LPLを活性化させて増加したトリグリセリドの分解を促進する。脂肪組織では食後の高血糖に伴うインスリンの上昇により，SREBP，PPAR γ の活性が高まっており，これが脂肪細胞へのブドウ糖や脂肪酸の取り込みを亢進し，脂肪細胞内でのトリグリセリドへの変換を促進する。トリグリセリドへの変換反応に必要なグリセロール合成酵素はPPAR γ によって転写調節を受けていることが分かっている。

　糖質代謝酵素遺伝子の転写制御にS14たんぱく質が関与している。S14遺伝

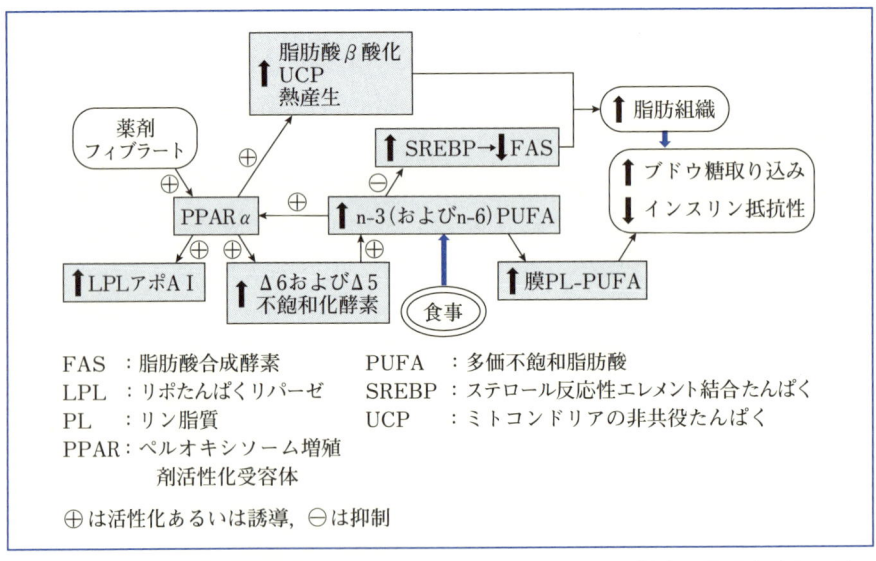

図10-5 食事中の多価不飽和脂肪のPPAR α，SREBPに対する作用とそれに伴う代謝の変動

子は糖質応答エレメントをもっている。糖質を多く含有する食事を摂取した時，S14mRNAがグルコキナーゼ，グルコース-6-リン酸デヒドロゲナーゼその他の糖質代謝に関係する酵素mRNAとともに増加してくることが認められる。

mRNAのすべてがたんぱく質に翻訳されるわけではなく，栄養素の存在が翻訳調節に関係している。フェリチンのmRNAは鉄応答エレメントに特異的なたんぱく質が結合している限り翻訳されない。この機構によって，鉄が存在するときはフェリチンの合成が始まるが，鉄が少ない時はフェリチン合成が止まる。

mRNAの安定性にも栄養状態が関係している。翻訳後のたんぱく質の修飾にも栄養状態が関係してくる。肝細胞でアポB100が生成されても，それに結合するトリグリセリドが少ない場合には，アポB100は分解されて利用されない。

栄養素と遺伝子発現との関連性を調べる方法として，DNAマイクロアレー・DNAチップ技術が利用されている。この方法により，ある食品成分を摂取した場合に起こる遺伝子発現の増加，あるいは減少を多数（数千から数万）の遺伝子で観察することができる。

4．個人差と栄養

人の遺伝暗号は個人間で比較すると，かなり多くの部位で異なっている。この遺伝暗号の違いを**DNA多型**（あるいは**遺伝子多型**）とよんでいる。多型とはある塩基の変化が人口の1％以上の頻度で存在しているものと定義されている。

糖尿病，高脂血症，肥満，高血圧，癌，虚血性心疾患などの生活習慣病の発症と遺伝子多型が関係している。一定の食事を摂取した場合にも，人によって血糖値の反応や血清脂質の反応に違いが見られ，個人差として観察される。そこには

さまざまな要因が関係しているが、そのひとつが遺伝子多型であり、遺伝子発現の差が現れてくる。

遺伝子多型には、

① ひとつの塩基が他の塩基に置き換わっているもの (single nucleotide polymorphism, SNP, スニップ)。ゲノム中には300万から1,000万カ所のSNPがあると考えられている。PCRで遺伝子を増幅し、制限酵素で切断して遺伝子変異や多型を調べるPCR-RLFP法がこれまで使われていたが、最近、解析法が進歩してきた。

② 1〜数十塩基（数千塩基のこともある）が欠失や挿入をしているもの。インサーション／デリーション多型とよばれる。

③ 2〜数十塩基の遺伝配列が繰り返している部位の、繰り返し回数が個人間で異なっているもの。繰り返しの単位が数塩基から数十塩基のものをVNTR多型、2〜4塩基単位程度のものをマイクロサテライト多型とよんでいる。

食事や環境の変化が、遺伝子発現調節機構に作用するが、遺伝子多型のタイプによっては、必要とする機能をもつたんぱく質が必要量作られないことがある。たんぱく質の過不足や性質の変わったたんぱく質の生成により病気が発症することがある。

遺伝子変異により、ある病態が引き起こされやすい時、栄養を考慮して、それに関連した遺伝子発現を変えることで病気の進行を抑えることができる。LDL受容体遺伝子変異により、LDL受容体の活性が低下しているときは、食事中のコレステロール量を減らすと共に、体内でのコレステロールの生合成量を抑えるような食事を指導することで、高コレステロール血症による虚血性心疾患の発症をある程度抑えることができる。

フェニルケトン尿症はフェニルアラニンがチロシンに変化する過程で作用しているフェニルアラニン水酸化酵素の遺伝子に変異が起こったもので、異常部位は170種類ほど見つかっている。フェニルケトン尿症ではフェニルアラニンの摂取を抑えることで、欠損のある遺伝子型からの典型的な表現形である精神遅滞を防ぐことができる。

人種による**疾病発症率**の違いのひとつは、遺伝子多型の頻度の人種差があげられる。アメリカ、アリゾナ州に住むピマ族は高率に肥満または糖尿病を発症している。その原因が調べられ、ピマ族では高率にβ3アドレナリン受容体遺伝子変異が見出された。この変異により、β3アドレナリン受容体たんぱく質の構造が変わり、受容体機能が低下している。この変異があると、アドレナリンの作用が脂肪細胞内に伝達されず、肥満を起こしやすく、インスリン抵抗性の病態にかかりやすい。この変異をもつ人は、1日の消費エネルギーが遺伝子変異のない人と比較して、200kcalほど少ないことが分かった。日本人ではこの変異をもっている人が30％程で、ピマ族の50％についで多く、欧米人より高率である。このことは、日本人が欧米人と同様な食事をしていると、より高率に糖尿病が発症してくるおそれがある。

生活習慣病の発症には単一の遺伝子よりも，複数の遺伝子が関与していることが多く，それらの組み合わせによって，発症のリスクは異なってくることに注意する必要がある。

〔参考文献〕
1)『最新栄養学　第7版』建帛社，1997
2)『ハーパー・生化学　25版』丸善，2001
3)『生活習慣病　分子メカニズムと治療』中山書店，2001

索　引

Af（活動強度指数）196
ATP　81
ATP エネルギー　81
ATP 分解酵素　63
CoA　156
DNA　203～206
DNA 結合たんぱく質　208
DNA 多型　210
FAD（フラビンアデニンジヌクレオチド）145, 154
Fe 欠乏　172
FMN（フラビンモノヌクレオチド）145, 154
H^+/ペプチド共輸送体　66
IU（国際単位）142
LCT（トリグリセリド）114
LDL　104, 105, 106
MCT（中鎖脂肪）114
MFP 効果　171
Mo 含有酵素　177
mRNA　203, 206
MTP（ミトコンドリア　トリグリセリド　転送たんぱく）209
myoD 1　208
Na^+　69
Na^+-K^+ 交換ポンプ　63
Na^+-グルコース共輸送体1（SGLT 1）63
PPAR（ペルオキシソーム増殖剤活性化受容体）209
QOL（人生の質, 生活の質）11, 22
SREBP（ステロール調節領域結合たんぱく質）208
TCA サイクル（トリカルボン酸回路）89, 158
TCA 回路　101
TPN　177
TPP　153
WHO（世界保健機関）6, 11
α-限界デキストリン　58
α酸化　101

β-カロテン　140, 153, 157
β酸化　101

あ

亜　鉛（Zn）172
悪性貧血　155
アシル CoA　156
アスコルビン酸（還元型ビタミン C）147, 151, 152
アセチル CoA　101
アトウォーター, W.O.　33
アトウォーター係数　33
アドレナリン　38
アミノ基（NH_2）112
アミノ基転移反応　86
アミノ酸　118
アミノ酸インバランス　135
アミノ酸スコア　133
アミノ酸の補足効果　135
アミノ酸プール　123
アミノ酸輸送系　66
アミロライド　69
アルブミン　174

い

胃　液　58
イオウ（S）168
イオン化　162
イオンチャンネル　62
イコサノイド（エイコサノイド）109
胃小窩　47
胃　相　72
一価不飽和脂肪酸　97
一般食　21
遺伝子　207
遺伝子多型　210
遺伝子発現　202
遺伝子変異　211
遺伝情報　203
インスリン作用　177

う

ウィルソン病　174
ウェルニッケ脳症　154
旨味の呈味物質　130
運　動　183

え

エイクマン, C.　35
栄　養　2
栄養改善法　39
栄養過剰　5
栄養指導　38
栄養士の業務　2
栄養士法　39
栄養性浮腫　128
栄養素　2, 12
栄養素等摂取状況　12
栄養素の作用　3
栄養素不足　5
栄養という文字　2
エキソサイトーシス　65
エキソペプチダーゼ　55
エクソン　204
エステル化　157
エネルギー　186
エネルギー代謝　33, 188
エネルギー代謝量　189
エネルギー蓄積量　199
エネルギーの栄養素別摂取構成比（PFC 比）13
エネルギーの食事摂取基準　197, 200
エネルギーの摂取過剰　20
エミルジョン・ミセル化　59
嚥　下　46, 58
塩　素（Cl）168
エンドサイトーシス　64
エンドペプチダーゼ　55

お

オリゴペプチド　120
オレイン酸　108, 113

213

か

壊血病 152
回腸 47
解糖系 158
概日リズム（サーカディアンリズム）26
貝原益軒 37
化学的評価方法 131
核 203
各種栄養素間のバランスの乱れ 5
学童期 25
過剰栄養の問題 40
カシン・ベック病 176
加水分解 99
ガストリン 72, 73
脚気 35, 153
学校給食 25
学校給食法 40
活性酸素 151
可避尿 181
ガラクトース 65
カリウム（K）167
カリクレイン・キニン系 169
カルシウム（Ca）163
カルシウム濃度の調節 163
カルボキシペプチダーゼ 122
カルボキシル基（COOH）118
カロテノイド色素 153
渇き 181
管腔内消化 57
管腔内消化酵素 57
含窒素生理活性物質 130
漢方医学 36
含硫アミノ酸 168

き

危険要因（リスク・ファクター）22
基礎代謝量 15, 193
機能的鉄（ヘム鉄）170
キノン 152
基本的摂食本能 9
キモトリプシン 122
強制栄養 21
共役リノール酸 113
巨赤芽球性貧血 156
筋細胞 208

く

空腸 47
グリコーゲン 31, 183
グルコース 62, 65
くる病 150, 165
グルタチオンペルオキシダーゼ 176
クレチン病 175
クレブス, H.A. 31
クロム（Cr）177

け

経口補水液 70
経細胞経路 61
経細胞輸送 65
経上皮輸送 61
経静脈栄養 21
経腸栄養 21
血圧の降圧作用 168
血液凝固 165
血液中のカルシウム濃度 163
ケト原性アミノ酸 126
ケトン症 107
ケトン体 107
ゲノム 201
健康 6
健康障害非発現量（NOAEL）19
健康人 12
健康づくりのための食生活指針 22
健康な状態 11
健康の内容 6
元素 162

こ

降圧の機序 170
交感神経活動の抑制 168
高級脂肪酸 97
甲状腺 175
甲状腺ホルモン 175
酵素前駆体 57
構造脂質 113
抗体 118
抗利尿ホルモン（バソプレッシン）182
呼気 181
国際単位（IU）142
克山病 176
国民栄養調査 39

骨格筋細胞 208
骨硬化症 150
骨粗鬆症 165
骨軟化症 165
五訂日本食品標準成分表 40
コドン 206
コレシストキニン 72, 75
コレステロール 100, 103〜110
コレステロールエステル 60, 104, 106
混合ミセル 67

さ

最大骨塩量 165
サイトーシス 64
細胞外液 180
細胞間液 180
細胞内消化 57
細胞内のK濃度 167
酸・塩基平衡 168
三大栄養素 107

し

死因 8
ジグリセリド（ジアシルグリセロール）113
脂質過酸化物 110
脂質代謝異常 108
思春期 25
視床下部 182
ジペプチダーゼ 123
ジペプチド 122
脂肪 31
脂肪エネルギー比率 20
脂肪酸 94, 96, 97
脂肪分解酵素（リパーゼ）99
十二指腸 47
主要ミネラル（マクロミネラル）162, 163
上限量 16, 19, 163
脂溶性ビタミン 140
少年期 25
正味たんぱく質利用率 132
食塩 20
食塩の過剰摂取 169
食行動 22
食事（diet）22

食習慣　22
食習慣調査　55
食事療法（栄養療法）21，29
食生活　22
食生活指針　22
食生活リズム　26
食品成分表　33
食品の機能　5
食品の定義　4
食物繊維　78
自律機能　71
自律神経　71
神経伝達物質　130
腎　臓　182
腎臓の機能　181
身体活動レベル　15
人体構成元素　3
浸透圧　181
浸透圧の調節　167

す
膵アミラーゼ　59
水素イオン濃度　183
推定エネルギー必要量　15，40，197
推定平均必要量　16，17，40
推奨量　16，18，40
水溶性ビタミン　140
膵リパーゼ　60
スカベンジャー受容体　109
鈴木梅太郎　35

せ
生活習慣と生活習慣病　9
生活習慣病　8，23，25，108
生活リズム　26
生体リズム　26
青年期　25
生物価　132
生物学的評価方法　131
生理活性物質　94
世界保健機関（WHO）6，11
セクレチン　72〜73
摂取量の最適範囲　162
ゼラチン委員会　32
セルロプラスミン　174
セレノメチオニン　176
セレン（Se）176

セレン含有酵素　176

そ
総鉄結合能　172
咀　嚼　46，58

た
第一制限アミノ酸　132
対向輸送体　64
代　謝　118
代謝回転速度　124
代謝水　180
体重増加法　131
体たんぱく質合成量　124
高木兼寛　37
タカジアスターゼ　38
多価不飽和脂肪酸　97
高峰譲吉　38
脱　水　181
単純脂質　94
単純たんぱく質　118
炭水化物　31，78
炭素骨格部分　125
たんぱく質　31，118〜137
たんぱく質合成　208
たんぱく質効率（PER）131
単輸送体　64

ち
チオレドキシンリダクターゼ　176
窒素出納　131，132
窒素出納法　131
窒素－たんぱく質換算係数　120
地方性甲状腺腫（Goiter）175
中間体　91
中心静脈栄養　21
腸肝循環　101
長鎖脂肪酸　97
腸性肢端皮膚炎症　173
腸　相　72
貯蔵鉄　170

て
低級脂肪酸　97
低コレステロール血症　175
鉄（Fe）69，170〜172
鉄含有酵素　170

鉄剤不応性貧血　174
テトラヒドロ葉酸　156
デヒドロアスコルビン酸　152
電位差の調節　167
電気化学ポテンシャル　61
電子伝達系　158
転　写（トランスクリプション）203
転写因子　208

と
ドイツ医学　37
糖（グルコース）31
銅（Cu）174
糖原性アミノ酸　127
糖質代謝　159
頭　相　72
動物性たんぱく質比　135
特定保健用食品　5
特別食　21
トコフェロール　143
トランス酸　110，113
トランスフェリン　175
トリグリセリド（中性脂肪）96，114
トリプシン　122
トリプトファン　154
トリペプチド　122

な
ナイアシン　145，154
ナイアシン当量　154
内因性ジギタリス様物質　169
ナトリウム（Na）168

に
21世紀の国民健康づくり運動（健康日本21）10
二重標識水法　192，198
二重らせん構造　205
日内リズム　26
日本人の食事摂取基準（2005年版）6，14，40，68，90，163，189
乳児期　23
尿　素　126
尿素サイクル　126

ね
年周リズム　28

の
能動輸送　123

は
バソプレッシン　182
パンクレオザイミン　75
半健康人　12
パントテン酸　145, 156
半病人　12
排便反射　71

ひ
B群ビタミン　91
ビオチン　147, 156, 168
微絨毛　123
ビタミン　140～160
ビタミンE　143, 152
ビタミンA　140, 148
ビタミンA_1（レチノール）140
ビタミンA_2（デヒドロレチノール）140
ビタミンAの吸収率　157
ビタミンK　143, 157
ビタミンK依存性カルボキシラーゼ　157
ビタミンK依存性たんぱく質　157
ビタミンK_1　143
ビタミンK_2　143
ビタミンK_3　143
ビタミンC　147, 151
ビタミンD　143, 150
ビタミンB_1　144, 153
ビタミンB_2　145, 154
ビタミンB_6　145, 155
ビタミンB_{12}　146, 155
必須アミノ酸　118
ヒドロキシアパタイト　163, 166, 169
非ヘム鉄　170, 171
ヒポクラテス　29
肥満　20
病人　12
ピリドキサール　145
ピリドキサミン　145
ピリドキシン　145
ピリミジン塩基　130
微量元素（ミクロミネラル）162, 170
ピルビン酸　31, 87, 183

ふ
フィンガーたんぱく質　173
フェニルケトン尿症　211
フェリチン　170
フェロオキシダーゼ活性　174
不確実性因子（UF）19
不可避尿　180
不感蒸泄　29, 181
複合たんぱく質　118～120
浮腫　182
フッ素（F）172
不飽和脂肪酸　97
フリーラジカル　151
プリン塩基　130
フルクトース　65
プロスタグランジン　107, 109
プロビタミンA　140
プロビタミンD　143
分岐鎖アミノ酸　127, 128, 129
糞便　71

へ
ペプシノーゲン　47, 57
ペプシン　57, 122
ペプチダーゼ　55
ペプチド結合　120, 122
ヘム鉄　170
ヘモグロビン　170
ヘモグロビン・ヘマトクリット値　172
偏食　38
変性LDL　109

ほ
傍細胞経路　61
補酵素型　158
ポリペプチド　120
ホルモン　72
本態性高血圧患者　165
ボンベ熱量計　189
翻訳（トランスレーション）204

ま
膜消化　57
膜消化酵素　57
マグネシウム（Mg）169
マクロミネラル　162, 163
末梢静脈栄養　21

マンガン（Mn）174
マンガン含有酵素　175
慢性非感染症　22

み
ミオグロビン　170, 171
味覚障害　173
水　180
水バランスの異常　181
ミネラル　68, 162

む
無機質（ミネラル）162
無機ヨウ素　175

め
迷走神経　72
メカノスタット理論　165
メタロチオネイン　173
目安量　16, 18, 163

も
毛細血管　65
目標量　16, 18, 163
モリブデン（Mo）177
モリブデン酸アンモニウム　177
門脈　61, 123

や
夜盲症　149

ゆ
有機ヨウ素　175
誘導脂質　94
誘導たんぱく質　120
遊離アミノ酸　129
遊離脂肪酸　105

よ
葉酸　146
幼児期　25
ヨウ素（I）175
ヨウ素過剰症　175
ヨウ素欠乏症　175

ら
ラボアジエ, A.L.　29, 33

り

立体異性体　97
リパーゼ　99
リボ核酸（RNA）203
良質たんぱく質　131
リン（P）166〜167
リン酸化　156

リン脂質　95

る

ルブネル，M.　33

れ

レチノイド X 受容体（RXR）209

レニン・アンジオテンシン・アルドステロン系　169

ろ

老化　26
労作別栄養摂取基準量　40
ロドプシン　149

ネオ エスカ　基礎栄養学

2002年 4月15日　第一版第1刷発行
2003年 5月 1日　第二版第1刷発行
2005年 4月30日　第三版第1刷発行
2012年 4月20日　第三版第7刷発行

編著者	江指　隆年・中嶋　洋子
著　者	山田　和彦・矢作　京子
	志村　二三夫・和田　政裕
	辻　悦子・金子　佳代子
	菊永　茂司・増山　律子
	池本　真二・板倉　弘重・花井　美保
発行者	宇野　文博
発行所	株式会社　同文書院
	〒112-0002
	東京都文京区小石川5-24-3
	TEL (03)3812-7777
	FAX (03)3812-7792
	振替 00100-4-1316
印刷・製本	中央精版印刷株式会社

Ⓒ T. Esashi・Y. Nakashima et al., 2002
Printed in Japan　ISBN978-4-8103-1258-4
●乱丁・落丁本はお取り替えいたします